Georg-Christian Zinn · Ernst Tabori · Peter Weidenfeller

Ambulantes Operieren – Praktische Hygiene

Mit einem Vorwort von Prof. Dr. Franz Daschner

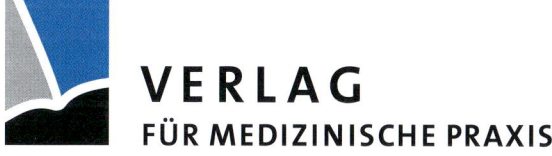

VERLAG
FÜR MEDIZINISCHE PRAXIS

1. Auflage April 2006 (Nachdruck Oktober 2007)

Copyright © Verlag für medizinische Praxis, Friedberg (www.verlag-medizin.de)

Alle Rechte vorbehalten

Gestaltung: Hartmann + Hartmann GmbH, Augsburg (www.hartmannundhartmann.com)

Satz: Satzstudio 90, Kühbach (www.satzstudio90.de)

Druck: Kessler Druck + Medien, Bobingen (www.kessler-druck.de)

Produced and Printed in Germany

ISBN: 978-3-938999-02-8

Der „Verlag für medizinische Praxis" ist ein Unternehmen der

Zapf Media Group GmbH & Co. KG

Feldstraße 7b

D-86316 Friedberg

Tel. +49 (0)821/2 63 86 42

info@verlag-medizin.de

Vorwort

Seit mehr als zwei Jahrzehnten werden operative Eingriffe ambulant durchgeführt. Die Zahl der in ambulanten Operationszentren durchgeführten Eingriffe wird auf über 7 Millionen jährlich geschätzt. Doch will sich ein niedergelassener Operateur über Standards und für ihn relevante Hygieneempfehlungen informieren, muss er sie sich bislang aus einzelnen Veröffentlichungen verschiedener Stellen zusammensuchen. Und ob er eine Antwort oder gar einen praktischen Lösungsansatz für sein Problem dabei findet, steht auf einem anderen Blatt.

Ein Standardwerk zur Hygiene beim ambulanten Operieren ist daher längst fällig gewesen.

Erfahrene Fachärzte für Hygiene und Umweltmedizin mit langjähriger Praxis in der Beratung von ambulant operierenden Ärztinnen und Ärzten, einer davon selbst langjähriger Operateur, haben das Buch zusammen mit einem leitenden Mitarbeiter des Öffentlichen Gesundheitsdienstes geschrieben, der die Probleme und Nöte der ambulanten Chirurgie besonders gut kennt.

Das vorliegende Buch deckt die wichtigsten Bereiche des ambulanten Operierens ab:

Neben der Hygiene im Praxis- und OP-Bereich werden alle Themen wie Abfallentsorgung, Bauhygiene, Belüftungsfragen, Personalschutz sowie die rechtlichen Rahmenbedingungen beim ambulanten Operieren ebenso behandelt wie die Infektionserfassung, das Qualitätsmanagement und die Auflagen der Kontrollbehörden. Ganze sechs Fachgebiete als häufigste Vertreter der ambulanten Chirurgie werden gesondert und anschaulich aufbereitet behandelt.

Auf der beigefügten CD ROM finden sich auch ein Musterhygieneplan sowie die thematisch relevanten Empfehlungen des Robert Koch-Institutes.

Liebe Kolleginnen und Kollegen, Sie halten ein rundum gelungenes Buch aus der Praxis für die Praxis in Händen.

Ihr

Prof. Dr. Franz Daschner
Freiburg, 03. April 2006

Autorenverzeichnis

Dr. med. Ernst Tabori

- ▶ Studium der Psychologie und Humanmedizin in Freiburg, Bochum und Homburg
- ▶ Facharzt für Hygiene und Umweltmedizin
- ▶ Facharzt für Frauenheilkunde und Geburtshilfe
- ▶ Leitender Arzt für Bauhygiene und Ambulantes Operieren am Beratungszentrum für Hygiene des Universitätsklinikums Freiburg (BZH GmbH)

Kontakt: Beratungszentrum für Hygiene des Universitätsklinikums Freiburg (BZH GmbH),
Stühlinger Straße 21, D-79106 Freiburg i. Br. (www.bzh-freiburg.de)

Dr. med. Peter Weidenfeller

- ▶ Studium der Humanmedizin in Aachen
- ▶ Facharzt für Hygiene und Umweltmedizin
- ▶ Facharzt für Mikrobiologie und Infektionsepidemiologie
- ▶ Leitender Mitarbeiter am Landesgesundheitsamt Baden-Württemberg, Stuttgart

Kontakt: Regierungspräsidium Stuttgart, Landesgesundheitsamt,
Wiederholdstr. 15, D-70174 Stuttgart (www.rp.baden-wuerttemberg.de)

Dr. med. Georg-Christian Zinn

- ▶ Studium der Humanmedizin in Mainz
- ▶ Facharzt für Hygiene und Umweltmedizin
- ▶ Facharzt für Kinderheilkunde
- ▶ Ärztliches Qualitätsmanagement
- ▶ Infektiologe (DGI)
- ▶ Leitender Hygieniker bei der Bioscientia GmbH, Ingelheim

Kontakt: Bioscientia Hygiene,
Konrad-Adenauer-Straße.17, D-55218 Ingelheim/Rhein (www.bioscientia.de)

Mit weiteren Beiträgen von:

Regina Babikir
- ▶ Institut für Umweltmedizin und Krankenhaushygiene des Universitätsklinikums Freiburg i.Br.

Priv. Doz. Dr. med. Markus Dettenkofer
- ▶ Oberarzt am Institut für Umweltmedizin und Krankenhaushygiene des Universitätsklinikums Freiburg i.Br.

Dr. med. Winfried Ebner
- ▶ Facharzt für Hygiene und Umweltmedizin am Beratungszentrum für Hygiene (BZH GmbH) des Universitätsklinikums Freiburg i.Br.

Dr. med. Verena Hoch
- ▶ Ärztin im Ressort Bauhygiene des Beratungszentrums für Hygiene (BZH GmbH) des Universitätsklinikums Freiburg i.Br.

Dipl.-Ing.(FH) Martin Scherrer
- ▶ Ressortleiter Krankenhausökologie am Institut für Umweltmedizin und Krankenhaushygiene des Universitätsklinikums Freiburg i.Br.

 © VERLAG FÜR MEDIZINISCHE PRAXIS

Inhaltsverzeichnis

Inhalte der CD-ROM:

Empfehlungen des Robert Koch-Instituts, Berlin

GUV-R 250 / TRBA 250

Rahmen-Hygieneplan

Checkliste zur Beurteilung eines ambulant-operativen Augenzentrums

Wir bedanken uns für die freundliche Genehmigung zum Abdruck bei:

Bundesverband der Unfallkassen, Fockensteinstr. 1, 81539 München

und

Robert Koch-Institut, Nordufer 20, 13353 Berlin

Bildnachweis

Aesculap AG & Co. KG, Tuttlingen (www.aesculap.de)

Christiane Engstfeld, Zentrum für ambulante Diagnostik und Chirurgie (ZADC), Freiburg

Dr. med. Ernst Tabori, Freiburg

Dr. med. Peter Weidenfeller, Stuttgart

Dr. med. Georg-Christian Zinn, Ingelheim

Dr. med. Ulrich Frank, Hessingpark-Clinic, Augsburg (www.hessingpark-clinic.de)

Fa. Ecolab Deutschland, Düsseldorf (www.ecolab.com)

Fa. Weiss Klimatechnik GmbH, Reiskirchen (www.wkt.com)

Fa. LMA Deutschland GmbH, Bonn (www.lma-deutschland.de)

Fa. Alcon Pharma GmbH, Freiburg (www.alconlabs.com)

Robert Koch-Institut, Berlin (www.rki.de)

Einleitung

1

Von der Praxis für die Praxis

Hygiene beim ambulanten Operieren dient wie in der gesamten medizinischen Versorgung der Vorbeugung von Infektionen bei Patienten und Personal. Sie ist integraler Bestandteil der Routine und wird umso effizienter umgesetzt, je besser ihre Anforderungen in die praxisinternen Arbeitsanweisungen und Schulungen eingebunden sind.

Viele operative Eingriffe, die man früher nur im Rahmen einer stationären Behandlung durchführte, wurden zumindest fakultativ in die ambulante Versorgung übernommen, so dass auch hier dem Hygienemanagement ein entsprechend höherer Stellenwert zukommt. Seitens der Patienten, Medien, Berufsverbände, Kammern, Kassenärztlichen Vereinigungen und nicht zuletzt der Aufsichtsbehörden wird ein guter hygienischer Standard ohne Einschränkung erwartet. Das Image der ambulanten Versorgung hängt auch von einer erfolgreichen und dokumentierten Qualitätssicherung ab.

Bei der Tätigkeit im Krankenhaus kann der Arzt auf ein Netzwerk mitverantwortlicher Funktionsträger aus Verwaltung, Pflegedienstleitung, Haustechnik und Hauswirtschaft zurückgreifen sowie auf den Sachverstand von Hygienefachpersonal und Sterilisationsassistenten. Als Verantwortlicher für die Struktur- und Prozessqualität im eigenen Betrieb muss er hierzu die eigene Sachkunde weiterentwickeln und gegebenenfalls eine externe Beratung bei der Konzeption der Praxis und beim Erstellen des Hygieneplans hinzuziehen.

Den Anstoß zu diesem Buch gab uns die Fülle von Fragen ambulant operierender Kollegen. Sie ließen uns erkennen, dass auf der einen Seite die Erwartungen an sie und ihre Arbeit in Bezug auf die Hygieneanforderungen enorm gestiegen sind, dass aber auf der anderen Seite zu diesem Thema bislang noch kein geeignetes Buch auf dem Markt existiere.

Gerade in Zeiten, in denen der Standardisierung von Methoden, dem Qualitätsmanagement und der Zertifizierung ein hoher Stellwert zukommt, wird der Praktiker mit seinen Fragen hinsichtlich hygienisch korrekter Vorgehensweisen oft allein gelassen. Dabei sind einwandfreie Rahmenbedingungen zur Infektionsprävention wesentliche Bestandteile des Qualitätsmanagements in ambulanten Operationszentren. Zwar existieren zahlreiche Hygieneempfehlungen verschiedener Einrichtungen; jedoch sind viele dieser Texte recht allgemein verfasst oder beziehen sich ausschließlich auf die stationäre Behandlung.

Aus diesem Grunde soll das vorliegende, praktisch ausgerichtete Buch dem ambulant operierenden Kollegen rechtlich gesicherte, bezahlbare und vor allem pragmatische Lösungen aufzeigen, nicht zuletzt zum Wohle der Patienten.

Die Autoren haben versucht, für die meisten Fachgebiete die jeweiligen hygienisch relevanten Problemstellungen herauszuarbeiten und praktikable Lösungen anzubieten. Die vorgestellten Empfehlungen sind allesamt praxiserprobt, da sie aus Erkenntnissen langjähriger Erfahrung stammen. Zudem können sie in der Mehrzahl wissenschaftlich gestützt begründet werden.

Trotz aller Sorgfalt sind wir uns dessen bewusst, dass dem geneigten Leser gewiss auch noch Lücken und offene Fragen begegnen werden.

Doch dieses Buch ist im wahren Sinne des Wortes *von der Praxis für die Praxis* erstellt, d.h. wir möchten von unseren Lesern lernen und hoffen auf zahlreiche Anregungen, die das Projekt in Zukunft bereichern werden.

Besonderer Dank gilt den Mitautoren, die mit sehr großem Engagement bei der Entstehung und Fertigstellung des Buches geholfen haben.

Insbesondere gilt der Dank jedoch unseren Familien, die so manches Mal auf uns verzichten mussten, uns bestärkt und unzählige Male unterstützt haben, dieses Buch zu schreiben.

Georg-Christian Zinn   Ernst Tabori   Peter Weidenfeller
Ingelheim   Freiburg   Stuttgart

im März 2006

Rechtliche Grundlagen der Hygiene

Immer mehr gesetzliche Vorgaben berühren das ärztliche Handeln. Dieser Trend zeichnet sich auch im Bereich der Hygiene ab. In diesem Kapitel soll auf die wichtigsten gesetzlichen Vorgaben hingewiesen werden. Darüber hinaus sollen die Art und Weise der durchzuführenden Kontrollen und die Besonderheiten der Rechtsfindung im Bereich der Hygiene deutlich gemacht werden.

In der Bundesrepublik wird unterschieden zwischen Gesetzen, welche die Hygiene zum Inhalt haben, und Richtlinien bzw. Normen, welche zwar keinen Gesetzescharakter haben, aber im Rahmen von rechtlichen Fragestellungen herangezogen werden und so indirekt zur Rechtsfindung beitragen.

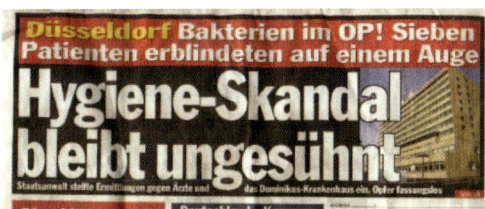

Abb. 2.1   Hygieneskandal Düsseldorf

Durch die zunehmende Aufmerksamkeit der Öffentlichkeit in Bezug auf den Fokus Hygiene, aber auch durch die steigende Anzahl von Gesetzesvorgaben hat die Überwachungsfrequenz ambulant operierender Einrichtungen in der Bundesrepublik deutlich zugenommen.

Zwar gibt es eine Reihe von Gesetzen und Verordnungen, welche hygienische Inhalte behandeln, jedoch muss gesagt werden, dass in Deutschland kein bundeseinheitliches Hygienerecht existiert und die bestehenden Gesetze in der Regel ohne spezifi-

schen Aussagewert bei zivilrechtlichen Beurteilungen hygienischer Fragestellungen sind. So sind spezielle hygienische Vorgehensweisen wie z.B.

▶ Händedesinfektion,
▶ Anrichtung von Infusionen,
▶ die Art und Weise von Operationen und Eingriffen und
▶ hygienische Organisation des Praxisablaufs

nicht explizit gesetzlich geregelt.

Bei zivilrechtlichen Fragestellungen kommen jedoch einzelne Urteile, so genannte Präzedenzfälle, zustande, welche bei weiteren Rechtsstreitigkeiten und Rechtsfragen zur Entscheidungsfindung hinzugezogen werden.

Ein Beispiel bildet das Urteil des Landgerichts München I [AZ: 9 O 18834/00], welches in einem Schadensersatzprozess eindeutige Vorgaben zum unmittelbaren patientenbezogenen Vorrichten von i.v.-Medikationen machte. Ein Patient war nach einer Injektion mit Streptokokken der Gruppe A infiziert worden und daran verstorben. Als Ursache für die tödlich verlaufende Infektion wurden „en bloc" vorgerichtete Spritzen identifiziert. Das Gericht begründete im Urteil, dass das standardmäßige Vorrichten von Spritzen „en bloc" einen massiven Verstoß gegen die Maßgabe eines verantwortungsvollen hygienischen Vorgehens bedeutet und dass einschlägige Richtlinien das Anbrechen der Ampulle einer Injektionszubereitung erst vor der Injektion als korrekt ansehen. Dieses Urteil stellt seitdem in gewisser Weise eine Orientierung bei der Beurteilung vergleichbarer Fragestellungen zum Richten von Medikamenten dar; die Empfehlung des unmittelbaren patientenbezogenen Richtens von Medikamenten avancierte so qua Gesetz zum Hygienestandard.

Dieses Beispiel zeigt, wie insbesondere in der Bundesrepublik so genanntes Richterrecht auch bei Hygienefragestellungen angewandt wird. Dort werden konkrete RKI-Richtlinien, DIN-Normen oder wissenschaftliche Arbeiten als Grundlagen genommen, um Recht bei zivilrechtlichen Fragestellungen zu sprechen. Dies geschieht im Allgemeinen aufgrund der Komplexität des Themas in der Regel (nur) unter Zuhilfenahme von hygienischen Gutachtern.

Die wichtigsten Gesetze, welche sich in der Bundesrepublik mit Hygiene und Qualität beschäftigen, sind:

- ▶ das Infektionsschutzgesetz (IfSG)
- ▶ das Sozialgesetzbuch (SGB V)
- ▶ das Medizinproduktegesetz (MPG)
- ▶ die Medizinprodukte-Betreiberverordnung (MPBetreibV)
- ▶ die Unfallverhütungsvorschriften/TRBA 250

Neben den genannten Gesetzen wurden in einigen Bundesländern (z.B. Sachsen, Berlin, Nordrhein-Westfalen, Niedersachsen) so genannte Landeshygieneverordnungen erarbeitet. Dem föderalistischen Prinzip folgend sind diese Gesetze landesspezifisch verbindlich. Sie machen teilweise dezidierte Anforderungen an die Organisation der Hygiene geltend. Diese Landeshygieneverordnungen sind i.d.R. Hygienevorgaben, die eher auf

Krankenhäuser, denn auf ambulante Bereiche zugeschnitten sind; so werden in jeweiliger Abhängigkeit von der Art der Einrichtung und der vorgehaltenen Bettenzahl festangestellte Hygienefachkräfte, Hygienebeauftragte Ärzte bis hin zur Notwendigkeit eines eigenen Krankenhaushygienikers festgeschrieben. Die Ausnahme dabei bildet Niedersachsen. In der seit 2001 geltenden Hygieneverordnung werden konkretere Vorgaben zur Infektionsverhütung auch für den ambulanten Bereich genannt [Nds. GVBl 2001].

Dass behördliche Kontrollmaßnahmen Abweichungen von den geforderten Standards in Einrichtungen für ambulantes Operieren aufzeigen konnten, belegen die veröffentlichten Ergebnisse einer Studie des Gesundheitsamtes Frankfurt am Main [Heudorf et al. 2003]. Dort wurden 94 Praxen (Chirurgie, Dermatologie, Gynäkologie, Allgemeinmedizin, Ophthalmologie, HNO, Orthopädie und Urologie) durch das Gesundheitsamt begangen und die für die Hygiene festgesetzten Parameter mittels standardisierter Checkliste erfasst. Bewertet wurde die Praxis nach den Empfehlungen der Kommission für Krankenhaushygiene und Infektionsprävention (am RKI) und nach den Vorgaben aus der „Vereinbarung zur Qualitätssicherung beim ambulanten Operieren". In etwas weniger als der Hälfte der begangenen Praxen fehlte ein Hygieneplan. Das größte Hygieneproblem stellte aber die defizitäre Instrumentenaufbreitung dar. Dabei wurden in einer Reihe von Praxen keine Desinfektionsmittel aus der Liste der Deutschen Gesellschaft für Krankenhaushygiene und Mikrobiologie (DGHM) im Verbund für angewandte Hygiene (VAH) bzw. es wurden nur Reiniger anstatt Desinfektionsmittel für die Instrumentenaufbereitung verwendet. Die Überprüfung der Sterilisatoren und die Dokumentation der Sterilisationsvorgänge wurden nur unzureichend vorgenommen. Ebenfalls negativ aufgefallen waren die erheblichen hygienischen Kenntnislücken der Praxisinhaber und des -personals im Hinblick auf sachgerechte Hygienestandards in den Praxen. Diese Ergebnisse zeigen in eindrucksvoller Weise, dass zum Teil noch ein erheblicher Nachholbedarf in Sachen Hygiene besteht. D.h. nicht nur Krankenhäuser, sondern auch Einrichtungen des ambulanten Operierens müssen im Bereich der Infektionsprävention und der Hygiene zielgerichtet beraten werden, um den gesetzten Vorgaben zu entsprechen.

Um die Belastung für die einzelnen Einrichtungen auf ein vertretbares Maß zu reduzieren und vernünftige und vor allem bezahlbare Lösungen umsetzen zu können, ist es ratsam, auf die Hilfe externer hygienischer Beratung zurückzugreifen. Langfristig führen nur die Umsetzung und Pflege der hygienischen Vorgaben im Sinne einer permanenten Anpassung und Verbesserung zu einem zuverlässig guten hygienischen Standard. Was wiederum eine deutliche Qualitätsverbesserung mit einem nicht zu unterschätzenden Wettbewerbsvorteil mit sich bringt.

MEMO In der Bundesrepublik Deutschland existiert kein einheitliches Hygienegesetz. Der Druck bzw. die Kontrolldichte durch die Kontrollbehörden nimmt jedoch hinsichtlich der einschlägigen Vorgaben und Empfehlungen der zuständigen Behörden deutlich zu, d.h auch aus diesem Grunde wird die Hygiene in der Zukunft eine zunehmende Beachtung im niedergelassenen und v.a. ambulant operierenden Bereich erfahren. Mit dem Maß der Zunahme der Eigenverantwortlichkeit in Hygienefragen kommen bei der Umsetzung unweigerlich zusätzliche Belastungen auf die einzelnen Einrichtungen zu. Diesem Druck kann jedoch mit einer externen Unterstützung begegnet werden.

2.1 Infektionsschutzgesetz

Das Infektionsschutzgesetz [IfSG 2000] löste mit Beginn des Jahres 2001 das Bundesseuchengesetz aus dem Jahre 1961 ab. Es ist das maßgebliche Gesetz zur Infektionsprävention in Deutschland.

„Zweck des Gesetzes ist es, übertragbaren Krankheiten beim Menschen vorzubeugen, Infektionen frühzeitig zu erkennen und ihre Weiterverbreitung zu verhindern." Dieses Ziel soll erreicht werden durch:

▶ Erkennen und Bekämpfen von Infektionskrankheiten
▶ Prävention übertragbarer Krankheiten
▶ Verbesserung des Öffentlichen Gesundheitsdienstes
▶ Verbesserung der Infektionsepidemiologie

Dem zufolge beinhalten eine Reihe von Paragraphen hygienisch relevante Vorgaben.

§ 36 des IfSG beschäftigt sich mit der Einhaltung der Infektionshygiene und ist für Kliniken und auch ambulant operierende Zentren (AOZ) von maßgeblicher Bedeutung. Dieser sagt, dass Arzt- und Zahnarztpraxen sowie Einrichtungen sonstiger Heilberufe, in denen invasive Eingriffe vorgenommen werden, durch das Gesundheitsamt infektionshygienisch überwacht werden müssen. Dieser Passus stellt in soweit ein Novum dar, da diese Einrichtungen bisher nicht der Überwachung durch die Gesundheitsämter unterlagen. Das heißt, die Gesundheitsämter sind nun verpflichtet, auch die „Einrichtungen für ambulantes Operieren" infektionshygienisch zu überwachen. In § 36 Abs. 2 wird erwähnt:

••

„ … Zahnarztpraxen sowie Arztpraxen und Praxen sonstiger Heilberufe, in denen invasive Eingriffe vorgenommen werden, … , bei denen durch Tätigkeiten am Menschen durch Blut, Krankheitserreger übertragen werden können, können vom Gesundheitsamt infektionshygienisch überwacht werden." [IfSG 2000]

••

Grundlage der hygienischen Überwachung der ambulanten Operationszentren und Praxen bilden die Empfehlungen der Kommission für Krankenhaushygiene und Infektionsprävention am Robert Koch-Institut in Berlin. Weiter kommen zur Anwendung die Regelungen der Berufsgenossenschaften, d.h. die Unfallverhütungsvorschriften – UVV, und die einschlägigen Gesetze, wie das Medizinproduktegesetz [MPG 1998] und die entsprechenden Durchführungsverordnungen [MPBetreibV 1998]. Zusätzlich können noch länderspezifische Gesetze zum Tragen kommen, welche wie z.B. in Nordrhein-Westfalen das Gesetz über den öffentlichen Gesundheitsdienst NRW, aber auch in weiterem Sinne die Überwachung durch die Gesundheitsämter regeln. Weiter sieht § 36 IfSG die innerbetriebliche Festlegung von Hygieneplänen mit konkreten hygienischen Inhalten sowie Verfahrensanweisungen zur Infektionshygiene auch in Einrichtungen für ambulantes Operieren vor, welche den Kontrollbehörden auf Verlangen vorgelegt werden müssen.

Für Kliniken und ambulant operierende Einrichtungen ist § 6 des Infektionsschutzgesetzes ebenfalls relevant. Er beinhaltet die namentliche Meldung bei Verdacht, Erkrankung und Tod folgender Infektionskrankheiten.

- ▶ Botulismus
- ▶ Cholera
- ▶ Diphtherie
- ▶ vCJK (neue Variante der Creutzfeld-Jakob-Krankheit)
- ▶ Akute Virushepatitis
- ▶ Hämolytisch-urämisches Syndrom (HUS)
- ▶ Virusbedingtes hämorrhagisches Fieber
- ▶ Masern
- ▶ Meningokokken (Meningitis/Sepsis)
- ▶ Milzbrand
- ▶ Poliomyelitis
- ▶ Pest
- ▶ Tollwut
- ▶ Typhus/Paratyphus
- ▶ Therapiebedürftige Tuberkulose

Abb. 2.2 Meldepflichtige Erkrankungen laut § 6 IfSG

Zusätzlich sieht § 6 eine Meldepflicht bei gehäuftem Auftreten nosokomialer Infektionen vor. Ein solcher meldepflichtiger Infektionsausbruch kann schon bei zwei oder drei Fällen vorliegen, wenn Hinweise für eine Übertragung von Patient zu Patient vorhanden sind. Demgegenüber steht die namentliche Nennung bei Erregernachweis (§ 7) durch das nachweisende Labor. Es heißt:

••

„… der direkte und indirekte Erregernachweis (ist) zu melden, soweit die Nachweise auf eine akute Infektion hinweisen."

••

Neu hinzugekommen ist auch die Meldepflicht von Adenoviren (Konjunktivalabstrich), Legionellen und Masernviren.

In § 9 wird auf die namentliche Meldung der Erkrankten an das Gesundheitsamt eingegangen. Dabei müssen weit genauere Angaben als früher gemacht werden. Berücksichtigt werden u.a. Alter, Geschlecht, Wohnort, Infektionsquelle im Ausland.

Ein ganz wichtiger Paragraph für ambulant operierende Einrichtungen und Kliniken ist der § 23 IfSG. Er schreibt die fortlaufende Erfassung, Aufzeichnung, Auswertung und Bewertung nosokomialer Infektionen und Krankheitserreger mit speziellen Resistenzen und Multiresistenzen in einer gesonderten Niederschrift vor. Zitat § 23:

„Leiter von Krankenhäusern und von Einrichtungen für ambulantes Operieren sind verpflichtet ... nosokomiale Infektionen und das Auftreten von Krankheitserregern mit speziellen Resistenzen und Multiresistenzen fortlaufend in einer gesonderten Niederschrift aufzuzeichnen und zu bewerten ... Dem zuständigen Gesundheitsamt ist auf Verlangen Einsicht in die Aufzeichnung zu gewähren."

Das heißt für die Einrichtungen, dass vom beauftragten Labor in regelmäßigen Abständen die Aufstellung der Liste der Krankheitserreger mit speziellen Resistenzen und Multiresistenzen anzufordern und zu bewerten ist. Zusätzlich müssen die in der Praxis aufgetretenen nosokomialen Infektionen, welche im Zusammenhang mit invasiven Eingriffen stehen (i.d.R. postoperative Wundinfektionen), aufgezeichnet und bewertet werden. Diese Aufstellungen sind den Kontrollbehörden auf Verlangen vorzulegen, wobei sie zur Mitnahme dieser Aufzeichnungen nicht befugt sind.

Laut Infektionsschutzgesetz (IfSG) besteht für die nach § 23 angefertigten Aufzeichnungen eine 10-jährige Aufbewahrungsfrist. Bei ungenügender Führung oder Verweigerung der Einsicht oder einem Verstoß (Ordnungswidrigkeit) gegen die 10-jährige Aufbewahrungsfrist können prinzipiell

	Erregerspezies	Zu erfassen ist die Resistenz (auch Einzel-R) gegen folgende Substanzen, sofern im Rahmen der klinisch-mikrobiologischen Diagnostik getestet
1	S. aureus	Vancomycin, **Oxacillin**, Gentamicin, Chinolon Gr. IV (z.B. Moxifloxacin), Teicoplanin, Quinupristin/Dalfopristin
2	S. pneumoniae	Vancomycin, **Penicillin** (Oxacillin 1 µg), Cefotaxim, Erythromycin, Chinolon Gr. IV (z.B. Moxifloxacin)
3	E. faecalis E. faecium	**Vancomycin**, Gentamicin („high level": Gentamicin 500 mg/l; Streptomycin 1000 mg/l (Mikrodil.) bzw 2000 mg/l (Agardilution)), Teicoplanin E. faecium: zusätzlich Quinupristin/Dalfopristin
4	E. coli Klebsiella spp.	Imipenem/Meropenem, Chinolon Gr. II (z.B. Ciprofloxacin), Amikacin, Ceftazidim, Piperacillin/Tazobactam, Cefotaxim oder analoge Testsustanz
5	Enterobacter cloacae Citrobacter spp. Serratia marcescens	Imipenem/Meropenem, Chinolon Gr. II (z.B. Ciprofloxacin), Amikacin
6	P. aerugiosa A. baumannii	Imipenem/Meropenem, Chinolon Gr. II (z.B. Ciprofloxacin), Amikacin, Ceftazidim, Piperacillin/Tazobactum
7	S. maltophilia	Chinolon Gr. II (z.B. Ciprofloxacin), Amikacin, Ceftazidim, Piperacillin/ Tazobactum, Cotrimoxanol
8	Candida spp.*	Fluconazol

* *Erfassung nur in Einrichtungen mit hämatologisch-onkologischen Abteilungen, auch von primär resistenten Spezies*

Leitresistenzen sind fett gedruckt und unterstrichen

Abb. 2.3   Liste der Erreger mit speziellen Resistenzen und Multiresistenzen laut § 23

Z.B. MRSA		LABOR				ARZT
Fortlaufende Nr.	Patienten-Name	Datum des Erst-nachweises	Untersuchungs-material	Resistent bzw. sensibel gegen		Bemerkungen
1	ABC	1.1.2001	Blutkultur	Oxa	Van	Infektion Kolonisation Sanierung Entl./Verl.
2	DEF	10.1.2001	Wundabstrich			
3	GHI	15.1.2000	Urin			

Bundesgesundheitsblatt 11-2000, S. 887

Abb. 2.4   Beispiel für Meldebogen der Erreger laut § 23

Bußgelder bis zur Höhe von 25.000,00 € verhängt werden. Die bisherige Erfahrung zeigt allerdings, dass eher Fristen zur Umsetzung der Vorgaben gesetzt werden. Bei gravierenden Abweichungen wurden einzelne Einrichtungen durch die Gesundheitsämter jedoch auch schon zeitweilig geschlossen.

2.2 Medizinproduktegesetz und Medizinprodukte-Betreiberverordnung

Über die bisher genannten Gesetze hinaus sind in jüngster Zeit neben dem Medizinproduktegesetz [MPG 1998] insbesondere die Medizinprodukte-Betreiberverordnung [MPBetreibV 2002], d.h. die Verordnung über das Errichten, Betreiben und Anwenden von Medizinprodukten mit seiner Aktualisierung aus dem Jahre 2002 in den Fokus der Kontrollbehörden geraten. Durch das zweite Änderungsgesetz des Medizinproduktegesetzes [2. MPGÄndG] hat sich die Rechtslage für die Aufbereitung von Medizinprodukten geändert. Artikel 10 (Änderung der Verordnung für Betriebswege für Medizinprodukte) besagt, dass § 4 Absatz 1 und 2 wie folgt gefasst werden:

„1.) Der Betreiber darf nur Personen, Betriebe oder Einrichtungen mit der Instandhaltung (Wartung, Inspektion, Instandsetzung und Aufbereitung) von Medizinprodukten beauftragen, die die Sachkenntnis, Voraussetzungen und die erforderlichen Mittel zur ordnungsgemäßen Ausführung dieser Aufgabe besitzen.

2.) Die Aufbereitung von bestimmungsgemäß keimarm oder steril zur Anwendung kommenden Medizinprodukten ist unter Berücksichtigung der Angaben des Herstellers mit geeigneten validierten Verfahren so durchzuführen, dass der Erfolg dieser Verfahren nachvollziehbar gewährleistet ist und die Sicherheit und Gesundheit von Patien-

ten, Anwendern oder Dritten nicht gefährdet wird. Dies gilt auch für Medizinprodukte, die vor der erstmaligen Anwendung desinfiziert oder sterilisiert werden. Eine ordnungsgemäße Aufbereitung nach Satz 1 wird vermutet, wenn die gemeinsame Empfehlung der Kommission für Krankenhaushygiene und Infektionsprävention am Robert Koch-Institut und des Bundesinstitutes für Arzneimittel und Medizinprodukte zu den Anforderungen an die Hygiene bei der Aufbereitung von Medizinprodukten beachtet wird.

Die im Rahmen der Aufbereitung erfassten Messwerte, Prozessparameter und die Freigabeentscheidung sind in Anlehnung an § 9, Absatz 2, Medizinprodukte-Betreiberverordnung aufzubewahren und auf Verlangen der zuständigen Behörde als Nachweis vorzulegen. Zusätzlich kommt es durch den expliziten Verweis auf die RKI-Empfehlung „Anforderungen an die Hygiene an die Aufbereitung von Medizinprodukten" zu sehr genauen Anforderungen, wie die einzelnen Aufbe-

reitungsschritte und die damit zusammenhängende Dokumentation zu erfolgen haben. Erstmalig wird auch bei speziellen Tätigkeiten (z.B. Aufbereitung von Kritisch-B-Instrumenten oder der Freigabe von Sterilgut) eine nachzuweisende Fach- bzw. im ambulanten Bereich eine Sachkunde gefordert.

Durch diese Erwähnung erhält erstmalig eine RKI-Richtlinie quasi Gesetzescharakter. Dies hat zur Folge, dass die Umsetzung dieser RKI-Richtlinie behördlicherseits überwacht wird und werden muss. Die Überwachung der Medizinprodukte-Betreiberverordnung ist allerdings je nach Bundesland unterschiedlich geregelt. Die Überwachung hat aber in einigen Bundesländern schon flächendeckend begonnen (z.B. in Niedersachsen oder NRW). Je nach Bundesland verschieden ist die jeweilige Kontrollinstanz, welche die Medizinprodukte-Betreiberverordnung und die Instrumentenaufbereitung kontrolliert. In Nordrhein-Westfalen obliegt diese Aufgabe den Bezirksregierungen, in Hessen den Gesundheitsämtern und in Bayern in Zukunft der Gewerbeaufsicht (siehe Abb. 2.5).

2.3 Sozialgesetzbuch V

Weitere gesetzliche Vorgaben beinhalten die Vereinbarungen von Qualitätssicherungsmaßnahmen beim ambulanten Operieren gemäß des § 14 des Vertrages und nach § 115 b, Abs. 1, Sozialgesetzbuch V [SGB V 1994]. Bisher wurden lediglich baulich apparative, technische, hygienische und personelle Voraussetzungen gefordert. Seit dem 01.01.2004 werden zusätzliche Inhalte des Infektionsschutzgesetzes und der Medizinprodukte-Betreiberverordnung gefordert. Im Juli 2003 wurden Hygienestandards für operativ tätige Praxen verbindlich eingeführt. In § 6 werden explizit auch die im IfSG schon gesetzlich vorgeschriebenen Hygienepläne vereinbart [Felsing et al. 2005]. Allerdings

unterliegen die im Sozialgesetzbuch V geforderten Inhalte nicht der Überwachung durch die Gesundheitsbehörden. Jedoch stellen die hygienischen Inhalte in zunehmendem Maße die Grundlage der Vereinbarungen mit den Kassenärztlichen Vereinigungen dar und werden von den Kassenärztlichen Vereinigungen (KV) und dem Medizinischen Dienst der Krankenkassen (MDK) kontrolliert.

Im Rahmen des Vertrages über die Förderung ambulant durchgeführter Katarakt-Operationen in der Vertragsärztlichen Versorgung zwischen der Kassenärztlichen Vereinigung Nordrhein und der AOK-Rheinland [Rahmenvertrag 2003] und der in

Durchführung des Medizinproduktegesetzes (MPG), der Medizinproduktebetreiberverordnung (MPBetreibV) und der Medizinprodukte-Sicherheitsplanverordnung

Sehr geehrter Herr ...,

gem. § 26 Abs. 1 des Gesetzes über Medizinprodukte (MPG) in der Fassung vom 07.08.2002 unterliegen Betriebe und Einrichtungen mit Sitz in Deutschland, in denen Medizinprodukte hergestellt, klinisch geprüft, angewendet, betrieben und aufbereitet werden, der Überwachung durch mich als zuständige Überwachungsbehörde. Um einen reibungslosen Ablauf der Inspektion zu ermöglichen, bitte ich für die Begehung die nachfolgenden Unterlagen bereitzuhalten:

▶ Angewendete Reinigungs-, Desinfektions- bzw. Sterilisationsverfahren – Herstellerangaben zu den Verfahren, mit denen die Medizinprodukte aufbereitet werden sollen

▶ Herstellerangabe zu den Verfahren, mit denen die Medizinprodukte aufbereitet werden sollen

▶ Darstellung der Verantwortlichkeiten und Aufgabenverteilung und Anzahl der Mitarbeiter der Funktionseinheit, welche die Medizinprodukte aufbereitet (ggf. Organigramm)

▶ Liste der Medizinprodukte, die in Ihrer Betriebsstätte aufbereitet werden und deren Einstufung gemäß der Empfehlung des Robert Koch-Institutes (RKI) und des Bundesinstitutes für Arzneimittel und Medizinprodukte (BfArM) zu den Anforderungen an die Hygiene bei der Aufbereitung von Medizinprodukten

▶ Liste der Qualitätssicherungsmaßnahmen für die einzelnen Aufbereitungsverfahren und ggf. beauftragte Prüfeinrichtungen für diese Verfahren

▶ Liste der angewandten Normen

▶ Liste sämtlicher Arbeitsanweisungen

▶ Qualifikations- und Schulungsnachweise Ihres Personals

▶ Arbeitsanweisungen zur Prüfung der technisch-funktionellen Sicherheit der Medizinprodukte

▶ Arbeitsanweisung(en) über die Kennzeichnung der aufbereiteten Medizinprodukte bzw. deren Verpackung

▶ Validierungsunterlagen für alle Arbeitsschritte der Aufbereitung

▶ Bestandsverzeichnis gem. § 8 MPBetreibV der aktiven Medizinprodukte

▶ Gebrauchsanweisungen gemäß § 9 MPBetreibV und der Medizinprodukte-Sicherheitsplanverordnung

▶ Meldung von Vorkommnissen gem. § 3 MPBetreibV und der Medizinprodukte-Sicherheitsplanverordnung

▶ Unterlagen bzw. Protokolle der sicherheitstechnischen Kontrollen gemäß § 6 MPBetreibV und der messtechnischen Kontrollen gemäß § 11 MPBetreibV

▶ Unterlagen über die Instandhaltung gemäß § 4 MPBetreibV

Abb. 2.5   Anschreiben Bezirksregierung Köln, Überprüfung MPG und MPBetreibV

diesem Zusammenhang erarbeiteten Checkliste werden das Vorhandensein von Hygienebeauftragten Ärzten und hygienischen Inhalten des § 115 abgefragt sowie eine Hygienezertifizierung gefordert. Die Tendenz geht eindeutig dahin, dass in Zukunft die Kostenträger verstärkt hygienische Inhalte abfordern und die Kostenerstattung davon abhängig machen werden.

2.4 Unfallverhütungsvorschriften und TRBA 250

Ebenfalls erwähnt werden müssen die GUV-Regel Biologische Arbeitsstoffe im Gesundheitswesen und in der Wohlfahrtspflege [GUV-R 250/TRBA 250] und die BGV A1 Unfallverhütungsvorschrift, d.h. die Berufsgenossenschaftlichen Vorschriften [Bundesverband der Unfallkassen 2005] für Sicherheit und Gesundheit, welche ganz konkrete Vorgaben bezüglich des Schutzes vor Verletzungen, Schutzkleidung, Immunisierung oder auch das Tragen von Schmuck in infektionsgefährdeten Bereichen beinhalten. Diese gesetzlichen Vorgaben werden von den Berufsgenossenschaften selbst überwacht und dienen hauptsächlich dem Personalschutz.

2.5 RKI-Empfehlungen

Neben diesen reinen Gesetzesvorgaben, welche den groben Rahmen der Infektionshygiene beinhalten, sind noch die DIN bzw. Europäische Normen und die Empfehlungen des Robert Koch-Institutes zu nennen. Diese haben zwar bis auf die o.g. Ausnahme (siehe MPBetreibV) keinen Gesetzescharakter, werden aber bei rechtlichen Fragestellungen hinzugezogen. Zusätzlich dienen sie auch bei den Kontrollen durch Gesundheitsämter oder die Bezirksregierung als inhaltliche Hilfen und Mindeststandards.

Die oberste Gesundheits- und damit auch Hygienebehörde Deutschlands ist das Robert Koch-Institut (RKI) in Berlin. Das RKI gibt in regelmäßigen Abständen so genannte RKI-Empfehlungen im Sinne von Richtlinien zu speziellen Hygienethemen heraus. Diese Richtlinien sind vom Rechtscharakter her nicht als Gesetze, sondern als klare Empfehlung zu bestimmten Themen zu verstehen. Sie haben jedoch aufgrund der Kategorisierung, d.h. der Wertung der wissenschaftlichen Evidenz der einzelnen hygienischen Aussagen eine deutlich höhere Aktualität und Wissenschaftlichkeit als bspw. Normen z.B. der DIN.

Die neueren Empfehlungen des Robert Koch-Institutes enthalten i.a.R. wissenschaftlich belegte, evidenzbasierte, praxisnahe und somit vernünftige Empfehlungen, die von der Händehygiene bis zu Empfehlungen zur Hygiene im OP [RKI 2000] reichen.

Folgende RKI-Richtlinien sind für den ambulanten Bereich besonders relevant:

- ▶ Empfehlungen zur Händehygiene
- ▶ Prävention Gefäßkatheter-assoziierter Infektionen
- ▶ Anforderungen an die Hygiene bei der Reinigung und Desinfektion von Flächen
- ▶ Anforderungen an die Hygiene bei der Aufbereitung von Medizinprodukten

Kategorien in der Richtlinie für Krankenhaushygiene und Infektionsprävention

Das Erfordernis wissenschaftlicher Evidenz und Transparenz wird in Empfehlungen heute durch eine abgestufte Kategorisierung verdeutlicht, die die Kommission 1997 in ihren Empfehlungen eingeführt hat und die auch in dieser Richtlinie als Hinweis in den Anlagen enthalten ist.

Die Kategorisierung

▸ basiert auf der wissenschaftlich abgesicherten Beweiskraft der jeweiligen Aussagen

▸ oder deren nachvollziehbarer theoretischer Begründung,

▸ soll dadurch Anwendbarkeit bzw. Praktikabilität der Empfehlungen verbessern

▸ und die ökonomischen Auswirkungen berücksichtigen.

Zusätzlich werden gesetzliche Vorgaben, Verordnungen oder sonstiges verbindliches Recht in einer eigenen Kategorie berücksichtigt.

Kategorie I: Nachdrückliche Empfehlung

I A: Die Empfehlungen basieren auf gut konzipierten experimentellen oder epidemiologischen Studien

I B: Die Empfehlungen werden von Experten und aufgrund eines Konsensus-Beschlusses der Kommission für Krankenhaushygiene und Infektionsprävention am Robert Koch-Institut als effektiv angesehen und basieren auf gut begründeten Hinweisen für deren Wirksamkeit. Eine Einteilung der entsprechenden Empfehlung in die Kategorie I B kann auch dann erfolgen, wenn wissenschaftliche Studien möglicherweise hierzu noch nicht durchgeführt wurden.

Kategorie II: Eingeschränkte Empfehlung

Die Empfehlungen basieren teils auf hinweisenden klinischen oder epidemiologische Studien, teils auf nachvollziehbaren theoretischen Begründungen oder Studien, die in einigen, aber nicht allen Krankenhäusern/Situationen umgesetzt werden sollten.

Kategorie III: Keine Empfehlung/ungelöste Frage

Maßnahmen, über deren Wirksamkeit nur unzureichende Hinweise vorliegen oder bislang kein Konsens besteht.

Kategorie IV: Rechtliche Vorgaben

Anforderungen, Maßnahmen und Verfahrensweisen in Krankenhäusern und anderen medizinischen Einrichtungen, die aufgrund gesetzlicher Bestimmungen, durch autonomes Recht oder Verwaltungsvorschriften zu beachten sind.

Abb. 2.6   Kategorien in der Richtlinie für Krankenhaushygiene und Infektionsprävention

- Anforderungen der Hygiene bei Operationen und anderen invasiven Eingriffen (sowie der Anhang dazu)
- Erläuterung zu den Empfehlungen der Kommission für Krankenhaushygiene und Infektionsprävention zur Surveillance von postoperativen Wundinfektionen in Einrichtungen für das ambulante Operieren

Wie bereits erwähnt, nimmt die im Jahre 2001 veröffentliche RKI-Empfehlung zu Anforderungen an die Hygiene bei der Aufbereitung von Medizinprodukten, welche durch Erwähnung in der Medizinprodukte-Betreiberverordnung quasi Gesetzescharakter hat, eine Sonderstellung ein, da sie bei der Kontrolle der Behörden als Grundlage der Umsetzung der Medizinprodukte-Betreiberverordnung genommen wird. In der RKI-Empfehlung werden genaue Vorgaben bezüglich Instrumentenklassifikation, Aufbereitungsverfahren, Qualitätsmanagement und Personalschulungen gemacht, welche auch genauestens geprüft werden. Die Prüfbehörden sind je nach Bundesland unterschiedlich, in der Regel sind es entweder Mitarbeiter der Bezirksregierungen/Regierungspräsidien (z.B. in NRW) oder der Gesundheitsämter (z.B. Hessen).

2.6 DIN-Normen

Bei den DIN-Normen handelt es sich um technische Vorgaben der Industrie, welche laut Bundesgerichtshof zunächst Empfehlungscharakter haben und der Sicherheit von Menschen und Sachen sowie der Lebensverbesserung in allen Bereichen dienen sollen. Man unterscheidet zwischen Normen des Deutschen Instituts für Normung (DIN), welche in Deutschland Gültigkeit haben, so genannten Europäischen (EN-Normen) und ISO-Normen (International Organisation of Standardisation), welche internationale Geltung haben, z.B. DIN EN ISO 9001-2000.

Mit Inkrafttreten stellen Normen gleichwohl anerkannte Regeln der Technik dar und sollen der Sicherheit von Mensch und Sache sowie der Qualitätsverbesserung in allen Lebensbereichen dienen [BGH-Urteil v. 06.06.1991]. Normen werden jedoch nicht selten undifferenziert als Maß der Dinge angesehen. Aus hygienischer Sicht muss gesagt werden, dass Normen teilweise veraltet (z.B. DIN 1946, Teil 4, Norm zu Klimaanlagen in medizinischen Einrichtungen) sind und zum Teil wird ihnen eine gewisse „Industrielastigkeit" unterstellt. Aus wissenschaftlich-hygienischer Sicht kann ihnen das Fehlen wissenschaftlich belegter Evidenz (der in vielen Fällen recht kostspieligen technisch-fokusierten Empfehlungen) zum Vorwurf gemacht werden. In manchen Fällen fehlt den Empfehlungen der DIN zu gesundheitlichen Belangen der Praxisbezug resp. wurden bei der Erarbeitung die klinische Relevanz und „Alltagstauglichkeit" nicht oder nur in unzureichendem Maß berücksichtigt.

Normen können als technische Vorgaben zu Hilfe genommen werden, müssen aber nicht. Sie haben keinen rechtsverbindlichen Charakter, sondern können aufgrund neuer wissenschaftlicher oder technischer Erkenntnisse durchaus widerlegt werden. So ist im Schadensfall jeder Richter verpflichtet, die zur Beurteilung herangezogenen Normen zu prüfen und auf ihre „Tauglichkeit" bewerten zu lassen [Schneider 1998]. In der RKI-Empfehlung „Anforderungen an die Hygiene bei der Aufbereitung von Medizinprodukten" wird z.B. die Liste der relevanten bei der Instrumentenaufbereitung anzuwendenden DIN-Normen aufgeführt.

LITERATUR

Bundesverband der Unfallkassen, Fockensteinstr. 1, 81539 München, www. unfallkassen.de, Januar 2005

Felsing H-H, Rüden H, Zinn Ch, Schweins M (2005): „Hygienepläne für ambulant-operative Praxen". ambulant operieren 2: 64–66

Gesetz zur Verhütung und Bekämpfung von Infektionskrankheiten beim Menschen (IfSG) (2000): Bundesgesundheitsblatt – Gesundheitsforschung – Gesundheitsschutz: 1045–1077

Heudorf U, Hofmann H, Kutzke G, Otto U (2003): „Hygiene beim ambulanten Operieren", Bundesgesundheitsblatt – Gesundheitsforschung – Gesundheitsschutz 46: 756–764

Medizinproduktegesetz vom 6.8.1998 sowie 2. Gesetz zur Änderung des Medizinproduktegesetzes (2. MPG-ÄndG) vom 13.12.2001; Bundesgesetzblatt 2001; Teil I: 3586–3606

Kommission für Krankenhaushygiene und Infektionsprävention am Robert Koch-Institut (2001): „Anforderungen an die Hygiene bei der Aufbereitung von Medizinprodukten". Bundesgesundheitsblatt 44: 1115–1126

Kommission für Krankenhaushygiene und Infektionsprävention am Robert Koch-Institut (2000): „Anforderungen der Hygiene bei Operationen und anderen invasiven Eingriffen". Bundesgesundheitsblatt – Gesundheitsforschung – Gesundheitsschutz 43: 644–648

Richtlinie für Krankenhaushygiene und Infektionsprävention (1994): „Anforderungen der Hygiene beim ambulanten Operieren in Krankenhaus und Praxis". Anhang zur Anlage zu Ziffern 5.1 und 4.3.3. Bundesgesundheitsblatt 37: 226–229

Vereinbarung von Qualitätssicherungsmaßnahmen beim ambulanten Operieren gemäß § 14 des Vertrages nach § 115b Abs. 1 SGB V (1994) Deutsches Ärzteblatt 91: A2124–2127

Verordnung über das Errichten, Betreiben und Anwenden von Medizinprodukten (Medizinprodukte-Betreiberverordnung – MPBetreibV) vom 29.6.1998; Bundesgesetzblatt I: 1762–1768

Verordnung zur Verhütung übertragbarer Krankheiten (2001): Nds. GVBl 24: 598

Vertrag über die Förderung ambulant durchgeführter Katarakt-Operationen in der Vertragsärztlichen Versorgung, Rheinisches Ärzteblatt 12/2003: 73–83

Zinn Ch, Axmann S (2003): „Gesetzliche Grundlagen der hygienischen Überwachung ambulant operierender Einrichtungen". ambulant operieren 4: 163–165

Bauliche Voraussetzungen und Bauplanung

Klare Empfehlungen für hygienisch korrektes Bauen, insbesondere für den ambulanten Bereich, sind in Deutschland nur sehr spärlich zu finden. Gerade bei der Einrichtung einer Ambulanten Operationseinheit ist eine durchdachte und den individuellen Bedürfnissen angepasste Planung und Ausstattung entscheidend. Dieses Kapitel beschäftigt sich mit den Hintergründen und der Evidenz von baulichen Maßnahmen bei der Infektionsprävention.

Allgemeine Aspekte

Die Zahl der Einrichtungen, in denen ausschließlich oder vornehmlich kleinere Eingriffe oder auch größere Operationen ambulant durchgeführt werden, d.h. so genannter Ambulant Operierender Zentren (AOZ) ist in den vergangenen Jahren erheblich angewachsen. Die Mehrzahl der ambulanten Operationen wird in den Disziplinen Allgemeinchirurgie, Mund-Kiefer-Gesichtschirurgie (MKG), Gynäkologie, Ophthalmochirurgie und Orthopädie durchgeführt, zusätzlich in den Fächern, in denen schon früher viele Eingriffe ambulant erfolgt sind wie beispielsweise in der Dermatologie und Zahnheilkunde.

Die ambulante Durchführung eines invasiven Eingriffes bietet dem Patienten eine Reihe von Vorteilen, die in ihrer Vielzahl nicht alle im Einzelnen aufgeführt werden können. Die Motivation der Patienten weist mit Sicherheit eine große Streuung auf.

In Deutschland wurden in der Vergangenheit bauliche Maßnahmen für Einrichtungen zur medizinischen Versorgung hinsichtlich der Hygiene oft durch die Empfehlungen zur technischen Ausführung (z.B. durch die DIN) geprägt. Manche technischen Möglichkeiten wurden als hygienisch erforderlich angesehen, ohne dass deren Nutzen oder Einfluss im Einzelnen untersucht oder belegt war. Doch können überzogene Forderungen die Kosten in die Höhe treiben und zuweilen – wenn sie überdies noch realitätsfremd sind – sinnvolle Arbeitsabläufe behindern.

Vornehmlich bei der Einrichtung einer Operationseinheit ist eine durchdachte und den individuellen Bedürfnissen angepasste Planung und Ausstattung der Abteilung von entscheidender Bedeutung.

MEMO Die krankenhaushygienische Forderung nach einer Bauplanung, die das Auftreten nosokomialer Infektionen verringern hilft und der Wunsch nach einer kosteneffizienten Baustrategie schließen sich nicht aus.

Räumlich-technische Anforderungen an invasiv-operative Einheiten wurden in der Vergangenheit vielfach formuliert [Tabori et al. 2003, Daschner und Olbricht 2001, Grossart et al. 2000]. Der Hygienestandard bei der operativen Versorgung eines Patienten darf sich in einer chirurgischen Praxis gegenüber jenem in einem Krankenhaus nicht unterscheiden [RKI 2000], schließlich hat jeder Patient das gleiche Anrecht auf eine medizinisch hohe Versorgungsqualität [Tabori 2005]. Sowohl beim fachlichen Können, der technischen Ausstattung wie auch beim Hygienestandard dürfen keine qualitativen Divergenzen zwischen Krankenhaus und Ambulant Operierenden Zentren (AOZ) akzeptiert werden. Um diesen Grundsatz tatsächlich sicherzustellen, hat das Infektionsschutzgesetz (IfSG) eine verbindliche Regelung getroffen: „Einrichtungen für ambulantes Operieren" unterliegen der infektionshygienischen Überwachung durch das Gesundheitsamt (§ 36, 1, IfSG).

Dennoch unterscheiden sich die genannten Einrichtungen in einem wesentlichen Aspekt, nämlich in der Variationsbreite der angebotenen Eingriffe, d.h. der Anzahl verschiedener Operationsarten und unterschiedlicher Fachdisziplinen.

Die räumliche Gestaltung und technische Ausstattung der Praxisräume und der OP-Einheit müssen sich aus krankenhaushygienischer Sicht an der chirurgischen Disziplin, der Eingriffsart, dem Eingriffsort sowie der durchschnittlichen Dauer der Operation orientieren. Weiterhin müssen das spezifische Wundinfektionsrisiko (u.a. bedingt durch die Patientenklientel) und die Anzahl der durchzuführenden operativen Eingriffe berücksichtigt werden.

Der klinisch erfahrene Operateur weiß, dass das postoperative Wundinfektionsrisiko (Surgical Site Infection SSI) in Abhängigkeit von den oben genannten Faktoren massiv streut. So ist das Infektionsrisiko bei einer Endoprothesenimplantation sehr viel größer als bspw. bei einer Katarakt-Operation. Entsprechend müssen auch die hygienischen Anforderungen an den Aufbau und die Ausstattung der einzelnen Operationseinheiten unterschiedlich formuliert werden. Bekannt ist auch, dass für eine Reduktion des SSI-Risikos v.a. die konsequente Realisierung der einschlägigen Empfehlungen zum hygienisch korrekten Arbeiten im OP

von entscheidender Bedeutung ist, d.h. allen voran die Disziplin des Personals [Hauer et al. 2002].

Eine nutzbringende krankenhaushygienische Beratung hat sich daher stets an den individuellen Bedürfnissen des niedergelassenen Arztes und seinem individuellen Eingriffsspektrum auszurichten. Die erste Frage, die alle weiteren Entscheidungen beeinflusst, muss daher lauten: Was wird im geplanten AOZ operiert?

Evidenz von Baumaßnahmen auf das Infektionsrisiko

> **MEMO** Das fundamentale Beurteilungskriterium aller hygienisch motivierten Maßnahmen ist die Beeinflussung (konkret die Senkung) der Rate nosokomialer Infektionen.

Die Beurteilung des Einflusses/Erfolges einer Handlungsweise oder eines Maßnahmenkataloges ist wissenschaftlich schwierig und nur selten direkt an Veränderungen auszumachen, die sich zudem meist erst nach einem längeren Beobachtungszeitraum quantifizieren lassen. Dennoch müssen sich auch Bauempfehlungen daran messen lassen, welchen Beitrag sie zur Prävention nosokomialer Infektionen leisten können und ob die Empfehlungen wissenschaftlich evidenzbasiert sind.

Es ist bekannt, dass die bauliche Gestaltung einer medizinischen Einrichtung durch die Bereitstellung der erforderlichen Räumlichkeiten für die Pflege und Therapie infektionsgefährdeter oder infektiöser Patienten (z.B. Intensivstationen oder Operationsabteilungen) zur Infektionsverhütung beitragen kann [Noskin und Peterson 2001]. Was bislang nicht oder kaum untersucht wurde, ist die Frage, inwieweit einzelne baulich-funktionelle Maßnahmen durch wissenschaftliche Daten belegt zur Prävention von nosokomialen Infektionen tatsächlich beitragen [Dettenkofer und Tabori 2006].

In einer systematischen Literaturrecherche mit Erfassung und Auswertung der verfügbaren wissenschaftlichen Literatur zu diesem Themengebiet wurde diese Fragestellung bearbeitet [Dettenkofer et al. 2004] und in Zusammenarbeit mit dem deutschen Cochrane-Zentrum ausgewertet [Evidenzlevel nach Mindorff et al. 1999].

Von 382 potentiell relevanten Publikationen konnten 178 eingeschlossen und evaluiert werden. Keine der gefundenen Literaturstellen konnte in Level I (Metaanalyse) oder Level II (randomisierte kontrollierte Studien) eingeteilt werden. Die meisten basierten auf Expertenmeinungen und sind daher Level V (siehe Tabelle 3.1) zuzuordnen [Dettenkofer et al. 2004].

So konnten Kohortenstudien der Levelstufen IIIa und IIIb im Ergebnis zwar zeigen, dass die mikrobielle Umgebungskontamination in einem Krankenhausneubau nach dem Umzug zeitweise signifikant vermindert war, jedoch konnte keine Verringerung der Infektionsraten festgestellt werden [Maki et al. 1982]. Selbst eine spezielle Isolierstation zeigte keinen signifikanten Rückgang von nosokomialen Infektionsraten [Chattopadhyay 2001].

Durch bauliche Verbesserungen war die Rate nosokomialer Infektionen (NI) in den meisten Untersuchungen nicht signifikant zu senken. Nur Studien zum Einfluss personalgebundener Maßnahmen wie bspw. eine Personalaufstockung, höhere Anzahl von Waschbecken, größeres Platzangebot pro Patient oder eine insgesamt höhere Personaldisziplin, halfen Kreuzinfektionen zu reduzieren und konnten einen positiven Effekt zeigen [Mullin et al. 1997, Vincent et al. 1995, Goldmann et al. 1981, Smith et al. 1980].

Ähnlich ist das Ergebnis bei der Betrachtung des Einflusses baulich-funktioneller Maßnahmen bei Operationsabteilungen:

Drei von vier Studien konnten, trotz zum Teil sehr aufwendiger Baumaßnahmen, keine signifikante Senkung der NI-Rate feststellen [Leisner 1976, van Griethusen et al. 1996, Hansis et al. 1997]. Die hiervon abweichende Untersuchung verglich bauliche Standards, die nach heutigen Gesichtspunkten inkomparabel sind [Millar et al. 1979].

Eine Vielzahl der Studien berichten über unterschiedliche Ergebnisse bei hygienisch/mikrobiologischen Umgebungsuntersuchungen, allerdings bei

Level of Evidenz	Untersuchung/Publikation
I	Metaanalysen randomisierter kontrollierter Studien
II	Randomisierte, kontrollierte Studien (RCT)
IIIa	Zeitgleicher (nicht-randomisierter) Kohortenvergleich
IIIb	Historischer (nicht-randomisierter) Kohortenvergleich
IIIc	Fall-Kontroll Studien
IV	Fallberichte ohne Kontrollgruppe
V	Berichte von Expertenkreisen, Konsensuskonferenzen

Tab. 3.1   Einteilung der Veröffentlichungen zu baulich-funktionellen Maßnahmen in Levels of Evidence [modifiziert nach Mindorff et al. 1999]

unterschiedlichen baulichen Verhältnissen in den untersuchten Bereichen. Untersuchungsgröße resp. ‚outcome'-Parameter war jeweils die Keimbelastung, nicht aber die Rate nosokomialer Infektionen. Bei der Bewertung muss jedoch berücksichtigt werden, dass ein kausaler Zusammenhang zwischen dem Kontaminationsgrad von Oberflächen z.B. im OP-Saal und der Häufigkeit von NI in der wissenschaftlichen Literatur nicht belegt ist.

Die Hauptaussage der Untersuchungen ist, dass ein geringeres Platzangebot sowie ein sinkender Pflegeschlüssel einen ungünstigen Einfluss auf die Rate nosokomialer Infektionen haben [Kibbler et al. 1998].

MEMO Baumaßnahmen in medizinischen Einrichtungen können erst in Kombination mit einem adäquaten Personalschlüssel, einem ausreichenden Kontingent an Instrumenten und der konsequenten Einhaltung grundlegender hygienischer Maßnahmen (allen voran der Händedesinfektion) eine signifikante Reduktion der Rate nosokomialer Infektionen ermöglichen. Damit die finanziellen Ressourcen sinnvoll verteilt und unnötige Ausgaben vermieden werden, sind eine sorgfältige Planung und Beratung unabdingbar.

FAZIT

Auf wissenschaftlicher Ebene sind nur wenige kontrollierte Studien verfügbar, in denen der Einfluss verschiedener Baumaßnahmen zur Senkung von NI untersucht wurde. Aus Untersuchungen zur Umgebungskontamination wurden Forderungen an die baulich-funktionelle Ausstattung von Krankenhäusern zur Prävention nosokomialer Infektionen gestellt, obwohl diese nicht notwendigerweise mit dem Infektionsgeschehen korrelieren. Baulich-funktionelle Gegebenheiten können zwar unterstützend auf die Einhaltung essentieller Hygienemaßnahmen wie der Händedesinfektion wirken und damit indirekt zur Prävention beitragen, jedoch sollte ihr Einfluss nicht überbewertet werden. V.a. in Zeiten eingeschränkter finanzieller Mittel müssen Investionen wohl überlegt und gerechtfertigt, d.h. an tatsächlich Nutzen-bringender Stelle eingesetzt werden.

PRAXISTIPP

Bei der Beratung und Planung einer Praxis und der ambulanten Operationseinheit muss die Krankenhaushygiene die jeweilige Fachrichtung mit ihrer speziellen Aufgabenstellung und zukünftigen Nutzung berücksichtigen.

LITERATUR

Chattopadhyay B (2001): „Control of infection wards-are they worthwhile?" J Hosp Infect 47: 88–90

Daschner F, Olbricht H (2001): „Hygienisch bedingte Baumaßnahmen im Krankenhaus". Deutsche Bauzeitschrift 2: 99–103

Dettenkofer M, Seegers S, Antes G, Motschall E, Schumacher M, Daschner F (2004): „Does the architecture of hospital facilities influence nosocomial infection rates? A systematic review". Infect Control Hosp Epidemiol 25: 21–25

Dettenkofer M, Tabori E (2006): „Baumaßnahmen und Prävention nosokomialer Infektionen" – In: Daschner F, Dettenkofer M, Frank U, Scherrer M (Hrsg.): „Praktische Krankenhaushygiene und Umweltschutz". 3. Auflage, Berlin Springer

Goldmann DA, Durbin WA, Freeman J (1981): „Nosocomial infections in a neonatal intensive care unit". J Infect Dis 144: 449–459

Grossart B et al (2000): „Modernes Hygienemanagement beim Ambulanten Operieren aus interdisziplinärer Sicht". ambulant operieren 2: 52–60

Hansis M, Dorau B, Hirner A, Exner M, Krizek L, Hagen C von et al (1997): „Changes in Hygienic Standard and Infection Rates in a New Surgical Unit" (Änderungen des Hygienestandards und der Infektionsrate in einem neuen Operationstrakt). Hyg Med 22: 226–238

Hauer Th et al (2002): „Sinnvolle und nicht sinnvolle Hygienemaßnahmen in der Chirurgie". Der Chirurg 4: 375–379

Gesetz zur Verhütung und Bekämpfung von Infektionskrankheiten beim Menschen. (Infektionsschutzgesetz – IfSG). Bundesgesetzblatt 2000: 1045–1077

Kibbler CC, Quick A, O'Neill AM (1998): „The effect of increased bed numbers on MRSA transmission I on acute medical wards". J Hosp Infect 39: 213–219

Leisner H (1976): „Postoperative wound infection in 3200 clean operations". Acta Chir Scand 142: 83–90

Maki DG, Alvarado CJ, Hassemer CA, Zilz MA (1982): „Relation of the inanimate hospital environment to endemic nosocomial infection". N Engl J Med 507: 1562–1566

Mangram AJ, Horan TC, Pearson ML, Silver LC, Jarvis WR and the Hospital Infection Control Practices Advisory Committee (1999): „Guideline for prevention of surgical site infection". Infection Control and Hospital Epidemiology 20: 247–80

Millar KJ (1979): „The impact of a new operating theatre suite on surgical wound infections". Aust N Z J Surg 49: 437–440

Mindorff CM, Cook DJ (1999): „Critical Review of the Hospital Epidemiology and Infection Control Literature". In C. Glen Mayhall (Hrsg.): „Hospital Epidemiology and Infection Control", 2. Auflage. S.1273–1281. Lippincott Williams & Wilkins, Philadelphia

Mullin B, Rouget C, Clement C, Bailly P, Julliot MC, Viel JF et al. (1997): „Association of a private isolation room with ventilator-associated Acinetobacter baumannii pneumonia in a surgical intensive-care unit". Infect Control Hosp Epidemiol 187: 499–503

Noskin GA, Peterson LR (2001): „Engineering infection control through facility design". Emerg Infect Dis 7: 354–357

RKI-Kommission (1997): „Kommission für Krankenhaushygiene und Infektionsprävention beim Robert Koch-Institut, Berufsverband der Deutschen Chirurgen: Anhang zur Anlage zu Ziffern 5.1 und 4.3.3 Anforderungen der Hygiene beim ambulanten Operieren in Krankenhaus und Praxis der Richtlinie für Krankenhaushygiene und Infektionsprävention". Bundesgesundheitsblatt 40: 361–365

RKI-Kommission (2000): Kommission für Krankenhaushygiene und Infektionsprävention beim Robert Koch-Institut: „Anforderungen der Hygiene bei Operationen und anderen invasiven Eingriffen". Bundesgesundheitsblatt 43: 644–648

Smith G, Smylie HG, McLauchlan J, Logie JR (1980): „Ward design and wound infection due to Staphylococcus pyogenes". J R Coll Surg Edinb 25: 76-79

Tabori E, Zinn Ch (2003): „Bauliche Hygienemassnahmen beim Ambulanten Operieren". ambulant operieren (Thieme Verlag) 4: 158–162

Tabori E (2005): „Der hygienische Maßanzug – welche Hygienemaßnahmen sind beim ambulanten Operieren sinnvoll?" ambulant operieren 2: 1–6

Van Griethusen A, Spies-van Rooijen N, Hoogenboom-Verdegaal A (1996): „Surveillance of wound infections and a new theatre: Unexpected lack of improvement". J Hosp Infect 34: 99–106

Vincent JL, Bihari DJ, Suter PM, Bruining HA, White J, Nicolas-Chanoin MH, Wolff M, Spencer RC, Hemmer M (1995): „The prevalence of nosocomial infection in intensive care units in Europe. Results of the European Prevalence of Infection in Intensive Care (EPIC) Study". EPIC International Advisory Committee. JAMA 274: 639–644

3.1 Praxisplanung

Räumliche Aspekte

Die Raumplanung der Praxis hat sich am Bedarf der vorgesehenen operativen Richtung zu orientieren, um einen sinnvollen Arbeitsablauf zu ermöglichen. In den meisten Disziplinen haben die jeweiligen Fachgesellschaften Empfehlungen zur Gestaltung geeigneter Räumlichkeiten und deren Einrichtung herausgegeben. Neben den individuellen resp. fachspezifischen Aspekten gilt es, einige allgemeine Merkmale bei der Planung zu berücksichtigen.

Bei der Auswahl des Standortes sollten Kriterien wie die Anbindung an öffentliche Verkehrsmittel, Parkplatzangebote, Transportmöglichkeit zum AOZ und vor allem die Erreichbarkeit und Beweglichkeit für Patienten innerhalb der Einrichtung, also alles, was unter dem Begriff der Barrierefreiheit verstanden wird (Anfahrtsmöglichkeit für Krankentransporte, Rollstuhlrampen, Fahrstuhl, kanten- und stufenfreie Bauweise, u.v.m.) Berücksichtigung finden. Ein weiterer Aspekt kann (je nach Fachgebiet) die Entfernung/Anbindung zur nächsten Klinik/Krankenhaus mit Notfallversorgung sein.

Die Räume der Einrichtung müssen ihren Funktionen entsprechend, d.h. bedarfsorientiert, gestaltet sein. Für den Patienten ist es wichtig, dass die einzelnen Wege und Räumlichkeiten klar und eindeutig sowie gut lesbar gekennzeichnet sind (siehe Abb. 3.1 und Abb. 3.2).

Verkehrswege

Gänge, Türen, Aufzüge und Kreuzungspunkte müssen ihrem jeweiligen Zweck entsprechend ausreichend groß dimensioniert und verkehrstechnisch günstig, ohne Hindernisse (barrierefrei) begeh- und (bei Bedarf mit Rollstuhl und Liege) befahrbar sein.

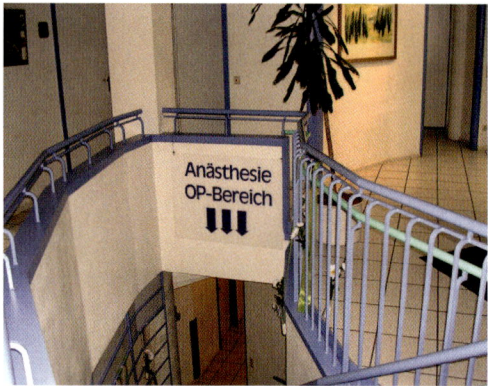

Abb. 3.1   Wegbeschreibung

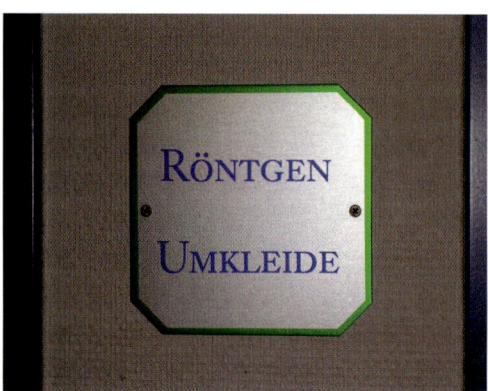

Abb. 3.2   Raumbezeichnung

Diese Forderungen sind mit einer modernen architektonisch ansprechenden Gestaltung der Praxisräumlichkeiten bei sorgfältiger Planung vereinbar.

Zu enge und für die Lagerung von Geräten und Gebrauchsmittel „missbrauchte" Praxisflure sollten und können durch eine umsichtige Planung von z.B. Nischenabstellflächen an günstigen Stellen vermieden werden. Gleichzeitig ist bei der Planung stets an hinreichend große Lagerräume zu denken.

Anmeldung

Der Anmeldebereich in der Nähe der Eingangstür platziert, ist für den Patienten angenehm und hilfreich. Er kann hier ohne Verzögerungen und lästiges Suchen sein Anliegen vorbringen. Es ist günstig, wenn der Anmeldebereich so gestaltet bzw. abgetrennt ist, dass Diskretion und Privatsphäre beim persönlichen Gespräch oder Telefonat gewahrt bleiben (siehe Abb. 3.3). Da in diesem Bereich meist administrative Tätigkeiten stattfinden, sind keine über das normale Maß der gebotenen Reinlichkeit und Ordnung hinausgehende hygienischen Anforderungen zu erfüllen.

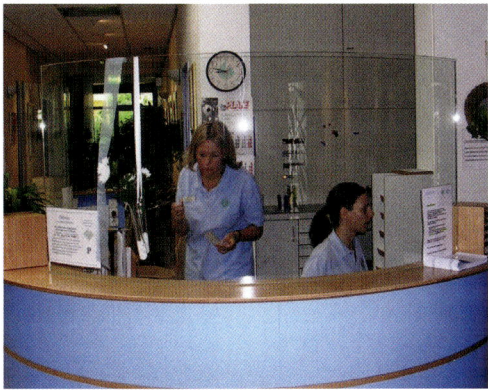

Abb. 3.3   Anmeldung

Wartezimmer

Der Wartebereich einer Praxis oder eines AOZ wird von vielen Patienten regelmäßig frequentiert. Es ist quasi das Aushängeschild einer Arztpraxis. Entsprechend wichtig ist, hier einen hellen, geräumigen und gut belüfteten Bereich zu schaffen, der zusammen mit der Gestaltung der Anmeldung dem Patienten einen freundlichen Empfang bereitet. Im Wartezimmer sollte zu keinem Zeitpunkt eine hektische oder angespannte Atmosphäre z.B. als Ausdruck einer angespannten Arbeitsorganisation der Praxisabläufe entstehen.

Aus hygienischer Sicht stellt der Warteraum einen Übergangsbereich dar. Obgleich hier keine Patientenbehandlung durchgeführt wird, sollten dennoch einige hygienerelevante Aspekte bei der Planung beachtet werden.

Es ist sinnvoll, Bilderbücher, Kinderspielzeug u.ä. im Wartezimmer für Kinder anzubieten. Dieses Spielzeug muss allerdings auch zu reinigen und desinfizieren sein. Am günstigsten sind Spielsachen aus Kunststoff, die regelmäßig in der Spülmaschine mitgewaschen werden können. Obwohl Spielzeug aus Stoff (z.B. Plüschtiere) für das Wartezimmer grundsätzlich nicht geeignet sind, können sie im Ausnahmefall in einem geschlossenen Netz oder einem Kissenüberzug in der Waschmaschine mitgewaschen werden.

Für Pflanzen im Warte- und Anmeldebereich eignen sich Hydrokulturen und stellen bei regelmäßiger Pflege kein Problem dar. In Behandlungs- oder Funktionsräumen sind keine Pflanzen aufzustellen.

Ausstattung der Praxisräume

Hygieneempfehlungen stehen dem individuellen Geschmack und den Gestaltungsvorstellungen des Praxisinhabers nicht im Wege. Entscheidend ist, dass einige grundsätzliche Aspekte berücksichtigt werden, um die Übertragung von Keimen von Patient zu Patient weitestgehend zu verhindern.

Die Wände der Sprech-, Untersuchungs- und Behandlungsräume sind mit einem fugendichten Wandbelag zu versehen. Sie können mit Tapeten belegt, z.B. Glasfasertapeten (Cave: stoßempfindlich) oder glatt verputzt sein und mit einem gut zu reinigenden und für den Bedarfsfall desinfizierbaren Anstrich (z.B. auf Naturlatexbasis) versehen werden.

Bei der Wahl des Fußbodenbelags ist in erster Linie darauf zu achten, dass dieser gut zu reinigen und gegen die gebräuchlichen Flächen- sowie alkoholischen Händedesinfektionsmittel (durch unvermeidliche Spritzer bei der Händedesinfektion) beständig ist und nicht mit Material- und Farbveränderungen reagiert. Bei Unsicherheiten sollte eine Unbedenklichkeitserklärung des Herstellers oder Vertreibers eingeholt werden.

Einrichtung Sprech- und Behandlungszimmer

Die Einrichtung der einzelnen Sprechzimmer wird sich an den Erfordernissen der jeweiligen Fachrichtung und den persönlichen Vorlieben der Praxisinhaber orientieren (siehe Abb. 3.4).

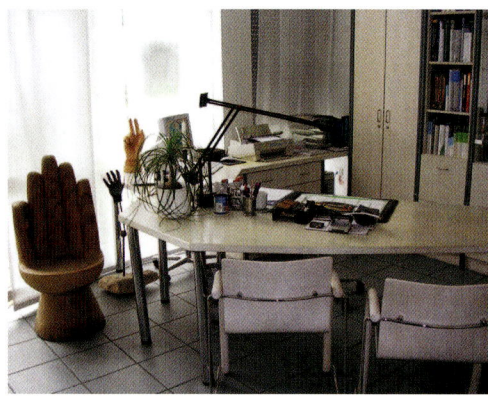

Abb. 3.4   Sprechzimmer

Allgemein, d.h. in allen Sprech-, Untersuchungs- und Behandlungszimmern, gehört folgende Ausstattung zum Standard:

- ▶ Untersuchungsliege (ggf. auch Untersuchungsstuhl) mit Abdeckung als Unterlage (Papierrolle in Halterung) (Abb. 3.5)
- ▶ Ausreichend Arbeitsfläche auf Einbauunterschrank und/oder Ablagetisch (siehe Abb. 3.7)
- ▶ Vorratsschränke (z.B. auch Unterbauschrank oder Oberschrank)
- ▶ Medikamentenschrank, bei Bedarf mit Medikamentenkühlschrank mit Thermometer (z.B. für Impfstoffe)
- ▶ Waschbecken mit Hygieneausstattung (Beschreibung siehe unten) (siehe Abb. 3.9)
- ▶ Zusätzlich ein fahrbarer (Untersuchungs-) Hocker (siehe Abb. 3.6), eine geeignete Untersuchungsleuchte, ein fahrbarer Abwurfeimer (mit Müllbeutel), Kleiderhaken, u.a.

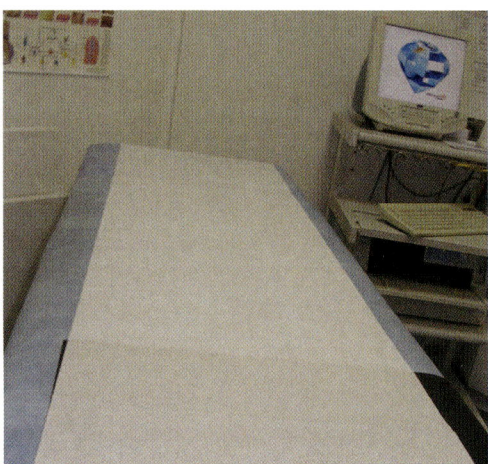

Abb. 3.5   Liege allein

Stühle und Liegen sind so zu wählen, dass sie ohne Probleme zu reinigen und zu desinfizieren sind. Bei Holzmöbeln empfiehlt sich ein Überzug aus desinfektionsmittelbeständigem Klarlack.

Das Mobiliar sollte generell einer Feuchtreinigung und Wischdesinfektion unterzogen werden können. Hierzu eignen sich neben teuren Edelstahlausführungen auch glatte, geschlossene Kunststoffoberflächen, wie bspw. Resopal®, Corian® oder Eternit®. Die Kanten der Arbeitstische, der Regale sowie des gesamten Mobiliars müssen allseits fugendicht mit Umleimern versehen sein.

Vor der Anschaffung ist zu überprüfen, ob die ausgewählten Materialien mit den Anforderungen des Brandschutzes konform gehen.

Elektroanschlüsse sind an geeigneter Stelle einzuplanen. Keinesfalls sollten Stromkabel quer über Arbeitsflächen oder gar am Waschbecken entlang geführt werde. (Abb. 3.8)

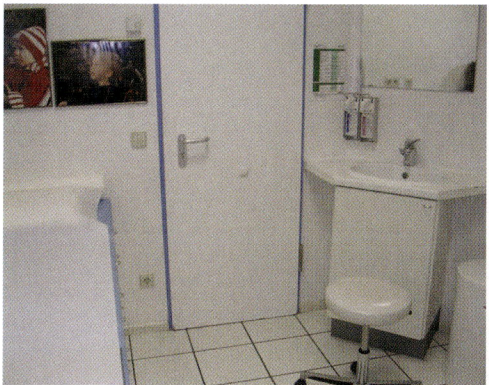

Abb. 3.6   Funktionsraum

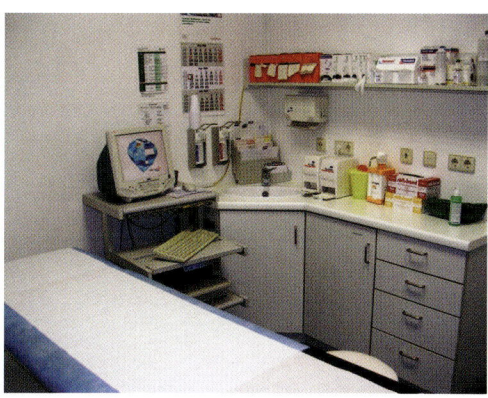

Abb. 3.7   Behandlungsraum

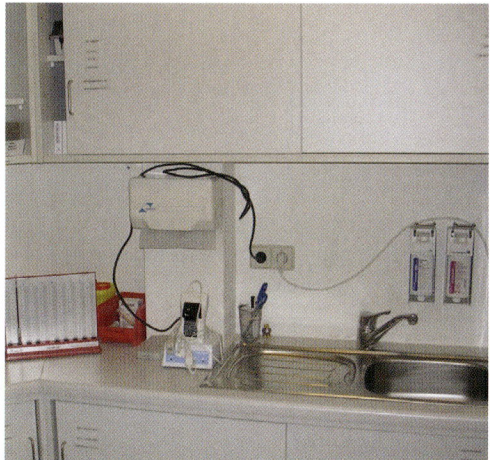

Abb. 3.8   Kabel und Waschbecken

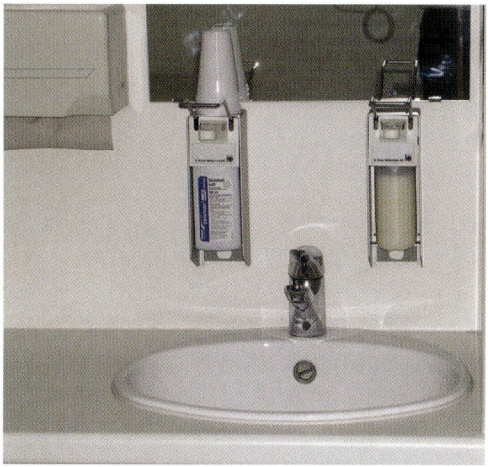

Abb. 3.9   Waschbecken

Vor den Fenstern können sowohl die bekannten Vertikallamellenvorhänge wie auch Gardinen aus Stoff verwendet werden. Letztere stellen bei einer regelmäßigen sowie bedarfsgerechten Reinigung in der Waschmaschine (2–4-mal/Jahr) kein hygienisches Problem dar.

Waschbecken

Alle Sprech-, Untersuchungs- und Behandlungszimmer sowie Funktions- und Sanitärräume einer Praxis sind mit einem Waschbecken mit Einhebelmischbatterie auszustatten. Ellenbogenmischhebelbatterien stellen eine hygienisch gleichwertige Alternative zu lichtelektronisch gesteuerten Armaturen dar.

Die Waschbecken für das Personal sind generell mit einer sog. Hygieneausstattung, d.h. Seifen-, Händedesinfektionsmittel- und Einweghandtuchspendern sowie einem Abfallsammelbehälter (Nähe Waschbecken) auszustatten (Abb. 3.9).

Die Waschbecken sollten so montiert werden, dass sie leicht gereinigt werden können, d.h. am besten mit dauerelastischer Dichtmasse dicht verfugt mit der Wand verbunden sein. Gleiches gilt für

Toilettenbecken, Bürsten- und Toilettenpapierrollenhalter und eventuell vorhandene Wandspiegel.

> **MEMO** Aus hygienischer Sicht werden Stückseifen, Handtücher zum mehrmaligen Gebrauch und Warmluftgebläsetrockner abgelehnt, da sie durch eine unkontrollierte Verkeimung oder Kreuzkontamination zu einem hygienischen Problem werden können.

Eine in diesem Zusammenhang häufig gestellte Frage ist, ob die regelmäßig empfohlenen und teuren Ärztewaschtische mit Waschbecken ohne Überlauf zwingend vorgeschrieben und hygienisch sinnvoll sind. Die theoretische Überlegung, die hinter dieser Empfehlung steht, leitet sich von der Erkenntnis ab, dass Überlauföffnungen in Verbindung zum Abflussrohr stehen und nicht selten u.a. mit Feuchtkeimen besiedelt sind. Dieser im Grundsatz berechtigten Überlegung kann entgegen gehalten werden, dass der Nutzer für gewöhnlich mit der Überlauföffnung nicht in direkten Kontakt kommt. Ob die beim Waschakt und Spülen aus dem Wasserstrahl und beim Aufprall auf den Siphon (und womöglich zum geringen Teil aus dem Überlauf) freigesetzten und ggf. mit Feuchtkeimen wie Pseudomonas belasteten Aerosole, ein hygienisch relevantes Problem darstellen, ist bislang nicht bekannt.

Werden jedoch Becken generell nicht in OP-Sälen oder Eingriffsräumen mit offenen Wunden und sterilen Sieben installiert, sondern nur in vorgelagerten Funktionsbereichen untergebracht, so spielt der Überlauf, aber insbesondere die weitaus mehr zu fürchtende Spritzwasserkontamination, keine Rolle mehr. Sind die Waschbecken außerhalb der oben genannten Räume installiert, so können sie auch mit Überlauf ausgestattet sein und sollten

bei einer hygiensichen Überprüfung nicht moniert werden.

Aus hygienischer Sicht ganz entscheidend ist die gründliche Reinigung der Hände. Es muss darauf geachtet werden, dass es dabei nicht zur Rekontamination über einen Kontakt zum Waschbecken kommt. Die Händedesinfektion erfolgt im Anschluss und die Hände sind dann ohnehin nicht in unmittelbarer Nähe zum Waschbecken, den Abfluss- und Überlauföffnungen.

Der Wasserstrahl darf nicht direkt auf den Siphon treffen, um das (Rück-) Spritzen und eine eventuelle Aerosolbildung keimbelasteten Wassers zu vermeiden. Auf einen Abflussverschluss (Stopfen) kann man ganz verzichten, und damit einen Rückfluss von Wasser aus dem Überlauf verhindern.

Das für den medizinischen Einsatzbereich geeignete Waschbecken weist eine Mindestgröße und v.a. -tiefe auf, die ein regelrechtes Händewaschen ermöglichen, ohne gleichzeitig die Umgebung des Waschbeckens mit Spritzwasser zu kontaminieren. Sind reine Arbeitsflächen, Instrumente und/oder Medikamente in der Nähe des Waschplatzes, müssen diese durch einen ausreichend großen Spritz-

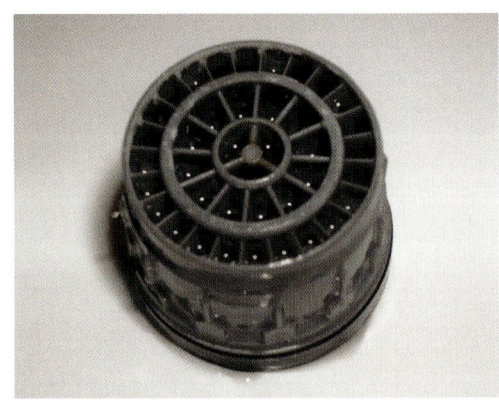

Abb. 3.10a   Lamellenstrahlregler

schutz separiert sein. Arbeitstechnisch aber auch psychologisch günstig sind Trennwände aus transparentem Material, das zudem leicht zu reinigen und wischdesinfizieren sein muss.

Die Entsorgung von Schmutzwasser sollte ausschließlich über ein so genanntes Ausgussbecken im Putz- resp. unreinen Arbeitsraum erfolgen.

> **MEMO** Die Wasserauslässe sind generell mit Lamellenstrahlreglern (idealerweise aus Metall) auszustatten, da Siebstrahlregler bauartbedingt mehr Konkremente aus dem Leitungswasser zurückhalten und stärker verkeimen (siehe Abb. 3.10a und 3.10b).

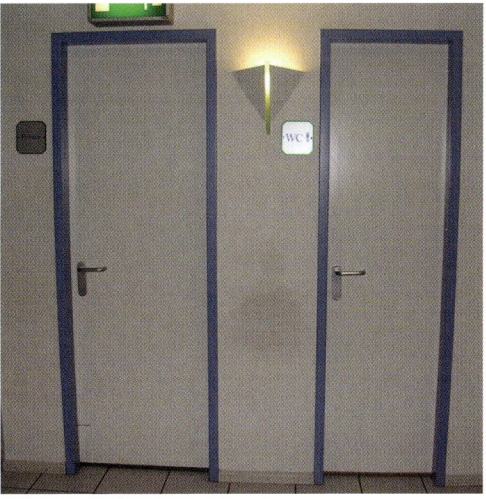

Abb. 3.11   Patiententoiletten

Wasserführende und ständig feuchte Teile sind auf ihrer Oberfläche nicht selten mit einer Biofilmschicht schleimig überzogen, die für Keime günstige Schutz- und Wachstumbedingungen bietet. Prinzipiell kann aus hygienischer Sicht zwar auf die Zwischenschaltung eines Strahlreglers verzichtet werden (was hygienisch besser wäre), jedoch wird dann das Wasser oft ungerichtet verspritzt und kann nachlaufen.

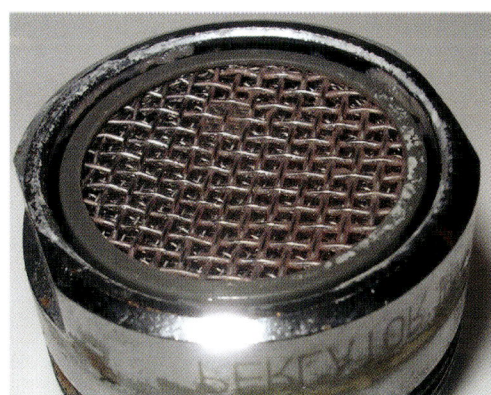

Abb. 3.10b   Siebstrahlregler mit typischen Kalkablagerungen

Toiletten

Patiententoiletten sind barrierefrei an günstiger Stelle, z.B. Nähe Wartezimmer und Nähe OP-Bereich bzw. Patientenmumkleideraum zu platzieren und deutlich zu kennzeichnen (siehe Abb. 3.11).

Toilettenschüsseln werden ebenso wie die Bürstenhalter wandmontiert, um die Reinigung des Fußbodens zu erleichtern. Sowohl Patienten- wie auch Besuchertoiletten sind generell mit Möglichkeiten zum Händewaschen, d.h. Waschbecken, Seifen- und Einweghandtuchspendern sowie einem waschbeckennahen Abfallsammelbehälter auszustatten.

In Praxen in denen gelegentlich visuelle Stuhlkontrollen durchgeführt oder Stuhlproben genommen werden, sind Tiefspüler ungeeignet. Statt dessen sollten hier Kaskaden- oder Flachspüler-Toilettenbecken eingebaut werden.

In den Sanitärräumen der Patienten ist eine Notrufanlage vorzusehen, Personalwasch- und -toilettenräume verfügen darüber hinaus zusätzlich über einen Händedesinfektionsmittelspender.

Allgemeine Hinweise

Der verständliche Wunsch, dem Patienten in der Praxis eine freundliche und wohnliche Atmosphäre zu vermitteln, lässt die Wahl nicht selten zugunsten eines Holzparkettbodens oder textilen Bodenbelags ausfallen. Sofern diese die grundlegenden hygienischen Anforderungen an einen Bodenbelag wie Reinigung und Desinfektion erfüllen und nicht in Funktions- oder Nasszonen eingesetzt werden, stellen sie nicht grundsätzlich ein hygienisches Problem dar und können folglich in bspw. Korridor- und Empfangsbereichen, Schreibzimmern und Büro- und Aufenthaltsräumen, ggf. auch Patientenzimmern eingesetzt werden. Eine uneingeschränkte Verlegung in allen Räumen der Praxis kann jedoch nicht empfohlen werden, da der Reinigungsaufwand nach Verschmutzungen und besonders bei Kontaminationen mit Blut, Stuhl, Erbrochenem usw. deutlich größer ist als bei glatten, geschlossenporigen Materialien.

Vor der Anschaffung muss für alle Arten von Bodenbelägen geklärt werden, dass sie auf die üblichen Flächendesinfektionsmittel und/oder Händedesinfektionsmittel auf Alkoholbasis nicht mit Farbveränderungen reagieren.

In sämtlichen Funktions- und Arbeitsräumen in denen Patienten und Patientenmaterial (z.B. Blut, Urin) untersucht und behandelt werden, sind aus rein hygienischer Sicht glatte und geschlossenporige Materialien wie z.B. Linoleum, Kunstkautschuk oder PVC geeignet. Während Linoleum als Naturprodukt, das im Wesentlichen aus Korkmehl und Leinöl besteht, umweltmedizinisch unbedenklich ist, sind Bodenbeläge aus Kunststoffverbindungen wie PVC zwar geeignet, wenig pflegeintensiv und verhältnismäßig günstig, können jedoch Lösungsmitteldämpfe und/oder Weichmacher (Phthalate) freisetzen und damit zu einer Raumluftbelastung führen. Protrahierte, über lange Zeiträume anhaltende Emissionen aus dem Klebstoff sind v.a. bei unebenem Untergrund und nachlässiger Verlegung nicht ungewöhnlich.

Aus diesen Gründen empfiehlt es sich, bei der Auswahl des Bodenbelagmaterials nicht zuletzt auch umweltmedizinische Aspekte, und später eventuell anstehende Entsorgungsprobleme in die Überlegungen mit einfließen zu lassen. Auch müssen allgemeine Qualitätskriterien wie Abriebfestigkeit und Haltbarkeit, aber auch die üblichen Feuerschutzauflagen beachtet werden.

Platten- oder Rippenheizkörper sind leichter zu reinigen und eignen sich daher eher als Mehrfachplattenheizkörper mit Gitterabdeckung. Für die Praxisräume sind Heizkörperverkleidungen ungeeignet.

Fenster von Behandlungs- und insbesondere Eingriffsräumen sind mit fugendicht angebrachten Insektenschutzgittern zu versehen. Die Oberflächen der Fensterrahmen wie auch eventueller Fensterbänke sind mit einer desinfektionsmittelbeständigen Oberfläche auszustatten.

3.2 OP-Planung

Bauen und Hygiene – Empfehlungen für die Praxis

Das Layout von OP-Abteilungen in modernen AOZ sollte durch eine individuelle auf das Patienten- und Eingriffsspektrum harmonisierte Gestaltung von Räumen und Schnittstellen geprägt sein. Entscheidend für die Raumgestaltung ist stets, dass die Funktionalität und der sichere, kreuzkontaminationsfreie Ablauf der einzelnen Arbeitsschritte gesichert ist und die hygienisch notwendigen Maßnahmen wie bspw. die Händedesinfektion bedarfsgerecht durchgeführt werden können. Da die Evidenz für den infektionspräventiven Nutzen einer aufwendigen Lüftungstechnik mit endständigen Schwebstofffiltern, wie sie bspw. in der DIN 1946, Teil IV generell oder die turbulenzarme Verdrängungsströmung mit laminarer Luftführung (LAF) gefordert wird, für die meisten chirurgischen Eingriffe nicht vorliegt, sind Zweifel an der Notwendigkeit für den Einbau solcher Anlagen, vor allem für ambulante Operationszentren, in denen keine Implantationschirurgie vorgenommen wird, berechtigt (siehe Kapitel 9).

Trotz aller technischen Möglichkeiten muss auf einige im Alltag relevante Aspekte hingewiesen werden, um die Infektionsprävention im OP zu verbessern.

Dazu gehören: Wahl des Materials für Abdeckung und Kleidung, Disziplin der Mitarbeitenden bezüglich Händedesinfektion, Sprechen während des Eingriffes; offene Türen, häufiges Betreten und Verlassen des Saales durch das Personal, Operationstechnik, insbesondere Blutstillung und anderes mehr [Mangram et al. 1999] (siehe Kapitel 5).

Durch die individuelle Beurteilung, Beratung und maßgeschneiderte Empfehlungen können beim Bau eines AOZ nicht nur die Umsetzung eines modernen infektionspräventiven Hygienekonzeptes sichergestellt, sondern darüber hinaus beachtliche Investitions- und Betriebskosten, die durch unnötige oder hygienisch unbegründete Baumaßnahmen hervorgerufen werden, eingespart werden.

Das RKI unterscheidet grob zwischen Eingriffs- und Operationsräumen (mit erhöhten Anforderungen an die Keimarmut) und legt unterschiedliche Maßgaben fest [RKI 2000]. Dabei werden die einzelnen ambulant ausführbaren Eingriffe den jeweiligen Räumen anhand eines Konsenses zwischen Berufsverband der Deutschen Chirurgen e.V. (BDC), der Kassenärztlichen Bundesvereinigung, den Spitzenverbänden der Krankenkassen und dem Robert Koch-Institut zugeteilt [RKI 1997].

Eingriffsräume

Der Eingriffsraum muss für den jeweiligen Bedarf genügend Fläche bieten. Die technische Ausstattung ist so zu wählen, dass die vorgesehenen Eingriffe für Patient und Personal gefahrlos und ohne Beeinträchtigung der Arbeitsabläufe durchgeführt werden können. Die verwendeten Oberflächen (Arbeitsflächen, Boden- und Wandbeläge, Mobiliar) müssen leicht zu reinigen und zu desinfizieren (Desinfektionsmittelbeständigkeit!) sein. Die Lagerung von Sterilgütern sollte nach Möglichkeit in geschlossenen Schränken erfolgen.

Für die Aufbereitung des Instrumentariums ist ein abgetrennter Raum vorzusehen.

Wichtig ist, die Räume mit Möglichkeiten zum Händewaschen und -desinfizieren auszustatten.

Zahnärztliche Behandlungsräume sind dem Eingriffsraum zuzuordnen.

Obgleich Eingriffsräume gegenüber den anderen Räumen abgeschlossen sein müssen, müssen sie nicht in einer separierten Einheit (OP-Abteilung) untergebracht werden.

Sind sie allerdings einer OP-Abteilung angegliedert, so können diese Eingriffsräume sowohl von der Praxis- wie der OP-Seite zugänglich sein (siehe Abb. 3.12). Für einige AOZ kann dieses Raumkonzept günstig sein, da der Operateur ohne große Wege, umständliches Umkleiden und damit ohne nennenswerten Zeitverlust kurz hintereinander sowohl Operationen in den OP-Sälen als auch kleinere Eingriffe im Eingriffsraum durchführen kann.

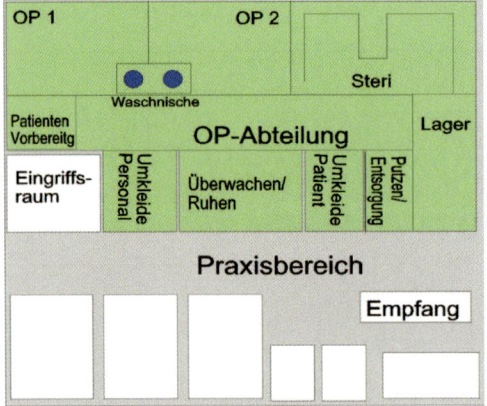

Abb. 3.12   OP-Planvorschlag

Operationsabteilung

Die Operationsabteilung muss gegenüber dem übrigen Praxisbereich klar abgetrennt sein und über einen definierten Zugang verfügen.

Die Voraussetzungen für die organisatorische und bauliche Struktur beim ambulanten Operieren sehen wie folgt aus:

▶ Klare Trennung von allgemeinem Praxis- und OP-Bereich
▶ Räumliche oder (zumindest) funktionelle Trennung der präoperativen Vorbereitungszone
▶ Eine an den Bedarf angepasste Anzahl von ausreichend großen OP-Sälen bzw. Eingriffsräumen
▶ Geeignete Waschmöglichkeiten außerhalb der OP-Säle

▶ Angemessen große Arbeitsflächen zum Richten von Infusionen und Injektionen
▶ Schränke/Regale zur Lagerung von Sterilgut, Medikamenten, Infusionen und OP-Wäsche
▶ Für Reinigung und Desinfektion geeigneter fugendichter Fußbodenbelag (ebenso Wände und Decken im OP-Saal)
▶ Ausreichend große Fläche für die Sammelbehälter zur Entsorgung von OP-Wäsche und der verschiedenen Abfallfraktionen (Entsorgungsraum)
▶ Einplanen eines separaten Raumes für die Reinigungsutensilien (bspw. Putzwagen)
▶ Für die Aufbereitung des Instrumentariums sollte ein separater Raum mit Trennung in reine und unreine Seite vorhanden sein.
▶ In Operationsräumen sind Wasserarmaturen und Bodeneinläufe nicht zulässig.
▶ Trennung der OP-Räume in aseptische und septische Abschnitte mit ggf. separaten Zugangswegen ist hygienisch nicht erforderlich.

In der OP-Einheit müssen in angemessener Anzahl und bedarfsgerecht verteilte Spender für die Händedesinfektion vorgehalten werden [VBG 1997, Hauer et al. 2002].

Personalumkleideraum

Das Personal betritt die OP-Abteilung über die Personalumkleideräume (sog. Personalschleusen). Ein Einraum-Personalumkleideraum ist hierbei grundsätzlich ausreichend, allerdings müssen genügend Ablagemöglichkeiten vorhanden sein, wobei i.a.R. Kleiderhaken und -stangen für die normale Praxiskleidung hinreichend sind. Worauf es ankommt, ist, dass die OP-Bereichswäsche nicht versehentlich verschmutzt wird. Daher sollten die Umkleideräume funktionell in eine unreine und reine Zone unterteilt sein. Für die Sammelbehälter für benutzte Operationskleidung muss Stellfläche eingeplant werden. Quer in den Raum gestellte Bänke bringen keine Vorteile, nehmen Platz ein und stellen lediglich ein Hindernis dar. Ebenfalls ist ein roter Strich, der im Sinne einer Grenzmarkierung auf dem Boden zwischen reiner und unreiner Zone angebracht ist, für das hier beschäftigte, hochqualifizierte Personal nicht erforderlich und sollte daher der Vergangenheit angehören.

Entscheidend ist, dass das Personal nur mit sauberen Händen die OP-Zone betritt und sie (ausnahmslos!) desinfiziert, bevor es den Umkleideraum Richtung OP verlässt. Dazu sollte eine Waschmöglichkeit mit Hygieneausstattung im unreinen Bereich vorhanden sein. In jedem Falle günstig (wenn auch nicht zwingend) ist außerdem eine Toilette im Umkleideraum oder in dessen Nähe. Vor der Zugangstür zur OP-Abteilung ist zwingend ein Händedesinfektionsmittelspender zu fordern.

Patientenumkleideraum

Für Patienten muss ebenfalls ein Umkleideraum eingeplant werden. Dieser kann neben oder in einem abgetrennten Bereich des Ruheraumes sein. Für die persönlichen Wertgegenstände des Patienten sind abschließbare Wertfächer günstig. Wichtig ist zudem, dem Patienten die Möglichkeit zu bieten, vor dem Eingriff eine Toilette (idealerweise in der Nähe des Umkleidebereiches) aufsuchen zu können, wo er sich auch die Hände waschen kann. Die Desinfektion der Hände des Patienten ist nur in seltenen Fällen indiziert.

Aus hygienischer Sicht sind in vielen AOZ Patientenübergaberäume bzw. Patientenübergabeflächen zum Umlagern von Patienten entbehrlich, obgleich sie durch die Einstufung als Kategorie IV-Empfehlung durch das Robert Koch-Institut vorgeschrieben sind [VBG Gesundheitsdienst (103) vom 1.10.1982, i.d. Fassung vom 1.1.1997: § 29, RKI 2000]. Für die Umlagerung des Patienten sind sog. Rollboards (siehe Abb. 3.13) praktisch, einfach zu

handhaben und kostengünstig. Sie müssen nach jedem Patienten mit einem geeigneten Mittel wischdesinfiziert werden.

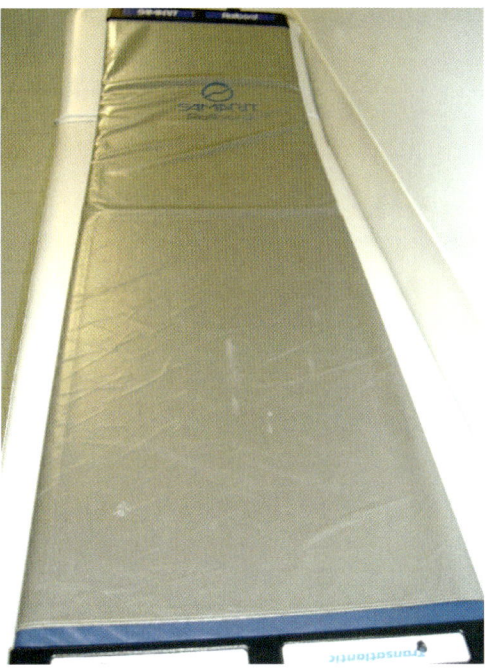

Abb. 3.13   Rollboard

Waschräume und Waschnischen

Das Händewaschen und die chirurgische Händedesinfektion müssen nicht in einem abgeschlossenen Waschraum, sondern können auch in einer geschützten Waschnische erfolgen. Diese können sowohl mit Einzelwaschbecken wie auch mit durchgehenden Waschrinnen ausgestattet werden. Wichtig ist, dass es nicht zur Behinderung des Personals kommt, die Umgebung vor Spritzwasser geschützt wird (ggf. seitliche Spritzschutzwände anbringen) und der Zugang zum OP-Saal kollisionsfrei erfolgen kann. Die Armaturen müssen ohne den Einsatz der Hände (ohne Handkontakt) bedient werden können (Ellenbogenmischhebel). Der Wasserstrahl muss so gerichtet sein, dass er nicht direkt auf den

Siphon trifft und zum Auf- und Verspritzen von kontaminiertem Wasser aus dem Abfluss führt. Die Zapfstellen sollten generell mit Lamellen- anstatt mit Siebstrahlreglern bestückt sein.

Fußbodenabläufe sind nicht mehr zeitgemäß und sollten nicht eingebaut werden. Sie sind schwer zu reinigen, können zu einer Geruchsbelästigung führen und wenn sie aufgrund der Tatsache, dass sie nicht verwendet werden, austrocknen, eine potentielle Zugangsmöglichkeit für Ungeziefer in den OP-Bereich darstellen.

PRAXISTIPP

Die Anschaffung photoelektrisch gesteuerter Armaturen an Handwaschbecken ist in den meisten Fällen auch im OP nicht erforderlich. Bei der präoperativen Händereinigung kann der Wasserstrahl gleichermaßen sicher berührungsfrei mit einem Ellenbogenmischhebel geregelt werden. Diese funktionieren aus Erfahrung zuverlässig, sind wartungsarm und dazu noch kostengünstig.

Ein- und Ausleitungsräume

Der Betreiber der ambulanten OP-Einrichtung muss für sich entscheiden, ob bei ihm ein Bedarf nach Ein- und Ausleitungsräumen besteht, z.B wegen einer hohen Eingriffsfrequenz und/oder kurzer Eingriffszeiten (z.B. Katarakt-OP). Grundsätzlich können Ein-/Ausleitungsräume für mehrere, in deren Nähe beieinander liegende Operationssäle genutzt werden [RKI 2000]. Aus hygienischer Sicht kann die Narkoseein- wie auch die Ausleitung jedoch auch innerhalb des OP-Saales erfolgen. Werden in diesen Räumen, wie häufig üblich, Vorrats-, Unter- bzw. Oberschränke mit einer Arbeitsfläche in der ein Waschbecken integriert ist eingebaut, so ist es günstig, das Waschbecken randständig anzubringen, damit die Arbeitsfläche ausreichend groß

ist, voll genutzt werden kann, und nur von einer Seite ein Spritzschutz notwendig ist.

Erfahrungsgemäß genügen ein oder zwei Vorbereitungsräume oder abgeteilte -Nischen, die unabhängig vom jeweiligen Saal für die Vorbereitung des Patienten genutzt werden. Möglichkeiten zur Händedesinfektion müssen immer vorhanden sein.

OP-Saal

Die OP-Säle können vom OP-Flur aus direkt zugänglich sein. Sie sollen in sich abgeschlossen sein und möglichst wenige, aber ausreichend groß dimensionierte Türen haben. Schiebetüren, die wenig Raum beanspruchen und ohne Handkontakt z.B. über einen Fußknauf geöffnet und geschlossen werden können, sind im Allgemeinen günstig. Ein aufwändiger und womöglich störanfälliger Schließmechanismus mit Elektromotor ist bei Schiebetüren nicht erforderlich. Die nicht unerheblichen investiven Mittel für Anschaffung und Einbau der elektrischen Steuereinheit sowie die zwangsläufig anfallenden Betriebskosten für Wartung, allfällige Reparaturen und nicht zuletzt die Energiekosten können ohne Qualitätseinbußen eingespart werden [Tabori und Zinn 2003].

Die Raumplanung sollte sich praktischerweise am Bedarf, d.h. an dem vorgesehen Eingriffspektrum, orientieren. Das Raumangebot ist so zu konzipieren, dass die vorgesehenen Eingriffe problemlos durchgeführt werden können. Eine Mindestanforderung ist, dass sich das OP-Team einschließlich Anästhesie und Springer trotz dem OP-Tisch mit Patient, Instrumententisch, ggf. Videoturm, Absaugeinheit und anderes mehr ungehindert und v.a. ohne Berührungs- und Kontaminationsgefahr im Saal bewegen kann. Das Flächenangebot darf dabei nicht unter 25 m^2 bis 30 m^2 ausgelegt sein. Sind die Eingriffs- oder gar OP-Räume kleiner, steigen erfahrungsgemäß Organisationsdruck und Kontaminationsrisko in diesem hygienisch neuralgischen Bereich.

Die Wand- und/oder Deckenbeläge sind ohne Fugen auszuführen. Es können Glasfasertapeten (Cave: stoßempfindlich) mit einem Naturlatexanstrich verwendet werden oder sie können auch glatt verputzt sein. In jedem Fall müssen sie leicht (nass) zu reinigen und desinfektionsmittelbeständig sein.

Gleiches gilt für die Oberfläche des Inventars. Sofern fest montierte Schränke oder Regale installiert sind, müssen diese gut zu reinigen und bedarfsweise desinfiziert werden können.

Der Fußbodenbelag muss glatt und eben verlegt sein. Stoßkanten sind fugenfrei verschweißt. Weiterhin sollte das Material folgende Eigenschaften aufweisen: geschlossenporig, belastbar, d.h. v.a. abriebs- und rutschfest (R9 nach BGR 181).

Geeignete (und kostengünstige) Materialien sind u.a. Kunstkautschuk und PVC. Qualitativ hochwertig jedoch auch kostenintensiv sind geschliffener Terrazzo (Beton-Naturstein-Gemisch) und Epoxid-Gießharz-Böden. Letztere werden allerdings selten in ambulanten Operationszentren verwendet. Die früher üblichen Fliesen gelten heute für die Ausstattung der OP-Räume als weniger günstig und werden nur noch selten verwendet. Durch die Zwischenfugen ist ihre Reinigung erschwert. Außerdem sind sie verhältnismäßig hart und damit für langes Stehen unkomfortabel. Neben einer „kalten" Optik haben sie auch ungünstige akustische Eigenschaften.

Der Boden in einem OP-Saal muss ableitfähig sein (Potentialausgleich). Die Ausbildung so genannter „Hohlkehlen" ist kostenintensiv und aus krankenhaushygienischer Sicht in einem AOZ in der Regel nicht erforderlich. Dennoch ist es wichtig, dass die Reinigung der Ecken unproblematisch zu bewerkstelligen ist und nicht durch ungünstige

Winkel erschwert wird. Weiter dürfen sich am Boden-Wand-Übergang keine Fugen oder Ritzen bilden und der Wandbelag darf durch die Reinigungsarbeiten nicht beschädigt oder verschmutzt werden.

PRAXISTIPP

Es ist günstig den Fußbodenbelag an der Wand quasi als Sockelleiste ca. 10 cm empor zuführen und mit dem Wandbelag bündig abschließen zu lassen. Die Wände in den Fluren und den Verkehrswegen sollten, sofern hier Bettentransporte stattfinden, mit umlaufenden Rammschutzleisten vor Schäden, die bei Stößen entstehen, geschützt werden.

Die Heizung und Kühlung der OP-Säle über die Zuluft der Raumlufttechnischen (RLT-)Anlage erfordert große Luftvolumina und erhöht damit die Investitions- und die Betriebskosten. Der Wärmetransport über Luft ist weit weniger effektiv als über Flüssigkeiten (siehe Abb. 3.14). Die Raumtemperierung kann wärmetechnisch am günstigsten über Bauteile (wie bspw. Fußboden oder Wand) erfolgen. Diese Bauteile können sowohl zu Heizzwecken wie auch zum Kühlen, d.h. zum Abtransportieren von Wärmeüberschuss bspw. im Sommer hygienisch unbedenklich genutzt werden.

Werden Heizkörper gewählt, so sind für den OP-Saal, Platten- oder spezielle Röhrenheizkörper (vergrößerter Abstand der Röhren, zwecks besserer Reinigung) zu bevorzugen. Der Abstand vom Heizkörper zur Wand und zum Boden sollte nicht unter 10 cm liegen, damit die Reinigung nicht behindert wird. Zur Reduktion der extern zugeführten Wärmelasten durch Sonnenlicht sollte bei der Planung eines AOZ wenn möglich die Fensterfront einer OP-Einheit auf der Sonnen abgewandten Seite (Norden, Nord-Osten) bevorzugt werden. Weiterhin sind geeignete Außenjalousien vor den Fenstern zu installieren.

Jeder begonnene Eingriff muss beendet werden. Um auch bei Stromausfall die fachgerechte Beendigung jeder Operation sicherzustellen, sollte der OP-Saal über eine unterbrechungsfreie Stromversorgung (USV) verfügen. Gemäß VDE 107 sollte das batteriegepufferte Notstromgerät einen Zeitraum von drei Stunden für die benötigten elektrischen Geräte einschließlich OP-Lampe abdecken können.

Innerhalb eines Operationsraumes sind Wasserarmaturen und Wasseranschlüsse sowie Bodeneinläufe unzulässig.

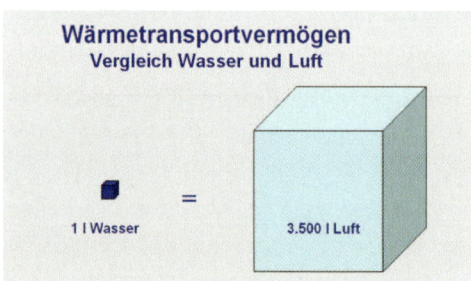

Abb. 3.14   Wärmetransportvermögen von Luft und Wasser im Vergleich (nach M. Scherrer, Freiburg)

Lagerraum

Innerhalb der Operationsabteilung werden reine Güter (Sterilgüter, Medikamente, aufbereitete Geräte usw.) in speziellen (Lager-)Räumen, geschlossenen Schränken oder in geeigneten Behältnissen auf dafür ausgewiesenen Flächen bevorratet. Für bestimmte Disziplinen, die viel Material und/oder Instrumente vorhalten müssen (z.B. Orthopädie), ist es erforderlich einen ausreichend großen Lagerraum einzuplanen. Lagerschränke sollten bündig mit Decke und Boden abschließen, damit keine Staubansammlung entsteht und die Reinigungsarbeiten erleichtert werden.

Entsorgungs- und Putzraum

Innerhalb der OP-Abteilung sollte ein Raum für Ausguss, Putzmittel und für Zwischenlagerung des Putzwagens und der Abfall- und Schmutzwäschesäcke vorhanden sein. Tür und Raum sollten ausreichend groß sein, damit der Putzwagen hier geparkt werden kann. Bei günstiger Positionierung des Raumes (siehe Abb. 3.12) kann die Entsorgung direkt von außen erfolgen [VBG 1982].

Die oben genannten Funktionen können in einem einzigen Raum miteinander kombiniert werden [RKI 2000]. Ein Ausgussbecken für Schmutzwasser ist vorzusehen, ebenso wie ein Desinfektionsmittelspender.

Aufbereitungs- und Sterilisationsraum

Die Aufbereitungs- und Sterilisationsräume sind in Ambulanten Operationszentren und kleineren OP-Abteilungen in der Regel in die OP-Abteilung integriert. Das ist aus hygienischer Sicht prinzipiell unproblematisch.

Als Mindestanforderung muss allerdings eine strikte funktionelle Trennung zwischen unreinen und reinen Tätigkeiten sowie Materialien erfüllt sein. Dafür muss dieser Bereich mit einem ausreichend großen Flächenangebot ausgestattet werden. Das Materialaufkommen ist vom operativen Fachgebiet, der Größe der Einrichtung, der Anzahl der Operateure und der Anzahl der chirurgischen Eingriffe abhängig. Eine starre Größenangabe für den Raum ist daher ebenso wenig sinnvoll wie nützlich. Wichtig ist die Beachtung einer klaren personellen und/oder zeitlichen Zuordnung zu den einzelnen Arbeitsbereichen und -erfordernissen. Die Ausstattung mit genügend und günstig positionierten Desinfektionsmittelspendern ist zu fordern. Diese sollten im Zugangs- und Übergangsbereich, am unreinen Arbeitsplatz und vor dem

eventuell vorhandenen Sterilgutlagerraum platziert werden.

Trotz dieser recht einfachen und leicht nachvollziehbaren Forderungen wurden durch das Gesundheitsamt Frankfurt im Rahmen von Hygienekon-
trollen neben dem Fehlen von Hygieneplänen die
meisten Fehler bei der Instrumentenaufbereitung
festgestellt [Heudorf U. et al. 2003].

Die Anforderungen an die Aufbereitung von chirurgischen Instrumenten und der Aufbau des Be-
reichs sind in Kapitel 7 ausführlich dargelegt.

Aufwachraum

Der Aufwachraum sollte bevorzugt am Übergang
vom OP- zum Praxis-Bereich liegen. Der Raum wird
im Allgemeinen als so genannte grün/weiße Zone
geführt.

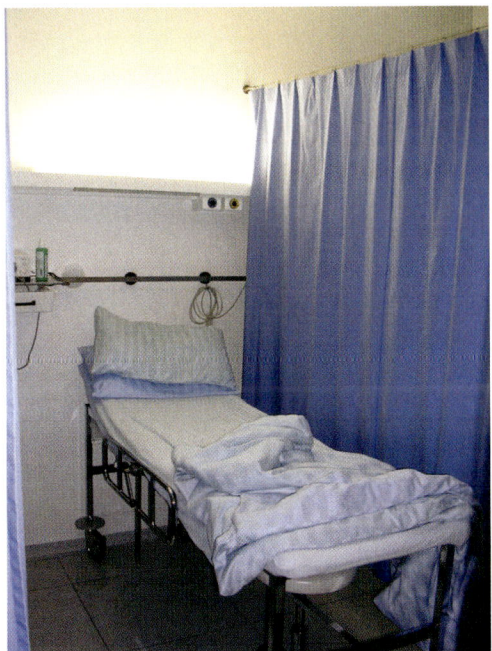

Abb. 3.15   Aufwachraum

Insbesondere für Kinder ist es von Vorteil, wenn die
Eltern möglichst schon beim Aufwachen oder recht
kurze Zeit später bei ihnen sind.

Die Ausstattung des Aufwachraumes entspricht im
Grunde einem Funktionsraum, d.h. Boden und
Wandbelag müssen gut zu reinigen und desinfizier-
bar sein. Liegen oder die oftmals verwendeten Lie-
ge- und Multifunktionssessel müssen nach jedem
Patienten wischdesinfiziert werden (siehe Abb.
3.15). Der medizinische Arbeitsplatz sollte einen
ausreichend großen Arbeitstisch (für Notebook
oder Bildschirm) sowie Schränke für die Lagerung
von Medikamenten, Hilfsmaterial und, separiert
hiervon, Bettwäsche vorhalten. Möglichkeiten zum
Händewaschen und zur Händedesinfektion, diese
zusätzlich auch in oder in der Nähe der Patienten-
boxen, sind erforderlich.

SPARTIPP

Es ist ratsam, möglichst wenig komplizierte, anfäl-
lige und damit wartungs- und kostenintensive
Technik zu installieren, wenn gleichwertig gute Alternativen vorhanden sind. So sind aus hygienischer Sicht über einen Fußknauf bedienbare, statt
mit aufwendiger Technik elektrisch betriebene,
Schiebetüren gleichermaßen geeignet

Die wichtigsten Forderungen an eine OP-Einheit
sind in den Übersichttabellen zusammengefasst.
Die bauhygienischen Anforderungen an OP-Einheiten gibt Tabelle 3.2 wieder.

Generell sinnvolle bzw. überflüssige Maßnahmen sind in den Tabellen 3.3, 3.4 und 3.5 aufgeführt.

▶ Strikte Trennung von allgemeinem Krankenhaus- und OP-Bereich

▶ Präoperative Vorbereitungszone mit räumlicher oder (zumindest) funktioneller Abtrennung

▶ Bedarfsorientierte Anzahl von ausreichend großen OP-Sälen bzw. Eingriffsräumen

▶ Geeignete Waschmöglichkeiten außerhalb der OP-Säle

▶ Angemessen große Arbeitsflächen zum Richten von Infusionen und Injektionen

▶ Lagerraum und Schränke/Regale zur Lagerung von Sterilgut, Medikamenten, Infusionen, OP-Wäsche und Geräten

▶ Für Reinigung und Desinfektion geeigneter fugendichter Fußbodenbelag (ebenso Wände und Decken im OP-Saal)

▶ Ausreichend große Fläche für die Sammelbehälter zur Entsorgung von OP-Wäsche und der verschiedenen Abfallfraktionen

▶ Einplanen eines separaten Raumes für die Reinigungsutensilien (Putzwagen etc.). Putz- und Entsorgungsraum können miteinander kombiniert sein

Tab. 3.2   Bauhygienische Anforderungen an OP-Einheiten

LITERATUR

Hauer Th et al (2002): „Sinnvolle und nicht sinnvolle Hygienemassnahmen in der Chirurgie". Der Chirurg 4: 375–379

Heudorf U et al (2003): „Hygiene beim ambulanten Operieren". Springer-Verlag. Bundesgesundheitsbl 46: 756–764

Mangram AJ, Horan TC, Pearson ML, Silver, LC, Jarvis WR and the Hospital Infection Control Practices Advisory Committee (1999): „Guideline for prevention of surgical site infection, 1999". Infection Control and Hospital Epidemiology 20: 247–80

RKI-Kommission (1997): Kommission für Krankenhaushygiene und Infektionsprävention beim Robert Koch-Institut, Berufsverband der Deutschen Chirurgen: „Anhang zur Anlage zu Ziffern 5.1 und 4.3.3 Anforderungen der Hygiene beim ambulanten Operieren in Krankenhaus und Praxis der Richtlinie für Krankenhaushygiene und Infektionsprävention". Bundesgesundheitsblatt 40: 361–365

RKI-Kommission (2000): Kommission für Krankenhaushygiene und Infektionsprävention beim Robert-Koch-Institut „Anforderungen der Hygiene bei Operationen und anderen invasiven Eingriffen". Bundesgesundheitsblatt 43: 644–648

Tabori E, Zinn Ch (2003): „Bauliche Hygienemassnahmen beim Ambulanten Operieren". ambulant operieren 4: 158–162

VBG Gesundheitsdienst (103) vom 1.10.1982, i.d. Fassung vom 1.1.1997: §25 (2)

VBG Gesundheitsdienst (103) vom 1.10.1982, i.d. Fassung vom 1.1.1997: § 6, § 7 (3)

VBG Gesundheitsdienst (103) vom 1.10.1982, i.d. Fassung vom 1.1.1997: § 29

3.3 Patientenzimmer

Falls die Praxis über eine Konzession für eine Privatklinik verfügt, müssen die Patienten auch über Nacht in den der Praxis angeschlossenen Räumen untergebracht werden können. Bei der Gestaltung der Zimmer sollten die lokalen und funktionalen Besonderheiten des ambulanten Operationszentrums berücksichtigt werden [Tabori und Zinn 2003]. Das Zimmer muss über eine Notrufanlage und adäquate Notfallversorgungsmöglichkeiten verfügen. Arbeits- und Bereitschaftsräume für das Personal sollten in der Nähe verfügbar sein.

Es ist günstig und entspricht dem heutigen Standard, Patientenzimmer mit eigener Nasszelle auszustatten. Diese sollten neben einer Toilette, über eine Dusche und ein Waschbecken verfügen. Weiter müssen ein Seifen- und (Papier-)Handtuchspender installiert sein. Auch wenn Duschwannen und -wände nicht routinemäßig desinfizierend gereinigt werden müssen, so sollen sie stets sauber und ihre Oberflächen für den Bedarfsfall desinfektionsmittelbeständig sein. Obgleich feste Kabinenwände viele Vorteile bieten, kann die Verwendung von Duschvorhängen bei einigen Patienten, die beim Waschen und Duschen ggf. pflegerische Unterstützung brauchen, zweckmäßig oder sogar unumgänglich sein. Wichtig ist, dass die Vorhänge stets sauber sind. Für diesen Bereich eignen sich v.a. Vorhänge aus Kunstfasern, da sie leicht zu reinigen sind und innerhalb kurzer Zeit trocknen. In aller Regel ist die routinemäßige Reinigung der Vorhänge akzeptabel und ausreichend (Waschen in der Waschmaschine bei 40–60 °C). Bei Verschmutzungen und/oder sichtbarer Kontamination mit infektiösem oder potentiell infektiösem Material müssen sie allerdings einem desinfizierenden Waschverfahren unterzogen oder ggf. ersetzt werden.

Die Duschköpfe sollten leicht (de-)montierbar sein, da sie in festzulegenden Intervallen überprüft, gereinigt oder ggf. auch ausgewechselt werden müssen. Im Duschschlauch sollte kein Wasser verbleiben, d.h. er sollte nach der Benutzung entleert werden. Dies kann über sich selbstentleerende Duschköpfe oder dadurch erreicht werden, dass der Duschkopf nach unten hängend versorgt wird (Haltevorrichtung in geeigneter Höhe). Um die beim Waschen und Duschen anfallende hohe Luftfeuchtigkeit wirksam abführen zu können, müssen die Sanitärräume ausreichend belüftbar sein (z.B. Zwangsbe- und -entlüftung), um einer Geruchs- und Schimmelbildung vorzubeugen. Mechanische Lüfteranlagen müssen in einem festen Zeitintervall kontrolliert, gereinigt und die eingesetzten Filter bei Bedarf ersetzt werden.

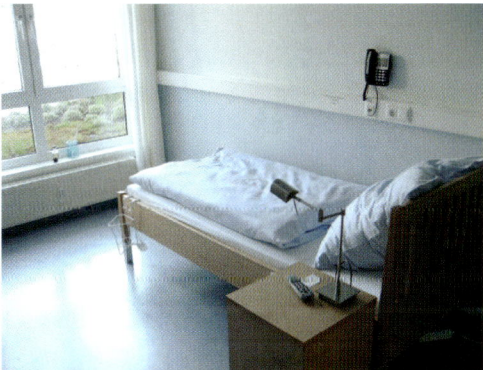

Abb. 3.16   Ausstattung Patientenzimmer

Die Sanitärräume sollten ebenso wie das ganze Zimmer barrierefrei gestaltet sein und über wasserdichte, leicht zu reinigende und bei Bedarf desinfizierbare Fußboden- und Wandbeläge verfügen. Häufig werden Wandbereiche, die häufig mit Spritzwasser in Kontakt kommen (z.B. Dusche, Waschbecken) mit Fliesen belegt. Alternativ können auch Glasfasertapeten mit einem abwasch- und desinfizierbaren Dispersionsanstrich auf Latexbasis verwendet werden.

━━━━━━━━ **PRAXISTIPP** ━━━━━━━━

Vom hygienischen Standpunkt aus sollten die Händedesinfektionsmittelspender in den Patientenzimmern an günstiger Stelle angebracht sein, d.h. leicht erreichbar (arbeitsplatznah), ohne jedoch zum Hindernis zu werden (!). In diesem Fall kann auf einen (zusätzlichen) Desinfektionsmittelspender im Sanitärbereich verzichtet werden. Umgekehrt muss im Patientenzimmer nur dann eine Waschmöglichkeit installiert werden, wenn kein Sanitärraum vorhanden ist oder in diesem kein Waschbecken installiert wurde.

Der Fußboden der Nasszone kann ebenfalls gefliest werden. Wichtig ist, dass die verwendeten Fliesen rutschfest sind und die Zwischenfugen versiegelt werden.

Im Sanitärbereich der Patientenzimmer genügen einfache Handmischbatterien. Die Toilettenbecken sollten ebenso wie die Bürstenhalter wandständig angebracht sein, womit die Reinigung des Fußbodens vereinfacht wird.

LITERATUR

Tabori E, Zinn Ch (2003): „Bauliche Hygienemaßnahmen beim Ambulanten Operieren". ambulant operieren 4: 158–162

3.4 Schutzvorkehrungen bei Bau- und Umbaumaßnahmen

Im Krankenhaus gehören Bau- und Umbaumaßnahmen fast schon zum Alltag. Diese können primär oder u.U. auch sekundär den Ambulanten OP-Bereich des Krankenhauses betreffen. Im niedergelassenen Bereich bzw. im AOZ gibt es gelegentlich Anlass, einen Um- oder Ausbau der Einrichtung vorzunehmen. Vom Standpunkt der Hygiene aus betrachtet, ist es die ideale Lösung, wenn während dieser Phase keine Patientenbehandlung, zumindest aber keine invasiven Eingriffe, vorgenommen werden. Doch wird sich die Fortführung des Betriebes in praxi nicht immer, insbesondere nicht in Krankenhäusern in denen ebenfalls Ambulantes Operieren angeboten wird, vermeiden lassen.

Im Zusammenhang mit Baumaßnahmen sind immer wieder erhebliche Verschmutzungen und Staubbelastungen, insbesondere bei Abriss- und Schleifarbeiten, zu erwarten. Eine starke Freisetzung und Aufwirbelung von Klein- und Kleinstpar-

tikeln stellen generell ein „lufthygienisches" Problem dar. Schwebstoffe können als „Vehikel" für verschiedene Mikroorganismen über große Strecken transportieren [Streifel et al. 1983, Streifel et al. 1987, Weems et al 1987]. Die Luftkeimzahlen von u.a. Aspergillussporen sind während umfänglicher Bautätigkeiten höher und steigern das potentielle Infektionsrisiko von v.a. immungeschwächten Patienten [Goodley et al. 1994, Pannuti 1993, Lentino et al. 1982, Sarubbi et al. 1982, Weems et al. 1987]. Daher ist überall dort, wo sich kranke Menschen aufhalten, besondere Vorsicht geboten und macht umfängliche Schutzmaßnahmen erforderlich. Sofern der Betrieb im Ambulanten OP-Bereich eines Krankenhauses oder vielleicht sogar AOZ trotz der Umbaumaßnahmen fortgeführt wird, muss eine klare Einteilung der verschiedenen Bereiche erfolgen, und die notwendigen Schutzvorkehrung danach ausgerichtet werden [Bartley

2004]. Bereits vor dem Baubeginn müssen Vorkehrungen getroffen werden, um die Baustelle vom Praxisbereich wirksam abzugrenzen [Bartley 2000].

> **MEMO** Baumaßnahmen können insbesondere bei immungeschwächten Patienten ein erhebliches Risiko für Infektionen, z.B. durch Baustaubbelastung verursachte Aspergillosen, darstellen. Fehlplanung kann zu hohen Kosten bis hin zu einer beträchtlichen Behinderung hygienisch korrekten Arbeitens führen. Vorbeugend sind sorgfältige Planung, Abstimmung und Schutzmaßnahmen unerlässlich [Tabori und Zinn 2003].

Die Baustelle sollte eine separate, nach Möglichkeit von außen erschlossene Zugangsmöglichkeit und getrennte Wegführungen (Zu- und Abgänge, Treppen, Aufzüge) aufweisen, damit die Wege der Bauarbeiter nicht durch die Praxis führen. Wichtig ist, starke Staub- und Schmutzaufkommen soweit wie möglich zu vermeiden. Bei Stemm- und Abbrucharbeiten sind nasse Arbeitsweisen zu wählen. Der angrenzende Praxisbereich sollte häufig feucht gereinigt und bei Arbeiten mit starker Staubentwicklung sollten Staubsauger mit Schwebstofffiltern eingesetzt werden. Falls erforderlich, sind geschlossene Staubrutschen und Schuttcontainer zu verwenden. Fenster von Patientenzimmern (!) vor oder in der Nähe der Baustelle sollten abgedichtet werden.

Baumaßnahmen innerhalb einer OP-Abteilung stellen eine ganz besondere Herausforderung für die Hygiene dar, da der chirurgische Patient in besonderem Maße vor Baustaub geschützt werden muss. Korrekterweise werden Umbauarbeiten innerhalb der OP-Abteilung nicht während des laufenden OP-Betriebes, sondern vornehmlich zu Zeiten ausgeführt, wenn die OP-Abteilung nicht in Betrieb ist (z.B. am Wochenende). Der Patient ist über jedes potentiell erhöhte Wundinfektionsrisiko präoperativ aufzuklären. Die günstigste, allerdings nicht immer praktizierbare Variante ist, den OP-Betrieb für diese Phase einzustellen oder auszulagern.

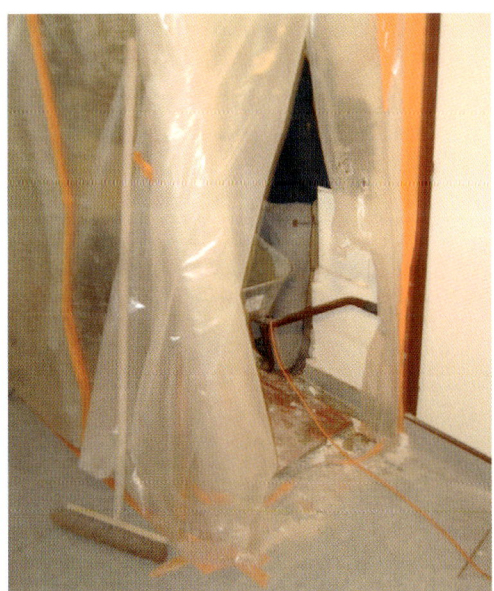

Abb. 3.17   Unzureichender Staubschutz

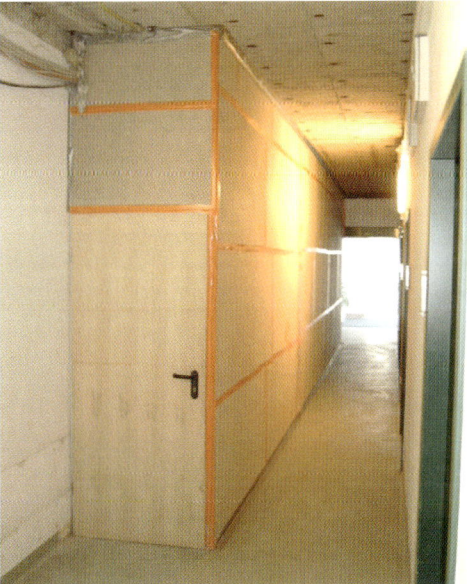

Abb. 3.18   Separater Zugang

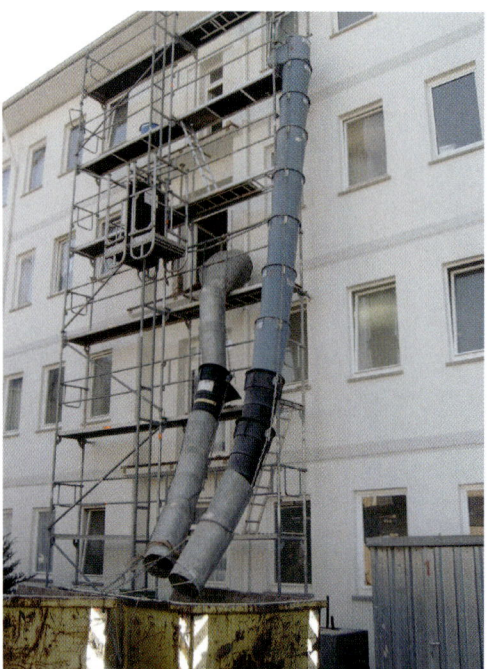

Abb. 3.19   Schuttrutsche

Bei der Reinigung muss darauf geachtet werden, dass der Vorgang nicht selbst zur Staubentwicklung beiträgt (z.B. trockenes Fegen). Hier sind feuchte Staubaufnehmer angezeigt. Während der Baumaßnahmen müssen die eingesetzten Schutzmaßnahmen engmaschig von dem Verantwortlichen (Bauleiter, Architekt oder Arzt) zumindest op-

tisch kontrolliert und der Zustand dokumentiert werden [Dettenkofer und Tabori 2006].

PRAXISTIPP

Bei größeren, langwierigen Umbauarbeiten ist es in aller Regel erforderlich, fest installierte und dichte Staubschutzwände aufzustellen. Fugen und Ritzen können mit Dichtungsschaum abgedichtet oder zumindest abgeklebt werden. Bei minder aufwendigen und weniger staublastigen Maßnahmen sollten zumindest feste Staubschutzplanen verwendet werden.

FAZIT

Detaillierte Planung und Organisation der Schutzmaßnahmen und der Abläufe vor Beginn von und während Umbautätigkeiten sind unentbehrlich. Durch eine individuelle Hygieneberatung und -begleitung können beim Bau eines AOZ oder dem Umbau eines Teilbereiches im Krankenhaus in eine Ambulante Operationseinheit Hygienefehler vermieden werden. Darüber hinaus sind jedoch erfahrungsgemäß in vielen Fällen erhebliche Investitions- und Betriebskosten, die durch unnötige oder überzogene Baumaßnahmen hervorgerufen werden, einsparfähig.

▶ Installation von ausreichend vielen arbeitsplatznahen Händedesinfektionsmittelspendern in allen Funktionsbereichen der Einrichtung, einschließlich Personalumkleideräumen und -Toiletten

▶ Fugendichte Ausführung der wasserdichten und desinfektionsmittelbeständigen Arbeitsflächen, Fußboden-, Decken- und Wandbeläge im Funktions- und Patientenbereich. Dabei Berücksichtigung von Umweltaspekten wie Raumluftbelastung durch Freisetzung von Lösungsmitteldämpfen und der späteren Entsorgung der verwendeten Materialien

▶ Installation von Lamellenstrahlreglern an den Wasserauslassstellen

▶ Installation von umlaufenden Rammschutzleisten entlang der Verkehrswege (im Krankenhaus)

Tab. 3.3   Empfohlene Maßnahmen

- ► Elektrisch betriebene Türen sind selten erforderlich; statt dessen mechanische (über Fußbetrieb bedienbare) Schiebetüren verwenden
- ► Armaturen als mechanische Einmischbatterien (im OP als Ellenbogenmischhebel) ohne elektrische Steuerung ausführen
- ► Keine unnötigen Schleusen einbauen
- ► Raumlufttechnische (RLT-)Anlagen bedarfsorientiert planen und einbauen
- ► Trennung der OP-Räume in aseptische und septische Einheiten ist aus krankenhaushygienischer Sicht nicht erforderlich

Tab. 3.4   Einsparmöglichkeiten

- ► Einbindung der Hygiene (Hygieniker, hygienebeauftragte Ärzte, Hygienefachkraft) in Planung, Ausführung, Schutzmaßnahmen und Kontrolle der Bautätigkeiten
- ► Information der Patienten und der Mitarbeiter über Art und Dauer der Umbaumaßnahmen
- ► Effektive Staubschutzmaßnahmen planen, durchführen und überwachen (Staubschutzwände, Schutt- und Staubbeseitigung, Reinigung)
- ► Getrennte Wegführung von Klinik oder Praxis, OP-Abteilung und Baustelle

Tab. 3.5   Krankenhaushygienisch sinnvolle Maßnahmen während Bau- und Umbauphasen

LITERATUR

Bartley JM, APIC State-of-the-art-report (2000): „The role of infection control during construction in health care facilities". Am J Infect Control 28: 156–169

Bartley J (2004): „Prevention of Infections related to construction, renovation, and demolition". In: Mayhall 1499–1575

Dettenkofer M, Tabori E (2006): „Baumaßnahmen und Prävention nosokomialer Infektionen". – In: Daschner F, Dettenkofer M, Frank U, Scherrer M (Hrsg.): Praktische Krankenhaushygiene und Umweltschutz, 3. Auflage, Berlin Springer

Goodley JM, Clayton YM, Hay RJ (1994): „Environmental sampling for aspergilli during building construction on a hospital site". Journal of Hospital Infection 26: 27–35

Lentino JR, Rosenkranz MA, Michaels JA, Kurup VP, Rose HD, Rytel MW (1982): „Nosocomial aspergillosis: a retrospective review of airborne diseases secondary to road construction and contaminated air conditioners". Am J Epidemiol 116: 430–437

Pannuti CS (1993): „Hospital environment for high-risk patients". In: Wenzel RP (ed) „Prevention and control of nosocomial infections". 2nd edn. Williams & Wilkins, Baltimore: pp 365–384

Sarubbi FA Jr, Kopf HB, Wilson MB, McGinnis MR. Rutala WA (1982): „Increased recovery of Aspergillus flavus from respiratory specimens during hospital construction". Respir. Dis. 125: 33–38

Streifel AJ, Lauer JL, Vesley D, Juni B, Rhame FS (1983): „Aspergillus fumigatus and other thermotolerant fungi generated by hospital building demolition". Appl Environ Microbiol 46: 375–378

Streifel AJ, Stevens PP, Rhame FS (1987): „In-hospital source of airborne Penicillium species spores". J Clin Microbiol 25: 1–4

Tabori E, Zinn Ch (2003): „Bauliche Hygienemassnahmen beim Ambulanten Operieren". ambulant operieren (Thieme Verlag) 4: 158–162

Weems JJ Jr, Davis BJ, Tablan OC, Kaufman L, Martone WJ (1987): „Construction activity: an independent risk factor for invasive aspergillosis and zygomycosis in patients with hematologic malignancy". Infect Control 8: 71–75

Hygiene im Praxisbereich

4

Die Hände sind in der ärztlichen Praxis die bedeutendsten Keimüberträger. Durch Umsetzung der Standardhygienemaßnahmen können Erregertransmissionen verhindert werden. Was darunter zu verstehen ist und welche Besonderheiten zu beachten sind, wird im Folgenden gezeigt. Ebenso werden Empfehlungen zum korrekten Umgang mit MRSA im ambulanten Bereich gegeben.

4.1 Standardhygienemaßnahmen

In Bereichen mit erhöhter Infektionsgefährdung dürfen nach § 22 der Unfallverhütungsvorschrift Gesundheitsdienst [BGR 250] und dem Regelwerk der gesetzlichen Unfallversicherungen [GUV-R 250, 4.1.2.6], auf die die Biostoffverordnung hinweist, an den Händen und Unterarmen keine Schmuckstücke getragen werden, da die Händedesinfektion durch das Tragen von Schmuck nachweislich behindert wird. Hierunter fallen Armbänder, Armbanduhren und alle Arten von Fingerringen (einschließlich Eheringe). Unter Handschuhen stellen Ringe eine zusätzliche Perforationsgefahr dar.

Ringe können hygienische Risiken in sich bergen. Unter Ringen sammeln sich Keime und sind bedingt vor Kontakt zum Desinfektionsmittel geschützt. Ebenso wie sich Desinfektionsmittelreste unter ihnen sammeln, die eventuelle Hautreizungen verursachen können. Darüber hinaus stellt Fingerschmuck ein erhöhtes Verletzungsrisiko dar. Insbesondere gefasste Steine können die Handschuhe fürs Auge unsichtbar beschädigen und Risse verursachen (siehe Abb. 4.1). Nicht zuletzt können Desinfektionsmittel das Material angreifen und korrodieren, was die Motivation zur Händedesinfektion nicht steigert.

Künstliche Fingernägeln sind bei Tätigkeiten am Patienten und im OP hygienisch nicht zulässig [GUV-R250/TRBA 250 2004]. Obgleich die Bedeutung des aufgetragenen Nagellacks, ob Farb- oder Klarlack, wissenschaftlich nicht geklärt ist, wird hiervon ebenfalls abgeraten [Mangram et al. 1999, Kappstein 2001, Geffers Ch. et al. 2001]. Diese Empfehlungen betreffen alle Personen, die am Patienten tätig sind, ungeachtet ihrer Funktion.

MEMO Das Tragen von Schmuck an Händen und Unterarmen sowie künstlichen Fingernägeln ist in infektionsgefährdeten Bereichen nicht zulässig. Auf den Fingernägeln sollte kein Nagellack aufgetragen sein.

Hygienische Händedesinfektion

Die hygienische Händedesinfektion soll über mindestens 30 Sekunden durchgeführt werden. Um die gewünschte Desinfektionsleistung zu erreichen, müssen die Hände trocken sein. Ziel der hygienischen Händedesinfektion ist, jeweils vor und nach Patientenkontakt sowie jeder vermeintlichen

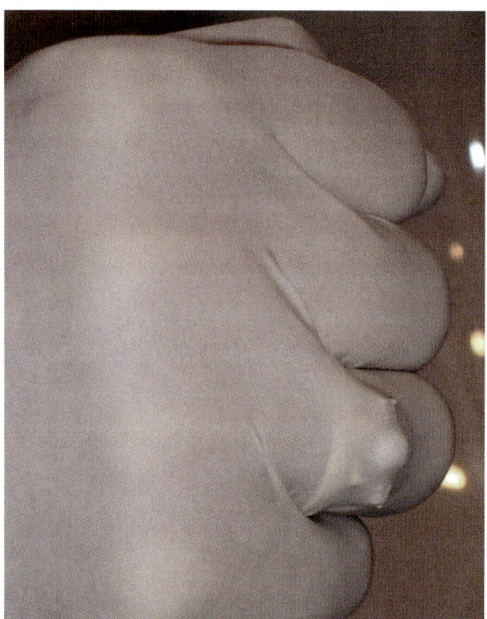

Abb. 4.1 Perforationsgefahr – Fingerringe unter Handschuhen

Kontamination der Hände, die potentiell pathogenen Erreger durch den Wirkstoff zu eliminieren. Eine erfolgreiche Desinfektion der Haut sollte und kann die Keimzahl um bis zu 5 Zehnerpotenzen reduzieren.

> **MEMO** Die Händedesinfektion vor und nach jedem Patientenkontakt ist die wichtigste hygienische Maßnahme.

Die absolute und zeitbezogene Desinfektionsleistung bei Präparaten auf Basis von Alkohol (Ethanol, Iso-Propanol, N-Propanol) ist nach wie vor am höchsten [Pittet et al. 2001, Boyce et al. 2002]. Händedesinfektionsmittel fallen unter das Arzneimittelgesetz. Sie bedürfen laut § 36 Arzneimittelgesetz einer Standardzulassung. Das eigenständige Abfüllen der Spenderflaschen aus Großgebinden ist u.a. wegen potentieller Kontamination mit Bak-

teriensporen (wenn an andere abgegeben wird) nicht zulässig. Sicher und im Umgang unproblematisch ist die Verwendung eines in der DGHM/VAH-Liste geführten Fertigproduktes.

Vor resp. nach folgenden Tätigkeiten ist eine hygienische Händedesinfektion nötig:
- ▶ bei tatsächlicher oder fraglicher mikrobieller Kontamination der Hände
- ▶ vor Kontakt mit Patienten, die im besonderen Maße infektionsgefährdet sind
- ▶ vor Tätigkeiten bei denen eine Kontamination der Produkte ausgeschlossen werden muss (z.B. Bereitstellung von Infusionen, Herstellung von Mischinfusionen, Aufziehen von Medikamenten)
- ▶ vor Anziehen von sterilen Handschuhen
- ▶ vor und nach jeglichem Kontakt mit Wunden*
- ▶ vor und nach Kontakt mit Einstichstellen von Kathetern und Drainagen*
- ▶ nach Kontakt mit potenziell oder definitiv infektiösen Materialien (Blut, Sekret oder Exkrementen)*
- ▶ nach Kontakt mit potenziell kontaminierten Gegenständen, Flüssigkeiten oder Flächen (Urinsammelsystemen, Absauggeräten, Beatmungsgeräten, Schmutzwäsche, Abfall, Endoskopen)*
- ▶ nach Kontakt mit Patienten, von denen Infektionen ausgehen können*
- ▶ nach Ablegen von Schutzhandschuhen bei stattgehabtem oder wahrscheinlichem Erregerkontakt oder massiver Verunreinigung*
- ▶ vor und nach der Pflege bzw. Versorgung von Patienten
- ▶ nach Toilettenbenutzung**
- ▶ nach dem Naseputzen**

_____
* auch wenn bei der Arbeit Handschuhe getragen werden
** zumindest jedoch Händewaschen

Es kommt auf die richtige Durchführung der hygienischen Händedesinfektion an. Während der gesamten Dauer des Desinfektionsvorganges müssen die Hände feucht bleiben. Die einzelnen Schritte werden während mindestens 30 Sekunden mehrmals wiederholt. Die richtige Technik sieht, nachdem das Desinfektionsmittel in die hohle Hand gegeben wurde (z.B. zwei Hübe aus dem Spender), folgendermaßen aus (siehe Schautafel Abb. 4.3 bis 4.8 Händedesinfektion).

Trotz der rückfettenden Eigenschaft der meisten auf dem Markt erhältlichen Händedesinfektionsmittelpräparate sind Hautpflegemittel nach Arbeitsende für OP-Mitarbeiter ausdrücklich anzuraten. Es empfiehlt sich, verschiedene Präparate durchzutesten, um ein dem Hauttyp angepasstes Präparat auszuwählen. Eventuell sind sogar mehrere Produkte parallel erforderlich.

Es sind verschiedene Präparate zur Hautpflege auf dem Markt:

▶ Öl-in-Wasser-Präparate (O/W); ziehen schnell ein, sind nicht so fettend und eignen sich daher eher für den häufigen Gebrauch zwischendurch (z.B. vor Pausen).
▶ Wasser-in-Öl-Präparate (W/O); fetten und befeuchten die Haut nachhaltig und sind v.a. für die Hautpflege nach der Arbeit geeignet.

Die Präparate werden durch Inhaltsstoffe wie z.B. Tannin, Harnstoff, Tocopherol (Vitamin E), Panthenol, Allantoin, Bienenwachs etc., die das Wasserbindungsvermögen erhöhen und weitere günstige Eigenschaften mitbringen, angereichert.

Die aus hygienischer Sicht günstigste Applikationsform bieten Spender. Nachteilig an ihnen ist, dass stark fettige, d.h. zähfließende Pflegepräparate nicht oder nur stark eingeschränkt verwendet werden können und die oftmals gewünschte indi-

viduell angepasste Pflege dadurch erschwert wird. Alternativ können in solchen Fällen personengebundene Tuben zum Einsatz kommen. Allgemein verwendete Cremetuben oder offene, verkeimungsanfällige Cremetiegel werden nicht empfohlen [Weidenfeller und Waschko 2004].

Schutzhandschuhe

Handschuhe sind bei allen Tätigkeiten mit einem Kontaminationspotential der Hände mit infektiösem oder potentiell infektiösem Material anzuraten. Unsterile Handschuhe können überall dort verwendet werden, wo es vornehmlich um den Personalschutz geht. Aber auch bei Irritationen, Verletzungen, Ausschlägen u.ä. an Händen sind Handschuhe großzügig einzusetzen. Sie verhindern, dass von den in diesem Zustand stärker keimbelasteten Händen eine Übertragung auf die Umgebung und die Patienten stattfindet.

Die eingesetzten Handschuhe müssen zu allererst größenangepasst und elastisch sein. Effizientes

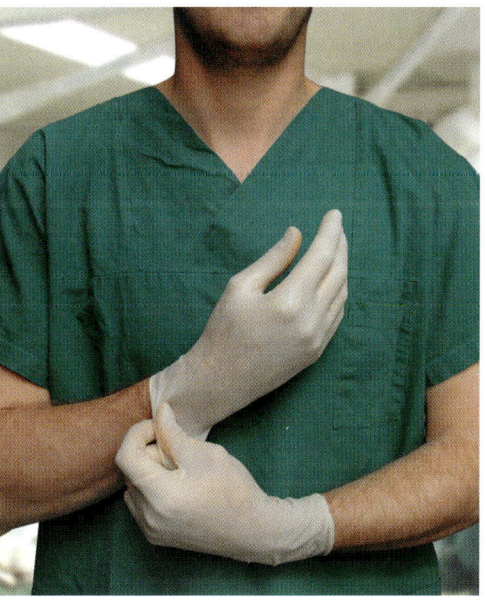

Abb. 4.2   Schutzhandschuhe

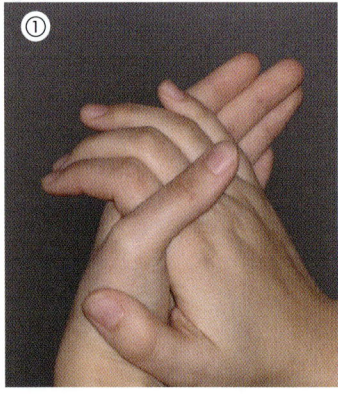

1. Desinfektionsmittel mit den Handflächen verreiben, wobei auch das Handgelenk eingeschlossen wird.
2. Handinnenflächen jeweils auf den korrespondierenden Handrücken und die Finger dabei verspreizen.
3. Handinnenflächen mit verspreizten Fingern verreiben.
4. Die Finger gegenseitig verhaken, wobei die Fingeraußenflächen auf die gegenüberliegende Handinnenfläche kommen.
5. Umschließen des Daumens mit der korrespondierenden Hand und kreisend Einreiben.
6. Kreisendes Einreiben der Fingerkuppen in der Innenfläche der Gegenhand.

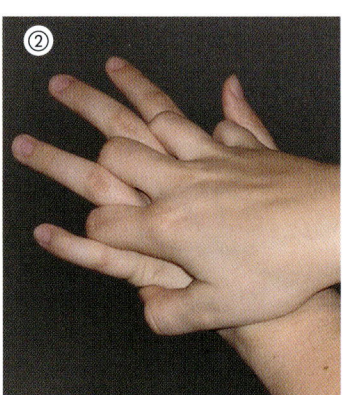

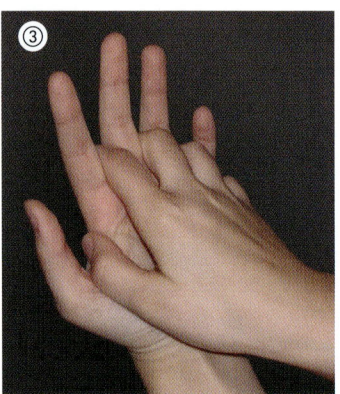

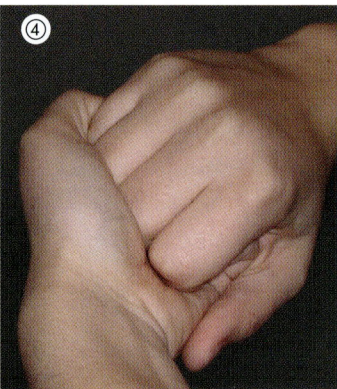

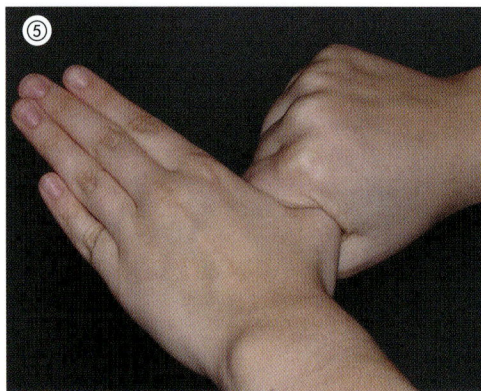

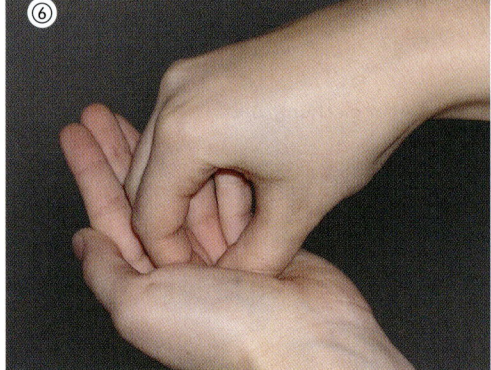

Abb. 4.3 – 4.8   Händedesinfektionstechnik

Arbeiten in zu großen oder zu kleinen Handschuhen ist nicht möglich. Darüber hinaus erfüllen sie ihren Zweck nur dann, wenn sie dicht, d.h. für Flüssigkeiten und für die infrage kommenden Chemikalien undurchlässig und reißfest sind und ein ausreichendes Maß an Tastgefühl übrig lassen.

Für den medizinischen Bedarf sind v.a. Latex-, Vinyl- und PE-Handschuhe in Gebrauch. Letztere sind nur für einige wenige unkritische Bereiche geeignet. Sie sind dünn, relativ starr und wenig anpassungsfähig und rutschen leicht auf und von der Hand. Eine klare Schwachstelle der PE-Handschuhe sind ihre nicht sehr zuverlässigen Schweißnähte, womit die Forderung nach Dichtigkeit nicht erfüllt ist. Für den Umgang mit Gefahrenstoffen sind sie definitiv ungeeignet.

Am besten erfüllen Handschuhe aus Latex die oben aufgeführten Anforderungen. Mittlerweile sind allerdings bis zu 17 % der Beschäftigten im Gesundheitswesen gegen Latex sensibilisiert bzw. allergisiert. Hauptverursacher der starken Zunahme von Allergien gegen Naturkautschuk waren die früher meist gepuderten Handschuhe. Die Latexproteinpartikel wurden mit dem Puderstaub in die Luft transportiert und führten in den Lungen von atopisch veranlagten Mitarbeitern zur Sensibilisierung. Aus diesem Grunde dürfen laut TRGS 540 Latexhandschuhe seit 1997 keinen Puder mehr enthalten und müssen allergenarm sein. Ein Ersatz kann mit Vinyl nur sehr bedingt und für einige ausgesuchte Einsatzbereiche realisiert werden, da Handschuhe aus Vinyl in aller Regel weniger zuverlässig dicht sind. Ebenfalls latexfrei sind Handschuhe aus Nitril.

In einer Untersuchung über Undichtigkeiten von Schutzhandschuhen, die während des Gebrauchs auftreten, konnte beobachtet werden, dass diese am häufigsten bei Handschuhen aus Vinyl auftraten. In einer anderen Untersuchung wurden etwa 5.000 Schutzhandschuhe (drei Handschuh-Fabrikate aus Latex und zwei aus PVC) auf ihre Wasserundurchlässigkeit getestet. Die Vinylhandschuhe schnitten dabei schlecht ab; bereits nach dem Auspacken waren 3–6 % der Testprodukte eingerissen, was bei keinem der Handschuhe aus Latex zu beobachten war. Im Weiteren wurde die Haltbarkeit der Handschuhe an verschiedenen Arbeitsplätzen im Labor untersucht. Die stärkste Beanspruchung war im Probeneingangslabor zu verzeichnen (ständiges Abdrehen von Röhrchendeckeln, Etikettieren und Schreibarbeiten) und damit verbunden auch die höchste Ausfallrate. Die durchschnittliche Tragezeit der einzelnen Handschuhe betrug eine Stunde. Auch hier wurden die Erwartungen vor allem durch Schutzhandschuhe aus Vinyl enttäuscht. Ihre Ausfallrate lag zwischen 30,6 % und 38,1 %(!). Obwohl die Latexhandschuhe insgesamt besser abschnitten, lag ihre Versagerquote je nach Qualität immerhin noch zwischen 2,9 % und 15,9 %. Eine andere Untersuchung verglich drei Latexhandschuhe unterschiedlicher Qualität und kam zu einem ähnlichen Ergebnis. Korniewicz [1989, 1990] verglich die beiden Materialien hinsichtlich ihrer Durchlässigkeit für Viren (Virus OX174 bzw. Lambda Virus) und stellten für Vinyl eine Fehlerquote von 63 % bis 22 % und für Latex von 7 % bis < 1 % fest. Zusammenfassend betrachtet, stellen Vinylhandschuhe keine echte Alternative zu Latexhandschuhen dar. Es konnte darüber hinaus gezeigt werden, dass auch Nitrilhandschuhe mit einer Perforationsrate von 18 % keinen ausreichend zuverlässigen Schutz bieten.

PRAXISTIPP

Für Reinigungsarbeiten bspw. auch in der Instrumentenaufbereitung können haushaltsübliche Gummihandschuhe zum Einsatz kommen. Sie sind fester, widerstandsfähiger, im Allgemeinen undurchlässig für Flüssigkeiten und eignen sich für den mehrmaligen Gebrauch.

Aus hygienischer Sicht ist das Desinfizieren von Handschuhen zwischen verschiedenen Patienten sehr kritisch zu sehen, insbesondere wenn Kontakt zu Blut oder Patienten mit übertragbaren Krankheiten stattgefunden hat. Obgleich Untersuchungen eine wirksame Keimreduktion der Handschuhoberflächen belegen konnten, kann es durch

Wirkstoffe im Händedesinfektionsmittel zu Veränderungen der Materialeigenschaften kommen, so dass die Handschuhe kleben und aufgrund von nicht wahrgenommen Mikrorissen durchlässiger werden.

LITERATUR

Boyce JM, Didier P (2002): „Guideline for Hand Hygiene in Health-Care Settings". Recommendations of the Healthcare Infection Control Practices Advisory Committee and the HICPAC/SHEA/APIC/IDSA Hand Hygiene Task Force. MMWR 51 (RR16): 1–44

Korniewicz DM et al (1989): „Nursing research", 38 (3): 144–146

Korniewicz DM et al (1990): J Clin Microbiol 28 (4): 787–788

Pittet D, Boyce JM (2001): Lancet Infect Dis 1: 9–2

Weidenfeller P, Waschko D (2004): „Hygiene in der Arztpraxis und beim ambulanten operieren". Leitfaden des Landesgesundheitsamtes Baden-Württemberg, Stuttgart

4.2 Personalkleidung und Wäschemanagement

Die Versorgung von Patienten ist eine wäscheintensive Tätigkeit, die mit einem hohen Umsatz an Personalkleidung und an patientengebundenen Textilien einhergeht.

In den meisten Praxen trägt das für die unmittelbare Versorgung zuständige Personal eine weiße Arbeitskleidung (Dienstkleidung), die zu Beginn der Arbeit angezogen und erst nach Arbeitsende wieder abgelegt wird. Ob bei bestimmten Gelegenheiten das Tragen außerhalb der Praxis zulässig ist, regelt der betriebseigene Hygieneplan. Private Kleidung sollte im Umkleidespind getrennt von der Dienstkleidung aufbewahrt werden. Sind die Spinde nicht durch Zwischenwände unterteilt, so können mobile Trennplatten aus PVC oder Stahlblech, sog. Trennbügel am Kleiderhaken eingehängt werden. Man sollte soviel Reservegarnituren vorrätig halten, dass man die Kleidung alle zwei Tage sowie bei Verschmutzung sofort wechseln kann.

Schutzkleidung als Mehrweg- oder Einmalkleidung wird bei Bedarf als Schürze oder Überkittel zusätzlich zur Dienstkleidung getragen, wenn bei der Untersuchung und Behandlung, beim Umgang mit Gewebe und Ausscheidungen eine Kontamination der Dienstkleidung, insbesondere mit Nässe und mit Gefahr der Keimverschleppung zu erwarten ist.

Geeignete Überkittel sind langärmlig und mit verdeckter Knopfleiste ausgeführt. Sie werden geschlossen getragen und sollen die Dienstkleidung möglichst vollständig bedecken, d.h. beim Sitzen sollen die Knie noch geschützt sein. Flüssigkeitsdichte, abwaschbare Schürzen werden benutzt, wenn mit Durchfeuchtung oder starker Verschmutzung der Kleidung zu rechnen ist.

Bereichskleidung ist meist farblich hervorgehoben und kennzeichnet die Zugehörigkeit des Trägers zu einer bestimmten, hygienisch kritischen Funktion, die während des Tragens ausgeübt wird, z.B. im OP-Team, bei der Sterilisation oder Patientenüberwachung im Aufwachbereich. Sie sollte nicht beliebig in der gesamten Praxis und auf keinen Fall außerhalb des Betriebes getragen werden.

Jede Praxis muss über ein sauberes Wäschelager verfügen, in dem die frische Dienstkleidung und sonstige Praxiswäsche wie Bettwäsche für den Ruheraum und Laken für Untersuchungsliegen trocken, kontaminationsgeschützt und übersichtlich sortiert untergebracht sind. Dafür reichen saubere

Schränke in einem geeigneten Funktionsraum, z.B. einem reinen Lagerraum aus.

Gebrauchte Schutzkleidung wird nach dem Ausziehen nicht im Spind abgelegt, sondern kommt bei Verunreinigung sofort in die Schmutzwäsche. Andernfalls hängt man sie am Haken auf und wechselt oder desinfiziert sie zumindest täglich.

OP-Mäntel und -Abdecktücher sind Medizinprodukte, die als wirksame Erregerbarrieren der perioperativen Infektionsprophylaxe dienen, und die somit definierte Anforderungen bezüglich Reinheit, Fixierfähigkeit, Reißfestigkeit und Widerstand gegen den Durchtritt von Flüssigkeiten und Mikroorganismen erfüllen müssen. Meist bestehen sie aus Polyestern mit etwa einem Drittel Baumwollanteil, alternativ aus Mikrofasergeweben und feuchtigkeitsdichten Laminaten.

Ausschließlich baumwollhaltiges Material bietet zuwenig Schutz gegen die Penetration von Flüssigkeit und damit auch von Keimen. Ferner setzen solche Textilien insbesonders nach häufiger Nutzung und Wiederaufbereitung viele Flusen frei, die das eröffnete Gewebe verunreinigen und wie andere Partikel auch als Keimträger fungieren können.

Nach europäischer Norm sind Materialien für die genannten Zwecke sinngemäß ungeeignet, wenn sie nicht wasserabweisend und abriebarm beschaffen sind. Verwendet werden somit nur noch Textilien, die durch besondere Behandlung feuchtigkeitsabweisend präpariert (hydrophobiert) wurden und möglichst wenig Partikel freisetzen. Mehrwegtextilien mit Barrierefunktion bestehen aus Polyester-Baumwoll-Gemischen mit Fluorcarbon-Ausrüstungen, aus reißfesten Mikrofilamenten, zum Teil mit Fluorcarbonharzbeschichtung oder Laminaten.

Die im OP verwendeten Textilien kann man sich aufgrund des reichhaltigen Angebotes am Markt auf die spezifischen Anforderungen hin aussuchen.

Rechnet man mit viel Flüssigkeitsfreisetzung während eines Eingriffs, so werden wasserundurchlässige Laminate (z.B. Drei-Lagen-Laminat) oder wasserabweisend beschichtete Textilien empfohlen.

Bei Augenoperationen sind vor allem fusselfreie Stoffe zu bevorzugen, um gerade hierbei keine kleinen Fremdkörper einzubringen, bei der Lasertherapie schwer schmelzbare, schlecht wärmeleitende und nicht reflektierende Materialien.

Die Ausrüstung mit imprägnierten Bakteriziden ist nicht sinnvoll, da OP-Textilien ohnehin sterilisiert werden müssen und die Imprägnierung weder lange vorhält noch vor Rekontamination schützt.

Schmutzwäsche wird in reißfeste Abwurfsäcke aus Polyester oder in desinfizierbare Wäschecontainer abgeworfen und diese an einem separaten Platz, z.B. im Entsorgungsraum, bis zum Weitertransport zwischengelagert. Reines und unreines Wäschelager müssen räumlich getrennt sein. Man sollte darauf achten, dass man in den Taschen keine Fremdgegenstände wie Instrumente, Einmalartikel und Kugelschreiber einbringt. Durchfeuchtete Wäsche wird in einen zusätzlichen Foliensack gepackt. Wäschesäcke sollten nicht gestaucht und geworfen werden.

Die gesamte Wäsche aus dem Praxisbetrieb ist desinfizierend zu behandeln. Standard ist die thermische oder chemothermische Aufbereitung. Die allgemeine Dienstkleidung, zumeist aus Baumwollmischgewebe, kann im chemothermischen Waschverfahren bei 60 °C oder als Kochwäsche im Betrieb gewaschen und im Trockner behandelt werden. Eine Haushaltswaschmaschine mit entsprechendem Programm erfüllt diese Anforderungen problemlos. Dies gilt jedoch nicht für ein gelistetes chemothermisches Desinfektionswaschverfahren, da sie das erforderliche Flottenverhältnis (Mengenverhältnis von kg Trockenwäsche zur Dekontaminationslösung) nicht sicherstellt.

Die Waschmaschine steht in der Praxis in einem separaten Raum. Dies kann auch ein sauberer, gut belüfteter, verschließbarer Kellerraum sein. In anderen Funktionsräumen, wie z.B. Materiallager, Teeküche, Sozialraum oder Sanitärbereich sollten keine Waschmaschinen und Wäschetrockner aufgestellt werden.

Man kann die allgemeine Dienstkleidung auch durchaus zuhause waschen lassen, im Kochwaschprogramm oder zumindest bei 60 °C. Die Qualitätssicherung ist dadurch jedoch eingeschränkt, weil weder die tatsächliche Durchführung eines desinfizierenden Waschverfahrens noch ein ausreichender technischer Zustand der Maschine gewährleistet sind. Verkalkte, verschleimte und verkeimte Leitungsrohre verschlechtern die Qualität des Spülwassers. Verunreinigte Schutzkleidung sollte grundsätzlich nicht nach Hause mitgenommen und dort gewaschen werden.

Sind nach der Wäsche noch Flecken sichtbar, so können diese durch Nachwaschen, ggf. durch Einsatz von Reduktionsmitteln oder Chlorabspaltern entfernt werden. Die chemische Reinigung mit organischen Lösungsmitteln gilt ohne spezielle Zusätze nicht als ausreichende Desinfektion, selbst wenn einige Keime dabei abgetötet werden.

OP-Wäsche und OP-Bereichskleidung, Schutzkleidung und Textilien mit Patientenkontakt sowie Mehrwegunterlagen kann man aber auch extern, in einer als Klinikwäscherei zertifizierten Einrichtung waschen lassen. Solche Betriebe wenden gelistete Desinfektionswaschverfahren an und verfügen über Waschmaschinen, die eine entsprechende Flottenlänge gewährleisten, ferner bei infektiöser Wäsche eine Desinfektion der nach dem ersten Zyklus abgelassenen Flotte.

In der DGHM/VAH-Liste der als wirksam befundenen Desinfektionsverfahren sind die zur chemothermischen Wäschedesinfektion geeigneten Präparate mit Anwendungskonzentration, zugehöriger Waschtemperatur (regulär 60 bis 70 °C, vereinzelt auch 40 °C), Einwirkzeit und Flottenverhältnis vorgegeben. Die Mehrzahl der Produkte enthält breit wirksame Sauerstoffabspalter. OP-Mäntel und -Tücher werden anschließend mit einem spezifisch geeigneten Dampfsterilisationsverfahren, dem „Textilprogramm" sterilisiert.

Zur Sterilgutverpackung in Containern benützt man generell keine Textilien mehr, sondern Vliesgewebe, da man außer dem Materialverschleiß eine Belastung des Sterilisiergutes mit Waschmittelrückständen aus den Einschlagtüchern befürchtet.

Für viele OP-Praxen ist die Organisation der Wäscheversorgung im eigenen Betrieb beschwerlich, weil die Kapazität der Waschmaschinen und des Autoklaven für die Sterilwäscheversorgung nicht ausreicht. Zum Teil werden dann sterile Einwegtextilien für den OP bezogen. Von einigen Praxen wird berichtet, dass sie die frische Bettwäsche für den Ruheraum von den Patienten bzw. ihren Begleitpersonen selbst mitbringen lassen, um die Aufbereitung im eigenen Betrieb zu vermeiden. Dies wird von den Betroffenen natürlich als lästig empfunden und gilt als Wettbewerbsnachteil gegenüber ambulant operierenden klinischen Einrichtungen, welche die Wäscheversorgung über ihren Dienstleistungsvertrag mit der externen Wäscherei regeln.

Auch Krankenhäuser haben im Rahmen der Umstrukturierung nicht nur die eigene Wäscherei aufgegeben, sondern zum Teil auch das OP-Wäschelager, und haben alternativ Versorgungsverträge mit solchen Klinikwäsche-Servicefirmen abgeschlossen, die eine normgerechte, zudem im Bedarfsfall steril aufbereitete Wäsche liefern und engmaschig austauschen.

Bei externer Vergabe der Wäscheversorgung durch die Arztpraxis wird eine Wäscherei als Partner ausgesucht, die nach den Vorgaben der berufsgenossenschaftlichen Richtlinie BGR 500 (bislang

UVV Wäscherei) organisiert ist, also mit strikter Rein- und Unreintrennung von Funktionsbereichen und Personal, und die über ein Zertifikat für das Waschen von Krankenhauswäsche verfügt. Zum Teil nutzen ambulante OP-Praxen auch die Logistik benachbarter Krankenhäuser und lassen über deren Vertrag ihre Wäsche mitversorgen. Diese Alternative bietet sich ohnehin an, wenn einer der Praxisinhaber dort als Belegarzt tätig ist oder zumindest für komplexe Eingriffe die OP-Räume des Krankenhauses vertraglich mitnutzt.

Die großen Klinikwäschereien verfügen über Taktwaschanlagen ("Waschstraßen"), die aus einer Hintereinanderreihung von Einzelwaschmaschinen/Kammern bestehen, welche jeweils nur einen bestimmten Teil des Waschprozesses wie Einweichen und Vorwaschen, Klarwaschen, Spülen und Entwässern übernehmen. So kann die Wäsche rationell wie am Fließband auch in großen Mengen bei gleichbleibender Qualität durchgeschleust werden.

Die Wäschereibetriebe erwerben ihre Zertifikate bei akkreditierten Prüfinstituten, die nicht nur die korrekte Ausstattung und Organisation nach BGR 500 sowie die Qualität der Wäscheaufbereitung bezüglich Reinigung, Desinfektion und chemischer Rückstandsfreiheit bescheinigen, sondern auch die verschleißarme und schonende Behandlung verschiedener Textilientypen. Zertifikate und Gütesiegel werden jährlich erneuert und den Kunden der Wäscherei als Kopie übersandt. Das Hygienezeugnis der Gütegemeinschaft Sachgemäße Wäschepflege e.V. setzt den Besitz des Gütezeichens nach RAL-RG 922/1 und 922/2 voraus.

LITERATUR

Barrie D (1994): "How hospital linen and laundry are provided". Journal of Hospital Infection 27: 219–235

Berufsgenossenschaftliche Vorschrift BGR 500 Teil 1 (2003): "Betreiben von Wäschereien". Fachausschuss Textil und Bekleidung der BGZ, St. Augustin

DIN EN 13795 (2005): "Operationsabdecktücher, -mäntel und Reinluft-Kleidung zur Verwendung als Medizinprodukte für Patienten, Klinikpersonal und Geräte". Teil 1: Allgemeine Anforderungen für Hersteller, Aufbereiter und Produkte. Teil 2: Prüfverfahren. Teil 3: Gebrauchsanforderungen. Beuth Verlag Berlin

Forschungsinstitut Hohenstein (2005): "Gesetze, Vorschriften, Richtlinien und Bestimmungen für die Wäscherei- und Textilhygiene". Bönningheim

Hambraeus A, Hoborn J (1998): "Kontamination der Operationswunde: Die Bedeutung von Abdeckmaterialien und Bereichskleidung". Hygiene und Medizin 9: 174–176

Höfer D (2004): "Sachgerechte Aufbereitung von Textilien im Gesundheitswesen". Hygiene und Medizin 29, Suppl. 1: 12–13

Kommission für Krankenhaushygiene und Infektionsprävention am Robert Koch-Institut (1995): "Anforderungen der Hygiene an die Wäsche aus Einrichtungen des Gesundheitsdienstes, die Wäscherei und den Waschvorgang und Bedingungen für die Vergabe von Wäsche an gewerbliche Wäschereien". Anlage zu den Ziffern 4.4.3 und 6.4 der Richtlinie für Krankenhaushygiene und Infektionsprävention. Bundesgesundheitsblatt 38: 280–283

Kurz J (1995): "Das RAL-Hygienezeugnis, Bestandteil des Gütezeichens ,Sachgerechte Wäschepflege'". Hohensteiner Report 53: 71–76

Pietsch K (2005): "Praxisevaluierung von OP-Textilien". Hygiene und Medizin 10: 337–341

Swerev M (1999): "Hygiene in der Textilversorgung für das Gesundheitswesen". Hohensteiner Report 57: 28–33

Urech D (2000): "OP-Mäntel und OP-Abdeckmaterialien". Hygiene und Medizin 25: 401–404

Weidenfeller P, Waschko D (2004): "Hygiene in der Arztpraxis und beim Ambulanten Operieren". Leitfaden des Landesgesundheitsamtes Baden-Württemberg, Stuttgart

4.3 Reinigung und Desinfektion

Reinigen bedeutet mechanische Entfernung von Partikeln („Schmutz") auf Oberflächen und Gegenständen, unterstützt durch Wasser und Hilfsmittel und verbunden mit einer Keimzahlverminderung, da die Keime an den Teilchen adsorbiert sind. Man unterscheidet eine laufende Reinigung, regelmäßig und in kurzen Abständen, z.B. täglich, von der Zwischenreinigung, sporadisch zur Entfernung alter Verunreinigungen und zur Nachbesserung, der außerordentlichen Reinigung, anlassbedingt nach Umbau oder Umräumen, und der Grundreinigung, in größeren Abständen, auch ohne spezifischen Anlass.

Anforderungen an die Praxisreinigung sind Schmutzentfernung, dadurch auch Keimreduktion, sowie die Pflege der behandelten Objekte zu ihrer Werterhaltung. Faktoren der Reinigung sind Mechanik (Wasser, Reinigungsgeräte, Abrieb), Chemie (Reinigungsmittel, Lösungsmittel), Temperatur und Zeit.

Die Praxen werden zumindest einmal täglich einer staubbindenden Feuchtreinigung unterzogen. Kehrbesen wirbeln Staub auf und verteilen ihn diffus, sind daher für Einrichtungen mit besonderen hygienischen Anforderungen ungeeignet. Eine sog. Sanitation als verschärfte Reinigung mit Desinfektionsmittel im Putzwasser ist kein akzeptables Verfahren zur Flächenaufbereitung. Hierbei addieren sich die gemischten Substanzen nicht unbedingt in ihrer Wirkung (Seifenfehler), ggf. werden sogar Schadstoffe wie Chlor- und HCl-Gas frei. Eine wirklich desinfizierende Reinigung ist ohnehin nur bei Verwendung definierter Wirkstoffkonzentrationen effektiv.

Geruchsstoffe in Reinigungsmitteln wie ätherische Öle und Aromata erzeugen ein Gefühl von Frische und Sauberkeit, haben aber mit der Qualität von Reinigung und Desinfektion nichts zu tun, können sogar Allergien auslösen.

Die gängigen Reinigungsmittel werden unterteilt in Allzweckreiniger für die Routine, Cleaner zur Säuberung von Wachsfilmen und Fußbodenbeschichtungen, Fluate zur Oberflächenreinigung von Steinböden und Grundreiniger (Alkalien und Lösungsmittel, entfernen alte Beläge und hartnäckige Verschmutzungen).

Scheuermittel reinigen und polieren kratzfeste Oberflächen durch Abrieb, saure Reiniger wie Zitronensäure und Essig lösen Kalkablagerungen an Waschbeckenarmaturen und Metallbecken (gründlich nachspülen!).

Die häufig als Inhaltsstoffe genannten Tenside sind oberflächenaktive Verbindungen, die benetzend und emulgierend wirken. Sie bestehen als Detergentien aus einem langkettigen, unpolaren, hydrophoben sowie einem weiteren, polaren, hydrophilen Anteil. Dadurch setzen sie die Oberflächenspannung des Wassers herab und ziehen besser auf die Oberflächen auf. Sie verankern sich mit ihrem hydrophoben Teil an wasserunlöslichen Strukturen. Gleichzeitig weisen die hydrophilen Anteile nach außen: sie täuschen dem spülenden Wasser quasi ein „hydrophiles Fett" vor. Die zu entfernende fettige Verunreinigung wird somit benetzt, zerteilt und in Form feinster, von Detergensfilm umhüllter Tröpfchen im Wasser emulgiert und fortgespült.

Den Reinigungsmitteln oft beigefügte Alkalien quellen organische Anschmutzungen auf und entfernen Blutflecken. Silikate vermindern die Korrosion. Komplexbildner wirken gegen die Wasserhärte. Aluminium und Chrom, zum Teil auch

Glasoberflächen werden durch Alkalien angegriffen.

Die Anwendung einer breiten Produktpalette von Reinigungsmitteln mit gleichem Einsatzspektrum, z.B. mehrerer parallel verwendeter Allzweckreiniger bietet keinerlei hygienischen und praktischen Vorteil.

Zur **Bodenreinigung** benötigt man Nasswisch-Fransenmopps und Mopphalter, ein Breitwischgerät mit Nasswischbezügen, einen Gerätewagen mit Fahreimer und Halterungen für Müllsäcke sowie Vlies- oder Gaze-Tücher. Standard ist Wischen in nebelfeuchtem Zustand zur Staubaufnahme. Richtig nass gewischt wird nur in stark frequentierten oder massiv verschmutzten Bereichen, etwa in der Eingangszone von Praxen, die direkt zur Straße führen, wenn im Winter Schneematsch eingeschleppt wurde oder nach dem Durchmarsch von Handwerkern.

Meist besteht das Moppgewebe aus Baumwolle und Synthetik: dies gewährleistet eine gute Saugfähigkeit und Wasserbindung. Das Aufbereiten der

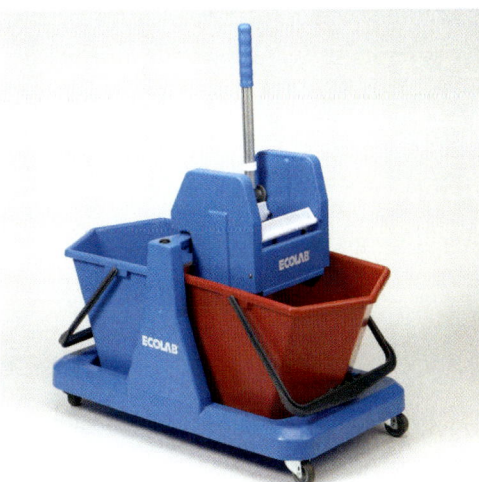

Abb. 4.9   Reinigungswagen

Mopps geschieht durch maschinelle, chemothermische Desinfektion mit 60 °C. Putzeimer und andere hierbei verwendete Behältnisse werden auch täglich desinfizierend gereinigt.

Die Bodenreinigung erfolgt mittels Zwei-Mopp- oder Wechselmopp-Verfahren, d.h. mit feuchtem Mopp zum Durchwischen und ggf. zweitem sauberem Mopp zum Nachtrocknen, wobei für jeden Funktionsraum ein frischer Mopp aufgezogen wird, um Kontaminationen nicht quer durch die Praxis zu verbreiten. Beim Wechselmopp-System sind nasser und trockener Mopp zusammen auf einem umklappbaren Wischgerät angebracht.

Die Feuchte wird auf dem Boden gleichmäßig aufgetragen, in engmaschigen Serpentinen im „Achtergang", um keine unbehandelten Lücken zu hinterlassen. Mit dem zweiten und trockenen Mopp wird die ausgebrachte Lösung wieder aufgenommen oder trocknet von selbst, wenn die Reinigung nach Dienstschluss durchgeführt wird. Beide Mopps werden vor Wiedergebrauch desinfizierend gewaschen.

Teppichböden im Wartezimmer behandelt man mit Klopfsaugern mit S-Filtereinsatz oder Teppichkehrmaschinen, detachiert mit Fleckentfernern und shampooniert bei Bedarf mit desinfizierenden Schaumreinigern.

Die laufende Reinigung erfolgt alle ein bis zwei Tage, die Grundreinigung halbjährlich. Wird der Teppichboden massiv verunreinigt, muss er möglichst sofort behandelt werden, zumindest solange er noch feucht ist. Konzentrierte Flächendesinfektionsmittel können unlöschbare Flecken verursachen, ebenso wie gar nicht oder falsch behandelte Verschmutzungen; diese führen zu Stockflecken.

Synthetische Fasern aus Polyamid und Acrylfaser sind als Schlingenware leichter zu reinigen als Naturfasern. Polyamid ist abriebbeständiger; Acrylfaser verschmutzt weniger, aber verschleißt schneller. Gute Tiefenwirkung besitzt die Sprühextraktion von Teppichböden. Dabei wird Reinigungs- und Desinfektionsmittellösung unter Druck eingebracht, danach der eingepresste Schaum wieder abgesaugt, anschließend ausgiebig quergelüftet. „Billigware" ist in dieser Hinsicht meist wenig strapazierfähig, verschleißt und bleicht schnell aus, wirkt dann farblich heterogen und fleckig, selbst wenn sie sauber ist.

Desinfizierende Flächenreinigung ist mit Hilfe sog. Desinfektionsreiniger möglich, die beide Aufbereitungsverfahren kombinieren. Anwendung finden sie z.B. bei der Behandlung von Arbeitsflächen.

Die Methode der Reinigung und Flächendesinfektion von medizinischem Großgerät muss die Materialverträglichkeit berücksichtigen. Deren Eigenheiten sind in den Gerätunterlagen beschrieben. Eine konkrete Empfehlung für den Einsatz von Reinigungs- und Desinfektionsmitteln gibt der Hersteller. Oft werden für die Reinigung nur Tenside toleriert, während saure Reiniger und organische Lösungsmittel einschließlich Alkohol die Gehäuse schädigen können. Auch bei der Behandlung von Acryloberflächen darf man Reinigungs- und Desinfektionsmittel nicht konzentriert anwenden. Gegenüber alkoholischen Mitteln ist die Beständigkeit des Kunststoffes unsicher. Man sollte hier nur mit weichen Tüchern wischen. Bürsten und Schwämme sowie Scheuermilch und -pulver verkratzen die Oberflächen.

Soweit PC-Tastaturen nicht mit wischdesinfizierbarer Folie abgedeckt sind, können sie mit Reinigungsbenzin, bei Desinfektionsbedarf mit 60–70%igem Isopropanol behandelt werden. Analog gilt dies für die Tasten von Mobil- und Praxistelefon.

Putztücher bestehen kaum noch aus Baumwolle, sondern meist aus Mikrofasern. Glatte Stoffe reinigen feuchte und verstaubte Oberflächen, gröbere entfernen festklebenden Schmutz. Vliestücher sind weich, abriebbar und auch für fettige Verunreinigungen saugfähig. Die meisten Gewebe sind bei 40–90 °C waschbar. Weichspüler und Behandlungen im Wäschetrockner sind oft unverträglich. Cellulosetücher sollte man lediglich in handwarmem, stehenden Wasser reinigen; dies schränkt ihre Verwendung in der Praxis ein.

Im feuchten Milieu des **Sanitärbereiches** vermehren sich Erreger auf Putzutensilien, Matten und Handtüchern. Sie sind auch nach Antrocknen noch lebensfähig. Zum typischen Keimspektrum bei hygienischen Umgebungsuntersuchungen im Sanitärbereich zählen Pseudomonas, Serratia und Acinetobacter species, koagulasenegative Staphylokokken, Sporenbildner, zum Teil auch Enterobacteriaceen (Fäkalkeime).

Standard ist eine tägliche Nassreinigung der Bäder und Toilettenräume mit Allzweckreiniger. Dabei trägt man Schutzhandschuhe und wechselt die Wischlappen täglich aus. Eine Routine-Desinfektion ist im Gegensatz zur Empfehlung der RKI-Richtlinie für Nasszellen und Zimmerwaschbecken des Krankenhauses hier in der Praxis nicht notwendig bzw. wird im Hygieneplan selbst festgelegt. Eine Ausnahme bildet die Benutzung der Toilette durch einen Patienten, der nachweislich an einer Infektion oder Keimträgerschaft (Ausscheidertum) leidet, welche über die Toilettenbenutzung fakultativ übertragbar wäre. Kontaminationsquellen sind dann möglicherweise Aerosole beim Spülen sowie das Berühren von Einrichtungsgegenständen unmittelbar nach dem Stuhlgang. Somit sind in diesem Fall Toilettensitze, Deckelinnenseiten, Spülgriffe, Waschbecken, Armaturen und Türklinken zu desinfizieren. Innerhalb der Klosettbecken, Abflussrinnen und Siphons ist die Desinfektion jedoch überflüssig und lediglich umweltbelastend. Auch geruchsüberlagernde Klosettdesodorantien sind unnütz und ersetzen nicht die engmaschige Reinigung.

In Toilettenräumen kommen neben dem Allzweckreiniger auch saure Reiniger, WC-Reiniger und im Bedarfsfall Rohrreiniger zum Einsatz. Zunächst werden Spiegel, Waschbecken und Armaturen mit saurer Reinigungslösung behandelt, danach mit separatem Lappen die kontaminierten Oberflächen im WC-Bereich (Spüldrücker, Urinal und WC-Schüssel außen). Anschließend wird WC-Reiniger in das Becken geschüttet und mit der Klosettbürste ausgewischt.

Ein automatisches desinfizierendes Spülprogramm nach der Toilettennutzung ist aus hygienischer Sicht nicht erforderlich. Bei groben Verschmutzungen reichen der Einsatz der Bürste und gründliches Nachspülen aus. Auch am Markt angebotene, schmutzabweisend und mikrobiostatisch präparierte Keramikmaterialien sind bei guter Hygienepraxis verzichtbar. In Duschkabinen ist eine laufende Desinfektion überflüssig. Die an Partikel gebundenen Keime werden durch das Wasserspülen sowie bei der anschließenden Reinigung ausreichend entfernt.

Gepolsterte Liegen im **Aufwachraum** der OP-Praxis werden desinfizierend gereinigt, entsprechend die Seitengitter mit Desinfektionsmittellösung abgewischt. Betten im Ruheraum/Aufwachraum werden analog zu Klinikbetten aufbereitet. Zum Bett gehören das Gestell, Bettgitter, montierbare Zusatzteile wie Haltebügel und Lagerungshilfen, sowie als Zubehör Matratze, Kopfkissen, Decken und Bettwäsche. Die Aufbereitung der Matratze wird erleichtert, wenn sie bis über die vier Kanten mit einem flüssigkeitsdichten, atmungsaktiven Schonbezug als Haube oder rundum bezogen ist, den man problemlos wischdesinfizieren kann.

Für jeden neuen Patienten wird neben dem Wechsel der Bettwäsche eine manuelle Aufbereitung von Bettgestell und Matratze durchgeführt. Die Methode der Reinigung resp. Scheuerwischdesinfektion und das Waschverfahren für das Zubehör sind im Hygieneplan der Praxis festgelegt. Bettwäsche wird bei 85 bis 90 °C über 15 min desinfizierend gewaschen. Auch Bettdecken aus Synthetikfasern, präparierte Daunendecken und Einziehdecken mit Polyurethan-Schaumstoff-Füllung können im Gegensatz zu Schafwolle thermisch desinfizierend gewaschen werden.

Eine **Desinfektion** unterscheidet sich von der Reinigung nicht durch Anforderungen an die Sauberkeit, sondern an die Keimreduktion. Vom desinfizierten Bereich soll keine Infektionsgefahr mehr ausgehen. Regelrechte Keimfreiheit wird nicht verlangt. Man unterscheidet

▶ die routinemäßige Desinfektion als prophylaktische mikrobielle Dekontamination von Gegenständen, Nutzflächen, Räumen und Medien zur Verhütung einer Infektion im Funktionsablauf

▶ die gezielte Desinfektion, z.B. beim Entfernen von erregerhaltigem Material

▶ die laufende Desinfektion zur Verhinderung der Keimverschleppung während einer infektiösen Krankheitsphase

▶ die Schlussdesinfektion als abschließende Behandlung bei Fortfall des Ausscheidungs- und Kontaminationsrisikos

Desinfizierend wirken thermische Verfahren wie Kochen und strömender Dampf, das Verbrennen, aber auch ultraviolette Strahlung bei 254 nm (nur noch selten eingesetzt) und zahlreiche chemische Wirkstoffe, eben die Desinfektionsmittel. Die Kombination von Wärme und Chemie wirkt additiv-synergistisch, so dass man bei höherer Temperatur mit weniger Chemikalieneinsatz und umgekehrt arbeiten kann. Solche chemothermischen Kombinationsverfahren sind aber nur in geschlossenen Systemen wie Desinfektionsspül- und Waschmaschinen anwendbar.

> **MEMO** Das offene Ansetzen von Desinfektionsmittellösungen in heißem Wasser führt durch massives Abdunsten zu unkontrolliertem Wirkstoffverlust und zu toxischen, reizenden Effekten, ist somit ein handwerklicher Fehler.

Ein optimales **Desinfektionsmittel** verfügt über ein breites Wirkspektrum gegen Infektionserreger, günstige Daten in der Toxikologie, gute Haut- und Gewebeverträglichkeit, schont das behandelte Material und ist ökologisch möglichst unbedenklich, d.h. biologisch schnell abbaubar. Nicht alle Desinfektionsmittel wirken in gleicher Breite. Manche sind nur gegen vegetative, also nicht versporte Bakterien sowie Pilze und Pilzsporen wirksam; hier spricht man vom Wirkbereich A. Werden auch Viren inaktiviert, bezeichnet man dies als Wirkbereich B oder AB. Die Begriffe Wirkbereich C (umfasst Milzbranderreger) und D (zusätzlich Clostridien wie Gasbrand- und Tetanuserreger) beziehen sich auf die Abtötung von Bakteriensporen, die als stoffwechselarme und umweltresistente Dauerformen von vielen gängigen Desinfektionsverfahren nicht erfasst werden.

Grundlage für die Auswahl von Desinfektionsverfahren und -mitteln im Routinebetrieb zur Infektionsprophylaxe ist die Liste der „nach den Richtlinien für die Prüfung chemischer Desinfektionsmittel geprüften und von der Desinfektionsmittelkommission der Deutschen Gesellschaft für Hygiene und Mikrobiologie im Verbund Angewandte Hygiene (VAH) als wirksam befundenen Desinfektionsverfahren" (DGHM/VAH-Liste).

Die Listung der Präparate erfolgte aufgrund von mindestens zwei firmenexternen, unabhängigen, nach vorgegebener Standardmethode erstellten Gutachten. Diese belegen ihre desinfizierende Wirksamkeit in den angegebenen Konzentrationen und Einwirkzeiten für den jeweiligen Verwendungszweck. Unterteilt ist die Liste in Produkte für die hygienische Händewaschung und Händedekontamination, für die Hände-, Haut-, Flächen-, Instrumenten- und Wäschedesinfektion. Alkoholische Präparate werden in der vorgegebenen Konzentration unverdünnt angewendet. Für andere Substanzen oder Kombinationen sind Gebrauchs-Verdünnungen in Abhängigkeit von der Einwirkzeit vorgegeben.

Seit 2004 enthält die periodisch aktualisierte DGHM/VAH-Liste in den Kapiteln 3 zur Flächen- und 4 zur Instrumenten-Desinfektion jeweils einen als b bezeichneten Abschnitt. Die dort aufgeführten Präparate wurden erhöhten und praxisnäheren Prüfanforderungen unterzogen, wie sie 2001 in den „Standardmethoden der DGHM zur Prüfung chemischer Desinfektionsverfahren" formuliert wurden.

Nicht DGHM/VAH-gelistete, aber zumindest CE-gekennzeichnete Mittel sind ebenfalls im Handel, zum Teil preiswerter erhältlich. Meist können auch hier Laborgutachten vorgelegt werden, die aber nicht unbedingt die DGHM/VAH-Kriterien erfüllen. Wegen der strikten Standardisierung der DGHM/VAH-Vorgaben und der relativ schwierigen Versuchsbedingungen gelten die dort gelisteten Produkte aber als zuverlässig und werden zumindest von medizinischen Einrichtungen in Deutschland bevorzugt, auch wenn ihr Einsatz nicht zwingend vorgeschrieben ist: dies wäre eine Wettbewerbsbehinderung nicht DGHM/VAH-gelisteter Produkte aus dem EU-Bereich. Im übrigen erfassen auch nicht alle gelisteten Mittel den Wirkbereich AB; das hängt eben von ihren Inhaltsstoffen ab.

Zur Prüfung chemischer Desinfektionsmittel, die man im humanmedizinischen Bereich gegen Viren einsetzt, wurde eine spezielle Richtlinie der Deutschen Vereinigung zur Bekämpfung der Viruskrankheiten (DVV) erstellt. Zusätzlich existiert eine Liste der vom Robert Koch-Institut geprüften und anerkannten Desinfektionsmittel und -verfahren (sog. RKI-Liste, früher BGA-Liste, periodisch publiziert im Bundesgesundheitsblatt), die bei amtlich verfügten Desinfektionsmaßnahmen angewendet werden müssen.

Der Umgang mit Desinfektionsmitteln setzt aus Gründen der zuverlässigen Infektionsprophylaxe, des Patienten- und Personalschutzes eine absolut korrekte, möglichst schriftlich dargestellte Arbeitsweise voraus.

Beim Ansetzen der Gebrauchslösungen wird zunächst handwarmes Wasser in der erforderlichen Menge eingefüllt und dann das Desinfektionsmittel zugesetzt. Bei der korrekten Dosierung hilft eine Tabelle, in der gängige Mengen an Gebrauchslösungen nach Wasser- und Desinfektionsmittelanteil aufgelistet sind. So kann man z.B. nachlesen, dass zehn Liter einer dreiprozentigen Lösung mit 9,7 l Wasser und 300 ml Konzentrat angesetzt werden usw.

Man sollte unbedingt Dosierhilfen benutzen, da bei Schätzung nach Augenmaß meist zu viel Desinfektionsmittel zugegeben wird. Es gibt auch Desinfektionsmittel-Zumischer am Wasserauslass, die bei jeder Wasserentnahme den erforderlichen Anteil an Wirkstoffkonzentrat abgeben. Dann sind die richtigen Gebrauchsmischungen gleich fertig vorhanden. Solche Apparate müssen aber von der Firma halbjährlich nachjustiert und gewartet werden.

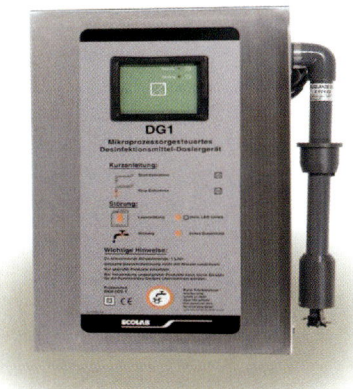

Abb. 4.10   Desinfektionsmittelzumischer

Man darf Desinfektionsmittel nicht nach eigenem Gutdünken mit Reinigern vermischen, außer wenn dies vom Hersteller ausdrücklich und unter Angabe geeigneter Mittel zugelassen wäre. Ansonsten besteht die Gefahr einer chemischen Interaktion mit Wirkeinbußen (Beispiel „Seifenfehler").

Die vielen gelisteten Desinfektionsmittel-Präparate sind oft Mischungen aus relativ wenigen Wirkstoffen. Verwendet werden meist Mittel auf der Basis von Alkoholen und Aldehyden, Aminen, Glucoprotamin, Biguaniden, Phenolderivaten, Sauerstoffabspaltern, Jod und Chlor sowie quartären Ammoniumverbindungen. Häufig angewandte Desinfektionswirkstoffe besitzen folgende Eigenschaften:

Alkohole adsorbieren an Zellmembranen, lösen Lipide auf, verändern die Membranpermeabilität mit der Folge von Plasmaaustritt und Elektrolytverlust, und denaturieren zusätzlich die Eiweiße. Sie sind wegen ihrer Lipophilie innerhalb von 30 sec gegen vegetative Bakterien und behüllte Viren wirksam, binnen 60 sec gegen Mykobakterien (wegen schneller Abdunstung zweimal für 30 sec auftragen!), hingegen unwirksam gegen Prionen und Bakteriensporen.

Handelspräparate sind sterilfiltriert und deshalb sporenfrei. Somit dürfen die nach Arzneimittelgesetz zugelassenen alkoholischen Händedesinfektionsmittel zur Sicherung der Produktqualität auch nicht offen, sondern nur unter der sterilen Werkbank umgefüllt werden; dies entspricht auch der Empfehlung der RKI-Richtlinie. Wenn es an einem anderen sauberen Arbeitsplatz ausschließlich für den Gebrauch in der eigenen Praxis geschieht, so entstünde unter rein fachlichen Aspekten zumindest kein praktischer Nachteil. Fakultativ eingebrachte, vereinzelte Bakteriensporen keimen im alkoholischen Desinfektionsmittel nicht aus und vermehren sich nicht, werden zudem ja auch bei der alkoholischen Desinfektion auf der Hand nicht erfasst.

Isopropanol desinfiziert bei Konzentrationen zwischen 60 und 70 %, Äthanol bei 70 bis 80 %. Zu niedriger Wasseranteil führt wegen der Hygroskopie hochprozentiger, kurzkettiger Alkohole zur Zellschrumpfung mit behindertem Wirkstoffzutritt (ähnlich einer Salzlake), damit zur verminderten Wirksamkeit gegenüber zellulär strukturierten Mikroben.

Gute Hautverträglichkeit und schnelle Wirkung machen alkoholische Präparate ideal geeignet zur Haut- und Händedesinfektion. Gegen die resistenteren unbehüllten Viren sowie bei Hepatitis B kommen spezifische Präparate mit höherem Alkoholanteil zur Anwendung wie z.B. die Produkte Sterillium®Virugard (RKI-gelistet) und Desderman®N, die auch gegen die gängigen bakteriellen Erreger wirksam sind. Für den täglichen Routineeinsatz sind sie aber u.a. wegen der stärkeren Hautaustrocknung wenig geeignet.

Zur Flächendesinfektion werden auch aromatische Alkohole eingesetzt (z.B. Phenoxypropanol), etwa in Kombination mit umweltverträglichen und wenig toxischen, quartären Ammoniumverbindungen (QAV, QUATS, Kationseifen), die ihrerseits ohne zusätzliche Komponente nur ein geringes Wirkspektrum besitzen. Die gute Flächenhaftung kann zu Klebeeffekten führen.

Formaldehyd wird wegen toxischer und allergener Eigenschaften am ehesten noch zur desinfizierenden Instrumentenbehandlung in geschlossenen Systemen verwendet. Es ist weniger pH-abhängig, allerdings anfällig für Eiweißzehrung. Die Wirkstofflösung ist lange haltbar. Das breite Wirkspektrum erfasst sämtliche Viren, unter bestimmten Bedingungen sogar die Bakteriensporen, aber keine Prionen (wegen Eiweißfixierung). Das Kürzel FF beim Handelsnamen bezeichnet ein formaldehydfreies Präparat, das aber regulär andere Aldehyde enthält. Nur der Zusatz AF im Namen eines Produktes bedeutet komplette Aldehydfreiheit.

Der häufiger verwendete Wirkstoff **Glutardialdehyd** wird in vielen Instrumentendesinfektionsmitteln, zum Teil auch in der Flächendesinfektion, als Komponente aus einem Aldehydabspalter freigesetzt. Er ist allerdings nur bei leicht alkalischem pH optimal wirksam, in diesem Milieu aber recht unstabil. Auch verwandte Substanzen wie Glyoxal wirken in höheren Konzentrationen sporozid.

Amine erfassen Pilze und vegetative Bakterien incl. Mykobakterien sowie behüllte Viren. Sie finden als Wirkstoffe in Kombinationspräparaten zur Flächen- und Instrumentendesinfektion Anwendung. **Biguanide** sind wirksam gegen vegetative Bakterien, Pilze und Viren, wenn auch mit einigen Wirklücken, generell unwirksam gegen Bakteriensporen. Wegen guter Remanenz kommen sie zum Einsatz in der Flächendesinfektion. In ihrer Wirkung behindert werden sie durch Alkalien und Eiweißbelastung.

Oxidantien wie Peressig- und Perameisensäure wirken über die Abspaltung biologisch aggressiver, keimtötender Radikale mit breitem Spektrum gegen Bakterien, Pilze, Viren und z.T. auch Bakteriensporen. Sie werden bei der Wäschedesinfektion und – wegen ihrer korrosiven Eigenschaften nur bedingt – bei der (Kunststoff-) Flächen- und Instrumentendesinfektion mit korrosionshemmendem Zusatz eingesetzt.

Organische **Chlor-Abspalter**, Chloramine und Natriumhypochlorit wirken bei der Flächendesinfektion schnell und mit breitem Spektrum gegen Bakterien, Pilze und Viren. Wegen ihrer Hemmung durch organische Belastungen (Eiweißzehrung) ist eine Vorreinigung der Flächen nötig. Mit Scheuermitteln sind sie gut geeignet zur desinfizierenden Reinigung in Feucht- und Sanitärbereichen.

Ein angeblich zur Vorbeugung einer Resistenzbildung notwendiger periodischer Routine-Austausch von Desinfektionsmitteln ist bei Anwendung der vorgegebenen Gebrauchskonzentrationen wissenschaftlich nicht begründet. Dass desinfizierende Wirkstoffe manchmal nicht wie erhofft wirken, hat z.B. folgende Ursachen:

- Die Zielgruppe wird grundsätzlich nicht erfasst, z.B. Viren im Wirkbereich A, unbehüllte Viren bei niederkonzentrierten Alkoholen, Wirkstofflücken quartärer Ammoniumverbindungen.
- Manche Substanzen wie Sauerstoffabspalter sind hochreaktiv und nach Ansetzen der Gebrauchsmischung wegen ihrer Instabilität nur für kurze Zeit einsetzbar.
- Zum Teil werden falsch dosierte Gebrauchskonzentrationen benützt. Die von Substanz und Konzentration abhängige Einwirkzeit ist dann zu kurz.

- Der pH des Mediums ist möglicherweise ungeeignet: jeder Wirkstoff hat sein spezifisches Optimum. Das umgebende Medium kann zusätzlich puffern.
- Organische Belastung kann manchen Wirkstoff chemisch binden.
- Unzureichende Benetzung von eingelegten Instrumenten behindert den Zutritt, z.B. durch Luftblasen im Lumen, bei Überfüllung der Box mit Desinfektionsgut oder bei nicht geöffneten Instrumenten.
- Andere gelöste interagierende Bestandteile sind weitere Fehlerquellen, bei verunreinigtem oder zu hartem Wasser und bei Unverträglichkeit von Komponenten in selbst hergestellten Mischungen.
- Auch ein Abbau des Wirkstoffes durch bakterielle Enzyme ist bei zu hoher Verdünnung möglich. Besonders Stämme von Pseudomonas aeruginosa verfügen genetisch über die Möglichkeit, eine Schleimhülle auszubilden, welche die Desinfektionsmittelpassage behindert. Dies kann sogar zur Kontamination und Biofilmbildung in zentralen Desinfektionsmittel-Zumischanlagen führen.

Methode der Wahl ist bei der **Flächendesinfektion** grundsätzlich die Wisch-Desinfektion. Eine Sprühdesinfektion ist kein adäquater Ersatz, schon gar nicht auf glatten Oberflächen oder bei einer Instrumentenbehandlung, sondern wird wegen des höheren Desinfektionsmittelverbrauchs, der größeren Belastung der Atemluft und möglicher Verpuffungsgefahr nur im Ausnahmefall empfohlen. Dieser liegt vor, wenn etwa unübersichtliche Verhältnisse (Nischen, Ritzen usw.) bei einer Umgebungsdesinfektion miterfasst werden müssen. Einzeln verpackte, mit alkoholischem Mittel getränkte „Desinfektionstücher" sollten nur fallweise für kleine Flächen z.B. beim Hausbesuch verwendet werden, nicht für die reguläre Desinfektion von Arbeitsflächen in der Praxis.

Desinfektionsmittel für Oberflächen werden anders ausgesucht als entsprechende Präparate zur Behandlung von Instrumenten. Materialschonende und toxikologisch günstigere Daten sind erwünscht, da sie auf beliebigen Oberflächen zum Einsatz kommen können, breitflächig ausgebracht werden und oft komplett in die Umgebung verdunsten. Instrumentenoberflächen sind hingegen für vielfache Desinfektionsmaßnahmen kompatibel; man kann sie auch in geschlossenen oder halbgeschlossenen Systemen aufbereiten.

Flächendesinfektionsmittel, die aus mehreren Wirkstoffen zusammengesetzt sind, besitzen zum Teil eine leichtflüchtige und eine flächenhaftende Komponente. Beide wirken oft auch unterschiedlich und verfügen ggf. über ein anderes Wirkspektrum, so dass die Wirklücken der einen durch die Eigenschaften der anderen Substanz ausgeglichen werden. Im Idealfall ist nach Verflüchtigung des einen Wirkstoffes der andere noch remanent und wirkt nach, wenn erneut kontaminiert wird. Der Alkoholanteil beträgt bei Gebrauchskonzentrationen von großflächig ausgebrachten Flächendesinfektionsmitteln aus Brandschutzgründen nicht mehr als zehn Prozent. Somit ist es auch eine Unsitte, teure Händedesinfektionsmittel aus dem Spender zur Wischdesinfektion von Arbeitsflächen zu missbrauchen.

Nach Eingriffen im OP werden die Oberflächen im Einstundenwert desinfiziert. Dieser Wert bezeichnet die Verdünnung, die bei einer Einwirkzeit von einer Stunde den gewünschten Desinfektionserfolg erzielt.

Der Vorgang verläuft zeitlich nicht linear, so dass wenige Minuten nach Beginn der Einwirkzeit oft „der größte Teil der Strecke schon geschafft ist". Der Nutzer einer desinfizierten Fläche muss somit nicht die gesamte Zeitspanne zuwarten, sondern kann zumindest nach Antrocknen den aufbereiteten Bereich weiternutzen. Dadurch wird aber nur die Wartefrist, nicht die formale Einwirkzeit verkürzt, da diese je nach Gebrauchskonzentration über die DGHM/VAH-Liste vorgegeben ist und nicht geändert werden darf. Nur höhere Konzentration, d.h. eine geringere Verdünnung des Mittels bedingt eine kürzere Einwirkzeit.

Als Mindestkonzentration ist bei einigen Präparaten ein Vierstundenwert angegeben. Diese Mischung darf aber auch bei längerer zur Verfügung stehender Zeitspanne nicht noch weiter verdünnt werden. Andernfalls ist der Desinfektionserfolg prinzipiell nicht mehr gewährleistet. Derart zu niedrig konzentrierte Mittel könnten den Bakterien sogar als Nährstoffquelle dienen.

Desinfektionsmaßnahmen für Gerätoberflächen und einzelne Geräteteile hängen von der Materialverträglichkeit ab. Hierzu finden sich zumindest bei medizinischen Gerätschaften Angaben in der Bedienungsanleitung.

Ultraschallköpfe sind bei der Untersuchung mit einer Schutzhülle versehen (obligat zumindest bei intrakavitärem und intraluminalem Sondeneinsatz), die man nach der Diagnostik entsorgt. Danach wird gereinigt und desinfiziert. Kontaktgel ist mit Konservierungsstoffen versetzt. Zur Reinigung der Köpfe benutzt man saubere Gaze oder ein flusenfreies, angefeuchtetes Tuch, wischt dann mit einem Instrumentendesinfektionsmittel nach. Alkoholische Präparate sind nicht immer materialverträglich (Herstellerinfo!) und zum Teil eingeschränkt viruswirksam. Alternativ werden Präparate auf Aldehydbasis empfohlen.

Auf den undifferenzierten Einsatz von Desinfektionsmitteln kann man allgemein bei der Fußbodenbehandlung gut verzichten, wodurch die Belastung des Reinigungspersonals und der Umwelt sowie der Kostenaufwand verringert werden, während man umgekehrt nicht mit ansteigendem Infektionsrisiko rechnen muss. Unerwünschte Wirkungen der Routinedesinfektion wie Langzeitkorrosion, Klebrigkeit der Böden, Geruchsbelastung und Reizerscheinungen fallen weg. Die Nassreinigung mit einem gewöhnlichen Haushaltsreiniger führt zu ausreichender Keimreduktion, und zwar wegen der mechanischen Effekte, der Verminderung von Partikeln, an denen Keime anhaften, und der tensidbedingten Auflösung von Krusten und anderen, meist organischen Schmutzablagerungen, die das übliche Keimreservoir auf Fußböden in Innenräumen darstellen. Zusätzliche, gezielte Desinfektion ist nur bei besonderer Verschmutzung nötig, etwa durch Blut oder Erbrochenes. Dafür reicht die Konzentration der DGHM/VAH-Liste aus.

In OP-Räumen wird bei vielen Hygieneplänen nach den Eingriffen auch der Boden wischdesinfiziert. Im allgemeinen ist der Fußboden jedoch kein Reservoir für die Ausbreitung von Infektionserregern, da er im Unterschied zu Händen, Funktionsgegenständen, Speisen und Therapeutika nicht in die Kreuzkontaminationsketten eingebunden ist. Was an Tabletten, Kanülen, Verbandszeug und -zubehör usw. zu Boden fiel, wird entsorgt bzw. Instrumente neu aufbereitet. Die wesentlichen Reservoire für nosokomiale Infektionserreger sind nicht die Böden, sondern die eigene Stuhlflora (Harnwegsinfekte), der obere Gastrointestinaltrakt und die Mundhöhle (respiratorische Infekte), die Hautflora und kontaminierte Utensilien wie Blasen- und Venenkatheter (Harnwegsinfekte, Sepsis) sowie die kontaminierten Hände des Personals (Wundinfekte).

Grundsätzlich kann man auch angelernte Arbeitskräfte zu Desinfektionsarbeiten heranziehen, wenn dem keine Bestimmungen des Jugend- oder Mutterschutzgesetzes bzw. des individuellen Arbeitsvertrages entgegenstehen. Die Routinedesinfektion des Arbeitsplatzes erfordert keine spezielle berufliche Grundausbildung, sondern nur eine Einweisung, für die der Arbeitgeber verantwortlich ist. Mit der Durchführung dieser Tätigkeit sind ferner verbunden: die jährliche Wiederholung der Belehrung mit schriftlicher Bestätigung, Betriebsanweisung und Hygieneplan, Bereitstellung von Schutzkleidung und Handschuhen, ggf. Überprüfung des Impfschutzes. Die Tätigkeit ist berufsgenossenschaftlich versichert, auch wenn sie mit Risiken einhergeht, die nicht zur ursprünglichen Stellenbeschreibung passen.

Welche spezifischen Desinfektionsmaßnahmen werden zur Prophylaxe von blut- und sekretübertragenen **Virusinfektionen** empfohlen? HIV und HCV sind wegen ihrer Lipidhülle empfindlich und lassen sich bereits mit 70%igem Äthylalkohol inaktivieren. Das Hepatitis B-Virus ist allerdings trotz Hülle stabiler. Aus diesem Grunde sollten im konkreten Fall am besten Händedesinfektionsmittel verwendet werden, bei denen die Hepatitis B-Wirksamkeit ausdrücklich vermerkt ist. Für gezielte Flächendesinfektionen. d.h. bei Verdacht auf Kontamination mit den genannten Viren sollte auf Chlor- oder aldehydhaltige Präparate aus der Liste des RKI zurückgegriffen werden. Die Instrumentendesinfektion soll nach Möglichkeit thermisch erfolgen.

Gelegentlich werden selbst von hygienisch geschulten Ärzten und Autoren für den Umgang mit Trägern einer Serumhepatitis umfassende Präventionsmaßnahmen empfohlen wie „Vermeidung des Kontaktes zu anderen Patienten oder Vorbeilotsen am Wartezimmer, um dessen Kontamination zu verhindern, ferner Vermeiden der Toilettenbenutzung, weil andernfalls die Desinfektion von

Toilettenbecken, Armaturen usw. fällig würde, die Umgebungsdesinfektion auch von Schränken, Wänden und Böden sowie die Abfalldesinfektion mittels Autoklavieren oder Verbrennen".

Prinzipiell sind solche Maßnahmen zumindest aus infektionsprophylaktischen Gründen nicht notwendig. Im Wartezimmer besteht keine Gefährdung. Auch in der Klinikbehandlung ist ja keine Isolierung in einem Einzelzimmer erforderlich. Die Toilettendesinfektion ist überflüssig. Wände und Böden sind regulär in die Infektionsketten nicht eingebunden und werden nur desinfiziert, wenn sichtbare Kontamination mit Blut, Schleim u.ä. vorliegt. Trockene Abfälle, auch Tupfer, müssen nicht desinfiziert, sondern können im Plastiksack abgeworfen und dieser verschlossen dem Praxismüll beigegeben werden.

LITERATUR

Berufsgenossenschaft für Gesundheit und Wohlfahrtspflege (1998): „Sicherheitsregeln zur Vermeidung von Brand- und Explosionsgefahren durch alkoholische Desinfektionsmittel". ZH 1/598

Desinfektionsmittelkommission der deutschen Gesellschaft für Hygiene und Mikrobiologie (2003): „Liste der nach den ‚Richtlinien für die Prüfung chemischer Desinfektionsmittel' auf Grundlage der Standardmethoden der DGHM zur Püfung chemischer Desinfektionsverfahren geprüften und von der Desinfektionsmittel-Kommission der DGHM als wirksam befundenen Desinfektionsverfahren". mhp-Verlag Wiesbaden

Desinfektionsmittelkommission der deutschen Gesellschaft für Hygiene und Mikrobiologie (1998): „Wiederbenutzung von Flächen nach der Desinfektion". Hygiene und Medizin 23: 514

Griffith CJ, Cooper R A (2000): „An evaluation of hospital cleaning regimes and standards". Journal of Hospital Infection 45: 19–28

Kommission für Krankenhaushygiene und Infektionsprävention am Robert Koch-Institut (2004): „Richtlinie für Krankenhaushygiene und Infektionsprävention". Anlage C 2.1. Anforderungen an die Hygienemaßnahmen bei der Reinigung und Flächendesinfektion. Bundesgesundheitsblatt 47: 51–61

McDonell G, Russell AD (1999): „Antiseptics and disinfectants: activity, action and resistance". Clinical Microbiological Review 12: 147–179

Steuer W (2001): „Antimikrobielle Maßnahmen. Desinfizierende Reinigung". In: Kramer A, Heeg P, Botzenhart K (Hrsg.): „Krankenhaus- und Praxishygiene". 1. Auflage: 283–293. Urban und Fischer Verlag. München, Jena

von Rheinbaben F, Wolff MH (2002): „Handbuch der viruswirksamen Desinfektionen". Springer Verlag. Berlin, Heidelberg, New York

Weidenfeller P, Waschko D (2004): „Hygiene in der Arztpraxis und beim Ambulanten Operieren". Leitfaden des Landesgesundheitsamtes Baden-Württemberg, Stuttgart

Zöllner H, Kramer A, Youssef P, Youssef U, Adrian V (1995): „Orientierende Untersuchungen zur biologischen Abbaubarkeit von ausgewählten mikrobioziden Wirkstoffen". Hygiene und Medizin 20: 401–407

4.4 Hygienische Aspekte bei der Wundversorgung

Die Theorie der Wundversorgung unterscheidet aseptische von kontaminierten und infizierten, septischen Wunden. Aseptische Wunden wurden nach aseptischen oder bedingt aseptischen Eingriffen oder nach Verletzungen und Wundausschneidung durch Naht versorgt und heilen reizlos. Kontaminierte Wunden werden offen behandelt (Verletzungswunden, eröffnete Wundserome oder -hämatome, Brandwunden, Drainageaustrittstellen). Infizierte Wunden sind eröffnete Eiterherde oder wurden nach Behandlung sekundär infiziert.

Alle Wunden durchlaufen bis zur vollständigen Regeneration die Phasen der Exsudation, der Resorption, der Proliferation/Granulation und der Narbenbildung mit Epithelisierung. Kontamination bezeichnet das Auftreffen von Keimen auf die Wunde, Kolonisation die Besiedelung mit Vermehrung, zunächst aber ohne klinische Zeichen einer Infektion. Diese wird begünstigt durch direkten, massiven Eintrag der Keime, Fremdkörperreizung, lokale Minderdurchblutung und Nekrosen im Wundbereich. Eine infizierte Wunde verbleibt quasi in der Exsudatphase bzw. entwickelt sich wieder dorthin zurück.

Oberflächliche Infektionen des Operationsschnittes treten nach CDC-Definition der nosokomialen Infektion bis maximal dreißig Tage nach dem Eingriff auf und betreffen nur Haut oder subkutanes Gewebe. Dabei kommt es zur eitrigen Sekretion aus der Inzisionsstelle und/oder zu den typischen Entzündungszeichen wie Schwellung, Rötung, Überwärmung und Wundschmerz. Tiefe Infektionen erfassen Faszie und Muskelschicht, zum Teil mit fiebriger Allgemeinreaktion und Sekretion aus der Einschnittstelle. Infektionen von Hohlräumen und Organen im Operationsgebiet fallen durch keimbelastete Sekretion aus entsprechenden Drainagen und systemische Infektionszeichen auf.

Wurden Wunden früher mit aufsaugenden, abdeckenden, passiven Wundauflagen quasi trockengelegt und zudem täglich inspiziert, um keine beginnende Infektion zu übersehen, behandelt man nun unter feuchtwarmer Okklusion und wechselt die Verbände bei normalem Heilungsverlauf weniger häufig. Der Wechsel erfolgt bei mäßig exsudierenden Wunden nur noch alle drei bis vier Tage. Von der Regel des ersten Verbandswechsels nach zwei bis drei Tagen wird abgewichen, wenn der Verband schon vorher durchfeuchtet bzw. eingeblutet ist, bei starken Schmerzen und Infektionszeichen.

Grundsätzlich gilt für die Behandlung einer Wundinfektion die breite Eröffnung, die Säuberung durch Debridement und Nekrosenentfernung, die lokale Therapie mit Antiseptika und die Abwägung der Notwendigkeit einer zusätzlichen Behandlung mit Antibiotika bei systemischen Reaktionen oder bei infektionsfördernden Systemerkrankungen.

Chronische Wunden sind generell besiedelt, oft mehr mit grampositiver als gramnegativer Flora. Je älter die Wunde ist, desto eher ist auch mit Sprosspilzen (Hefen) und multiresistenten Bakterienspezies (Staphylococcus aureus, Pseudomonas aeruginosa) zu rechnen. Üble Gerüche sind Anzeichen für eine Besiedelung mit anaerober Flora.

Antiseptische Behandlung ist weniger effektiv, wenn Nekrosen und Beläge nicht durch mechanische Entfernung, zumindest gründliches Spülen und Auswischen mit sterilen Kompressen sorgfältig entfernt werden, da die Keime sonst geschützt sind und die gewünschte Gewebsproliferation verzögert wird. Standard ist die Spülung mit steriler isotonischer Kochsalz- oder Ringerlösung. Glucoselö-sung ist wegen Resorption unerwünscht. Wegen der Kosten einer sterilen Spülung sowie wegen des stärkeren Spüldruckes wird auch Abduschen mit handwarmem Leitungswasser diskutiert. Nach Trinkwasserverordnung sind zwar maximal 100 KBE pro ml Wasser zulässig. Andererseits ist dabei mit Keimbelastung aus dem Hausleitungsnetz, oft mit Vertretern der infektionsrelevanten Pseudomonas-Gruppe zu rechnen. Zudem sind Duschköpfe und Siebstrahlregler nicht selten massiv verkalkt und mit Biofilm verschleimt, so dass der Keimeintrag die Erwartungen weit übersteigt. Werden die ent-sprechenden Teile engmaschig abmontiert, gründ-lich gereinigt und desinfiziert und die Wunden nach Spülung zusätzlich antiseptisch behandelt, so wird ein solches Vorgehen bei bestimmten Fällen chronischer Wunden wie z.B. Ulcera cruris toleriert. Wenn das Leitungswasser nicht mit engmaschig aufbereiteten, bakteriendichten Filtern aufberei-tet wird, bleibt die Spülung mit sterilem Wasser un-ter hygienischen Aspekten eben doch die Methode der Wahl.

Auch für Wundspülung verwendete sterile Koch-salzlösung kann nach Öffnen der Flasche je nach Handhabung mit ubiquitären, anspruchslosen Kei-men kontaminieren und diese Erreger kultivieren, wenn sie länger als ein bis zwei Tage nach Konta-mination noch herumsteht. Gelegentlich sieht man dann faden- oder flockenförmige Schlieren in der Lösung schwimmen. Solche angebrochenen Fla-schen sollen also möglichst kurz in Gebrauch sein und zwischenzeitlich im Kühlschrank bei 4 bis 8 °C aufrecht gelagert werden. Am besten beschafft man von vornherein Flaschen mit geringem Volu-men. Der Aufsatz von Mini-Spikes auf angebroche-ne NaCl-Flaschen ist eher zu empfehlen als ständig neues Besprühen und Anstechen der Gummistop-fen. Das Stehenlassen solcher Lösungen für Wund-

spülungen mit eingestochener Entnahmekanüle ist hygienisch nicht akzeptabel.

Die Entfernung zäher Beläge und Nekrosen erfolgt durch chirurgische Revision mit scharfem Löffel, Skalpell und Pinzette und enzymatischer Behand-lung mit Proteasen (z.B. Clostridiopeptidase) oder Streptokinase. Hydrogele bewirken im Okklusions-verband über zwei bis drei Tage eine Aufquellung der avitalen Beläge, die sich anschließend chirur-gisch leichter entfernen lassen. Auch Alginat-Tam-ponaden resorbieren Exsudate und verhindern so-mit die Hautmazeration der Wundumgebung, geben Flüssigkeit aber unter Druck zum Teil wieder ab.

Antisepsis ist die Anwendung antimikrobieller Sub-stanzen am lebenden Gewebe, präoperativ an Haut und Schleimhäuten sowie bei der offenen Wundbehandlung. Ziel ist im Gegensatz zur pro-phylaktischen Desinfektion nicht die Verhinderung der Erregerübertragung, sondern die Abtötung oder Vermehrungshemmung der Erreger am Infek-tionsort oder der möglichen Eintrittspforte einer Infektion.

Antiseptika sind Mittel der Wahl bei der Thera-pie lokaler Infektionen (ab einer Besiedelung von 10^5 Keimen/g Gewebe). Ihre systemische Resorp-tion soll möglichst gering bleiben. Gefordert wird neben guter Verträglichkeit und Reizarmut die Mikrobizidie mit breitem Wirkspektrum gegen Bakterien und Pilze, insbesondere Hefebesiede-lung, bei einer Keimreduktion um fünf Logstufen ohne und drei Logstufen mit Eiweißbelastung, fer-ner die gute Benetzung der Wundflächen und Kompatibilität mit allen gängigen Verbandsmate-rialien. Die Anforderungen für die Einstufung ei-nes Wirkstoffes als Antiseptikum sind in der Euro-päischen Prüfrichtlinie für Desinfektionsmittel und Antiseptika (DIN EN 1040 und 1275) festgelegt.

Eine lokale Antibiotika-Therapie mit Gentamycin, Tetracyclinen u.a. wird wegen der Gefahr der Wundheilungshemmung und Sensibilisierung auch bei der Behandlung von Dekubitalulzera kaum mehr empfohlen.

Der Routine-Einsatz von Antiseptika ist bei Versorgung der reizlosen, primär heilenden, aseptischen Wunde im Rahmen der Verbandwechsel nicht notwendig. Er kann wegen Reizwirkung den Heilungsverlauf sogar verzögern und zur überschießenden Granulation führen. Je nach Handhabung sind Antiseptikalösungen manchmal selbst kontaminiert. Wichtiger ist die Einhaltung aseptischer Kautelen beim Verbandswechsel, d.h. Arbeit mit sterilen Wundauflagen und sterilem Instrumentarium in „No-touch-Technik".

Notwendig und sinnvoll ist ihr Einsatz hingegen bei der Sanierung von Keimträgern, der Versorgung kontaminierter und infizierter Wunden, der Nachbehandlung eröffneter Abszesse sowie nach Exzision chronischer Entzündungsherde.

Aktive Wundauflagen adsorbieren Toxine und verringern Wundgerüche. Zum Teil besteht ein Streuinfektionsschutz durch in die Fasern eingeschmolzene Silberionen (antiseptische Silber-Aktivkohle-Vliese). Kollagenprodukte und Hyaluronsäure stimulieren die Organisation der Bindegewebsneubildung. Vakuumverbände werden bei großen, dehiszenten, zerklüfteten, infizierten Wunden eingesetzt. Durch ein in die Wunde eingebrachtes Schlauchsystem wird ein kontinuierliches Vakuum erzeugt. Die Wunde wird mit Polyurethan-Schaumstoff und luftdichter Folie verschlossen. Die vakuumassistierte Wundbehandlung fördert die Durchblutung, saugt Exsudat und mindert das Wundödem. Zusätzlich werden auch resorbierbare, biologische Wundauflagen eingesetzt.

Der Verbandwechsel wird von mindestens zwei Personen, regulär Arzt und Helfer durchgeführt, wobei strikte Arbeitsteilung besteht. Der Arzt versorgt die Wunde und hat als einziger Beteiligter Patientenkontakt während des Verbandswechsels. Der Helfer steht am Verbandstisch oder -wagen, bereitet vor und reicht steril an. Eine Person allein kann im ständigen Wechsel vom Patienten zum Verbandwagen oder vorbereiteten Set die erforderliche sterile Handhabung des neuen Verbandsmaterials sowie im Umgang mit der Wunde nicht gewährleisten. Türen und Fenster sind während des Verbandwechsels geschlossen. Schmuck und Armbanduhren werden vorher abgelegt. Sind sowohl septische als auch aseptische Wunden zu behandeln, selbst beim gleichen Patienten, so werden immer zuerst die aseptischen Wunden versorgt. Auch unscheinbare infizierte Wunden, z.B. an Drainageaustritts- und Punktionsstellen, können erheblich Keime streuen.

Die Wunde wird erst unmittelbar vor dem Verbandwechsel aufgedeckt und inspiziert. Die dabei getragenen Handschuhe müssen frisch angezogen und sauber, können aber unsteril sein, solange Wunde und steriles Material nicht berührt werden. Das gebrauchte Verbandmaterial wird nicht auf Tabletts, Unterlagen oder Nierenschalen abgelegt, sondern direkt in den Eimer abgeworfen.

Nach Ausziehen der Handschuhe und Händedesinfektion zieht der Arzt neue sterile Handschuhe an. Das sterile Verbandmaterial wird mit sterilen Instrumenten oder den sterilen Handschuhen aufgebracht. Die Instrumente werden aus der sterilen Box oder folienverpackten, steril aufbereiteten Sets entnommen, Kompressen aus der sterilen Einmalverpackung angereicht. Hygienischer Standard ist die Bereitstellung von Instrumentarium und Zubehör in einzeln verpackten Sets für jede Patientenversorgung. Trommeln zur Mehrfachentnahme von Medizinprodukten sind mit dem neuen Medizinprodukterecht nicht mehr kompatibel.

Die Desinfektion einer reizlos abheilenden OP-Wunde ist nur bis 48 h postoperativ sinnvoll. Spätere Desinfektionsmaßnahmen können die Epithelisierung behindern. Wundnähte, die ab dem dritten Tag noch nicht vollständig adaptiert oder feucht sind, müssen weiter steril behandelt und abgedeckt werden. Nahtmaterial wird so entfernt, dass hautexponierte Teile nicht durch den Stichkanal gezogen werden. Vor und nach dem Ziehen der Wundfäden wird die Haut antiseptisch behandelt.

Alle Medizinprodukte im Kontakt mit offenen Wunden müssen steril sein! Auch allgegenwärtige Keime in der Umgebung des Menschen, wie Sporenbildner und koagulasenegative Staphylokokken, können Wunden massiv superinfizieren. Besonders der Befall mit Pseudomonas sp. kann fatale Folgen haben. Selbst unter schwierigen Rahmenbedingungen, etwa beim Verbandwechsel durch ambulante Pflegedienste sollte man hierbei nicht nachlässig werden. Mit septischen Wunden ist genauso sorgfältig umzugehen wie mit aseptischen. Auch hierbei werden sterile Tupfer und Kompressen benutzt, um keine sekundär infizierende Mischflora einzuschleppen.

Mit jedem Tupfer wird nur einmal gewischt. Aufgetragene Antiseptika sollten nicht zu intensiv abgetupft werden, da sie sonst an Wirksamkeit verlieren. Möglichst arbeitet man trotz steriler Handschuhe wenig mit den Fingern, sondern vorrangig mit den Instrumenten. Als Hilfsmittel benötigte sterile Instrumente wie Kornzangen und Pinzetten werden nicht im offenen Gefäß abgestellt, solange sie noch zur weiteren Nutzung vorgesehen sind. Auch die Füllung der offenstehenden Gefäße mit Alkohol ist ungeeignet wegen Geruchsbelastung, Brandgefahr und Verkeimung durch aeroge-

ne Bakteriensporen, die nicht abgetötet werden. Stattdessen eignen sich geschlossene Metallgefäße oder Kornzangen, die mit dem Gefäßdeckel verschweißt sind. Dabei darf man den Griff anfassen; der Zangenteil bleibt steril. Im ambulanten Betrieb werden die Kornzangen nach jeder Schicht ausgetauscht, soweit sie überhaupt noch zur Entnahme z.B. von sterilen Kompressen aus bereitgestellten Sterilgutcontainern benötigt werden (Standard sind sterilverpackte Sets!)

Kommt es beim Zurückstecken in das Standgefäß zum zufälligen Anstoßen der Spitze an die Außenseite, so muss man die Zange nicht sofort austauschen, da sie mit dem Wundgebiet keinen Kontakt hat. Sie dient ja nur zur Kompressenentnahme aus der Box, die nach dem Verbandwechsel ohnehin neu gefüllt und aufbereitet wird, falls man nicht wie empfohlen einzeln verpackte Kompressen benutzt.

Die Notwendigkeit, bei der Wundversorgung einen Mund-Nasenschutz zu tragen, richtet sich nach der Größe und Infektanfälligkeit der Wunde sowie der Dauer der Wundversorgung. Die Regelversorgung der kleinen Wunde, subkutan, mit und ohne Wundinfekt, benötigt weder Maske noch Haube: hierzu reichen sterile Handschuhe und ein steriles Material. Dauert die Wundversorgung länger, ist die Wunde unübersichtlich oder besonders infektanfällig, so wird ein Mund-Nasenschutz getragen, je nach Haarlänge auch eine Haube. Ausgedehnte infizierte Wunden können im eigenen Interesse einen Mund-Nasenschutz erforderlich machen, wenn beim Spülen mit Freisetzung keimträchtiger Aerosole zu rechnen ist. Verbrennungen und Verbrühungen sind immer sehr anfällig für Keimbesiedelungen auch aerogener Art. Die einzelnen Behandlungen dauern oft lange, da allein das schonende Ablösen des alten Verbandes recht mühsam ist. Hierzu werden Schutzkleidung, Maske und Haube empfohlen.

Da beim Wundspülen die Umgebung mit keimhaltiger Flüssigkeit besprizt werden kann, ist diese Ausbreitung der Wundflora durch Einwegabdeckung der Umgebung bzw. anschließende Umgebungsdesinfektion zu verhindern.

Abstrichproben für die mikrobiologische Diagnostik werden mit einem frisch aus der sterilen Verpackung entnommenen, mit steriler isotoner Kochsalzlösung angefeuchteten Tupfer unter leicht drehender Bewegung abgenommen und entweder sofort auf ein Anzuchtmedium aufgebracht oder in einem geeigneten Transportmedium für 6 bis 12 Stunden bis zur Verarbeitung aufbewahrt. Dieses Medium schützt vor Austrocknung und ist in der Regel inert. Ist ein sofortiger Versand zum Labor nicht möglich, kann die Probe vorübergehend im Kühlschrank bei 4 bis 8 °C gelagert werden. Nach 48–72 h wird vom Labor ein differenzierter Befund mit Antibiogramm zugeschickt.

Gebrauchtes Verbandmaterial und Handschuhe aus der ambulanten Versorgung sind regulär als gewöhnlicher Praxismüll klassifiziert (Abfallschlüssel 180104 nach Abfallverzeichnis-Verordnung). Sie werden im Plastiksack abgeworfen und dieser verschlossen mit dem übrigen Müll entsorgt. Benutzte Instrumente kommen trocken in einer Box zur Desinfektion. Nach dem Verbandwechsel und Ablegen der Handschuhe wird eine hygienische Händedesinfektion durchgeführt.

Zunehmend häufig werden multiresistente Bakterienstämme wie methicillinresistenter Staphylococcus aureus (MRSA) in offenen Wunden nachgewiesen. Dies bedeutet eine hohe Streu- und Übertragungsgefahr durch direkten Kontakt und Kreuzkontamination, so dass das behandelnde Personal hier eine besondere hygienische Sorgfalt wahren muss (s. Kap. 4.5).

Meist ist bei den Keimträgern auch der Nasenrachenraum mit demselben Stamm besiedelt. Man trägt bei der Wundversorgung einen Mund-Nasenschutz und gibt den Schutzkittel direkt nach der Behandlung zur Wäsche. Alle bei der Untersuchung und Behandlung verwendeten Utensilien sind entweder zu verwerfen oder unmittelbar nach Gebrauch zu desinfizieren, entsprechend auch die Kontaktflächen auf den Liegen. Möglichst sind Einwegunterlagen zu verwenden. Die Desinfektion erfolgt mit einem DGHM/VAH-gelisteten Präparat mit Wirkbereich A im Einstundenwert. Abfälle wie gebrauchtes Verbandmaterial sind als Praxisabfall (AS 180104) klassifiziert und nicht gesondert desinfektionspflichtig. Wird die Behandlung von einer anderen Praxis weitergeführt, so ist eine Information über die Keimträgerschaft unbedingt notwendig. Gleiches gilt für Krankenhäuser, Pflegeheime, ambulante Pflegedienste und Krankentransporte im RTW.

Infizierte Wunden werden von einigen Ärzten bei ausgesuchten Indikationen z.B. in der Pädiatrie mit bestimmten Honig-Präparaten behandelt, denen antibakterielle Wirkung zugeschrieben wird. Das gilt zumindest hygienisch als akzeptabel, wenn dieser unter qualitätsgesicherten, kontrollierten pharmazeutischen Bedingungen aufbereitet wurde. Durch Gammabestrahlung werden mögliche natürliche Kontaminationen mit Clostridiumsporen zuverlässig beseitigt.

Auch die Behandlung chronischer, schmierig nekrotisch belegter Wunden mit Larven der goldglänzenden Schmeißfliege Lucilia sericata ist hygienisch nicht zu beanstanden. Vorteil dieser Spezies ist die selektive Andauung des nekrotischen Gewebes. Vitale Strukturen werden in der Regel nicht beschädigt. Zusätzlich zur Nekrolyse wird auch die bakterielle Flora angegriffen, mit Schwächen gegen Enterokokken und Pseudomonas species. Kontraindikationen sind blutende Wunden, Nähe großer Blutgefäße und Fisteln zu tiefergelegenen Gewebsstrukturen. Die Insekten werden strikt steril aufgezogen, um eine Superinfektion mit Gasbrand, Tetanus u.Ä. zu vermeiden. Rezeptpflichtige madenhaltige Nylonbeutel zur Wundauflage oder sterilverpackte, lose gelieferte „Freiläufer" kann man bei Bedarf über die Apotheke bestellen. Die Wundränder werden zum Fixieren der Larven mit geeigneter Fettcreme markiert. Der Verbandwechsel erfolgt nach drei bis vier Tagen. Die Puppenstadien werden mit dem Verbandmaterial als Praxismüll entsorgt.

LITERATUR

European Standard EN 1040 (1997): „Chemische Desinfektionsmittel und Antiseptika. Bakterizide Wirkung (Basistest). Prüfverfahren und Anforderungen (Phase 1)". Beuth Verlag Berlin

European Standard EN 1275 (1997): „Chemische Desinfektionsmittel und Antiseptika. Fungizide Wirkung (Basistest). Prüfverfahren und Anforderungen (Phase 1)". Beuth Verlag Berlin

Kommission für Krankenhaushygiene und Infektionsprävention am Robert Koch-Institut (2001): „Richtlinie für Krankenhaushygiene und Infektionsprävention". Anlage C 2.2. Anforderungen der Hygiene bei der Aufbereitung von Medizinprodukten. Bundesgesundheitsblatt 44: 1115–1126

Kramer A, Glück U, Heeg P, Werner HP (2001): „Antimikrobielle Maßnahmen. Antiseptik". In: Kramer A, Heeg P, Botzenhart K (Hrsg.): „Krankenhaus- und Praxishygiene". 1. Auflage: 252–267. Urban und Fischer Verlag. München, Jena

Rudolph P, Werner HP, Kramer A (2000): „Untersuchungen zur Mikrobizidie von Wundauflagen". Hygiene und Medizin 5: 184–186

Schwarzkopf A (2002): „Die Mikrobiologie der Wunde". Zeitschrift für Wundheilung 6: 214–216

Schwarzkopf A (2003): „Betrachtungen zur Hygiene bei der Wundversorgung". Zeitschrift für Wundheilung 3: 82–84

Weidenfeller P, Waschko D (2004): „Hygiene in der Arztpraxis und beim Ambulanten Operieren". Leitfaden des Landesgesundheitsamtes Baden-Württemberg, Stuttgart

Werner HP, Kramer A (1995): „Mikrobiologische Anforderungen an lokale Antiinfektiva unter spezieller Berücksichtigung der antiinfektiven Wundbehandlung". In: Kramer A, Wendt M, Werner HP (Hrsg.): „Möglichkeiten und Perspektiven der klinischen Antiseptik". 1. Auflage: 26–30. mhp-Verlag Wiesbaden

4.5 MRSA im ambulanten Bereich

Einleitung

Bis vor kurzem waren MRSA (Methicillin Resistente Staphylococcus Aureus) noch kein relevantes Thema für die im niedergelassenen Bereich ambulant tätigen Ärzte. Allenfalls im Zusammenhang mit der Entlassung eines MRSA-besiedelten Patienten aus dem Krankenhaus wurden sie mit dieser Problematik konfrontiert. Doch die Zeiten, in denen resistente und multiresistente Keime, allen voran MRSA, ausschließlich ein Thema der stationären Patientenversorgung im Krankenhaus war, sind vorbei. Immer häufiger wird Keimträgerschaft mit MRSA diagnostiziert.

Im Krankenhaus werden Methicillin resistente Stämme je nach Region und Fachgebiet bereits bei 20–25 %, auf Intensivstationen sogar bei bis zu 30 % der Staph. aureus-Isolate angetroffen.

Im niedergelassenen Bereich wird die Rate der MRSA mit 6 % der Staphylokokkenisolate* beziffert. Folglich muss man auch im ambulanten Bereich außerhalb der Klinik über die Eigenarten der resistent gewordenen Staphylokokken gut informiert sein und wissen, wie mit dem besiedelten Patienten umzugehen resp. wie und wann er wegen der Keimträgerschaft zu therapieren ist.

Zum Umgang mit und zur Behandlung der MRSA existieren zahlreiche, z.T. unterschiedliche Lehrmeinungen, die mitunter deutlich emotional gefärbt diskutiert werden. Das liegt u.a. daran, dass einerseits durch die neuen Typisierungsmethoden zwar viel über die Übertragung und Epidemiologie bekannt ist, andererseits die Effizienz bestimmter Hygienemaßnahmen bisher nicht durch kontrollierte Studien vergleichend untersucht werden konnte.

_____

* persönliche Mitteilung Dr. Englert, Labor Clotten Freiburg am 03.02.2006

Am einfachsten ist es, einen geplanten Eingriff bei einem Patienten mit bekannter MRSA-Besiedlung – soweit möglich und vertretbar – erst nach seiner Dekolonisierung auszuführen.

Resistenzentwicklung

Anfänglich waren beim Menschen isolierte Staphylococcus aureus-Stämme fast durchweg Penicillinsensibel. Das Auftreten Penicillinase-bildender Stämme in den 50er Jahren konnte mit den Anfang 1960 entwickelten Penicillinase-feste Penicillinen (z.B. Oxacillin, Methicillin) initial gut beherrscht werden. Doch bereits kurze Zeit später sind die ersten Methicillin-resistenten Stämme aufgetreten, die sich innerhalb der folgenden Jahre und Jahrzehnte überall auf der Welt ausgebreitet haben [Boyce 1993].

Das Wirkprinzip von Penicillin und anderer Beta-Laktam-Antibiotika ist die hemmende Wirkung auf die Zellwandbiosynthese der Bakterien, bedingt durch ihre Fähigkeit, sich an Penicillin-bindende Proteine (PBP) der Mikroorganismen anzukoppeln. Je höher die Affinität eines Antibiotikums zu einem Penicillin-bindenden Protein ist, desto höher ist folglich seine antibakterielle Wirksamkeit.

Methicillin-Resistenz Mechanismus

Der Methicillin-/Oxacillin-Resistenz liegt als wichtigster Mechanismus der Einbau einer zusätzlichen DNA-Sequenz in das Chromosom zugrunde (mecA-Gen). Darin wird ein neues Penicillin-bindendes Protein, PBP 2a oder PBP 2' (sprich: „Penicillin-bindendes Protein zwei Strich") genannt, codiert. Das neue PBP 2a weist aber nur eine geringe Affinität zu Oxacillin und den verwandten Substanzen sowie auch zu einer Vielzahl anderer Beta-Laktam-Antibiotika auf. Das Wachstum von Stämmen, die das Penicillin-bindende Protein 2a produzieren, wird also nicht durch diese Antibiotika gehemmt.

Da die Glykopeptid-Antibiotika Vancomycin und Teicoplanin sowie die neueren Wirkstoffe Quinupristin/Dalfopristin und Linezolid über einen anderen Mechanismus verfügen, sind sie weiterhin wirksam und gelten daher als die Reserveantibiotika gegen MRSA.

Bei der Interpretation von Antibiogrammen muss folglich immer Oxacillin/Methicillin als Schlüsselantibiotikum herangezogen werden. Zeigt sich hier eine Resistenz, stehen für die Therapie in der Regel nur die o.g. Reserveantibiotika zur Verfügung.

Verwirrung entsteht dadurch, dass bei der in-vitro Resistenz-Testung häufig auch andere Antibiotika wie z.B. Trimethoprim/Sulfamethoxazol, Clindamycin, Rifampicin oder Fosfomycin als wirksam bei MRSA angegeben werden. In-vivo zeigt sich jedoch häufig eine therapeutisch unzureichende Wirksamkeit [Boyce 1993]. Lediglich wenn eine Kontraindikation für die Gabe der First-Line-Antibiotika Vancomycin bzw. Linezolid besteht, ist der therapeutische Versuch mit einer Kombination aus o.g. Antibiotika (-Gruppen) gerechtfertigt (z.B. Fosfomycin in Kombination mit Rifampicin).

GISA (Glykopeptid-Intermediär-sensible Staph. Aureus)

Aus infektionsepidemiologischer, aber auch hygienischer Sicht alarmierend ist die Ausbildung eines größeren genetischen Resistenzpools mit weitergehender Resistenzentwicklung. In Japan zeigt sich bereits bei einem großen Teil der MRSA-Stämme eine intermediäre Resistenz gegen Vancomycin. Seit 1998 ist das Auftreten Glykopeptid-intermediär-sensible Staph. aureus-Stämme (GISA) auch in Deutschland festzustellen.

Mit der Zunahme von Resistenzmechanismen wird die antibiotische Behandlung eines virulenten Erregers immer schwieriger. Wenn die Resistenzentwicklung voran schreitet, Glykopeptidantibiotika an Potenz verlieren und nicht im gleichen Maße geeignete neue Antibiotika zur Verfügung stehen, haben wir eine ähnliche Situation wie vor der Einführung des Penicillins; sozusagen das Anbrechen der „postantibiotischen Ära". Aus diesem Grunde gehören zum üblichen Antibiogramm immer auch die Resistenztestung von Vancomycin und ggf. von Quinupristin/Dalfupristin und Linezolid.

Heteroresistenz von MRSA

Bei MRSA kann ferner das mikrobiologische Phänomen der „Heteroresistenz" gegen Oxacillin beobachtet werden. Das bedeutet, dass nebeneinander verschiedene Subpopulationen aus empfindlichen Stämmen mit einer mittleren Hemmhofkonzentration von < 1mg/l, mäßig resistenten Stämmen (MHK [minimale Hemmkonzentration] 1–2 mg/l) und resistenten Stämmen (MHK $\geq$ 4mg/l), gefunden werden. Das Phänomen der Heteroresistenz hat erhebliche Auswirkungen auf die Resistenztestung, weshalb nur Testverfahren angewendet werden dürfen, die resistente Subpopulationen auch sicher erkennen können, um falsch negative Ergebnisse zu verhindern [Boyce 1993].

Die Problematik von MRSA

Die epidemiologische Bedeutung Methicillin/Oxacillin-resistenter Staphylococcus aureus-Stämme liegt also nicht in einer per se erhöhten Virulenz im Vergleich zu empfindlichen Stämmen, sondern in der durch die Resistenz bestimmten eingeschränkten Therapieoption einer eventuellen Infektion. MRSA weisen häufig eine multiple Resistenz z.B. auch gegen Gyrasehemmer, Lincosamide, Trimethoprim/Sulfonamid u.a. auf.

Als Therapeutika bleiben letztlich nur die Gykopeptide (Vancomycin, Teicoplanin) sowie Quinopristin/Dalfupristin und Linezolid als die Reserveantibiotika.

Die therapeutische Erfolgsrate von Vancomycin gegenüber MRSA ist deutlich geringer als die von Flucloxacillin bei sensitiven Staphylokokken (MSSA), was u.a. an der schlechteren Gewebepenetration und der geringeren bzw. langsamer einsetzenden Bakterizidie der Glykopeptide gegenüber den Beta-Laktam-Antibiotika liegt. Das „therapeutische Fenster" der Glykopeptide ist deswegen in Kombination mit häufig schweren Nebenwirkungen vergleichsweise schmal.

Infektionen mit MRSA weisen eine erhöhte Letalität aus. In verschiedenen Arbeiten konnte gezeigt werden, dass nach einer Besiedelung mit MRSA die Gefahr einer Infektionsentwicklung mit demselben Erreger um ein Vielfaches erhöht war [Lye 1993, Mest 1994].

Hinzu kommt, dass einige MRSA-Stämme, wie es auch von einigen Oxacillin-empfindlichen Stämmen bekannt ist, offensichtlich eine besondere epidemiologische Potenz entwickelt haben und deshalb als epidemische MRSA-Stämme (e-MRSA) bezeichnet werden [Witte 1996].

C-MRSA (Community acquired MRSA)

Von den im Krankenhaus nosokomial erworbenen MRSA-Stämmen sind die außerhalb des Krankenhauses erworbenen, sogenannten community acquired MRSA (c-MRSA), zu unterscheiden (RKI 2004). Ihr Vorkommen ist unabhängig von einer Hospitalisierung. Sie bilden das Panton-Valentin-Leukozidin (PVL-)Toxin, das neben Furunkeln und Abszessen auch tiefgehende Hautinfektionen und nekrotisierende Pneumonien hervorrufen kann.

Die Übertragung von c-MRSA erfolgt wie bei allen Staphylokokken meist über die Hände nasal Besiedelter. Vor allem enger köperlicher Kontakt und unzureichende Hygieneverhältnisse spielen bei der Ausbreitung außerhalb des Krankenhauses eine Rolle.

So konnte in mehreren Studien über Ausbrüche von c-MRSA-Infektionen bei Gefängnisinsassen und deren Angehörige, beim Militär oder in Sportvereinen berichtet werden [Dominguez 2004, Zinderman 2004, CDC 2003], wobei die betroffen Personen meist keine klassischen Risikofaktoren für die Besiedelung von MRSA (s.o.) aufwiesen. Die Ausbrüche konnten u.a. nach Verbesserung der hygienischen Verhältnisse bzw. der Behandlung mit wirksamen Antibiotika eingedämmt werden. Die Prävalenz für c-MRSA wird in Deutschland mit ca. 1% angegeben. Im Zeitraum von Dezember 2003 bis Juli 2004 wurde eine Häufung in Ostbayern mit 60 registrierten Fällen beobachtet. In einer Pädiatrischen Klinik in Tennesse, USA, ist die c-MRSA-Rate bei Kindern innerhalb von 3 Jahren von 1 % auf 9,2 % angestiegen [Howser 2005].

Epidemiologie
Allgemeines

Oxacillin- bzw. Methicillin-resistente Staphylococcus aureus-Stämme sind mittlerweile in der ganzen Welt zu einem großen Problem geworden. Für viele Mittelmeerländer wird die MRSA-Häufigkeit mit über 30 % angegeben. Im internationalen Vergleich konnte für Deutschland eine MRSA-Prävalenz im mikrobiologischen Untersuchungsmaterial von durchschnittlich 20,7 % ermittelt werden [Kresken M et al., PEG, 2003] (siehe Abb. 4.11 und 4.12).

Positiv muss Dänemark herausgehoben werden. In den 70er Jahren gab es dort in fast 20 % MRSA positive Befunde. Aktuell ist ihre MRSA-Rate bei ca. 0,1 %. Dieser Rückgang geht auf die Einführung von umfassenden Hygienemaßnahmen sowie auf einen restriktiven Antibiotika-Einsatz zurück.

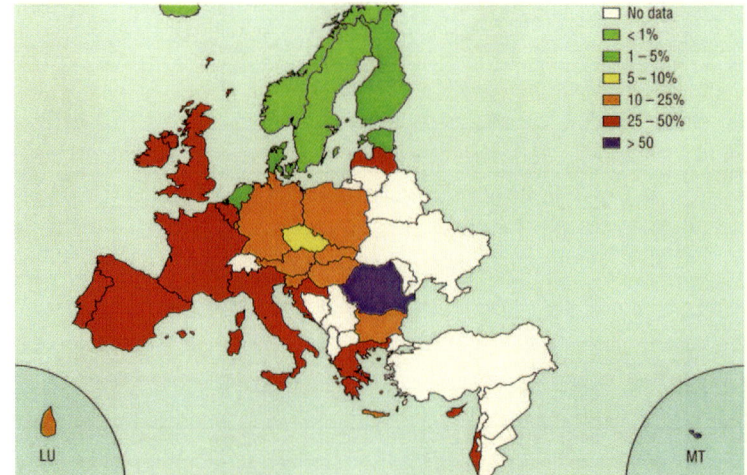

Abb. 4.11
MRSA_EARSS* 2004:
Häufigkeit der MRSA
in europ. Staaten

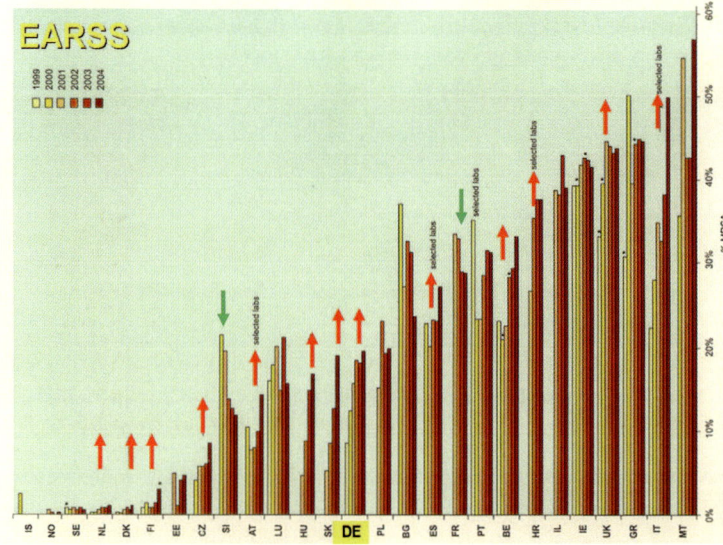

Abb. 4.12
MRSA_EARSS*
1999–2004: Häufigkeit
der MRSA bei Staph.
aureus-Isolaten
zwischen 1999 und
2004 verschiedener
europäischer Staaten
und erwartete Tendenz
für die Zukunft

Es wird angenommen, dass die Ausbreitung von epidemischen MRSA-Stämmen vor allem auf eine Selektion durch Antibiotika im Krankenhaus zurückzuführen ist. Des Weiteren wird eine klonale Ausbreitung mehrfach resistenter Hospital-Stämme durch horizontalen Gentransfer angenommen. Nicht zuletzt ist die Selektion von übertragbaren Resistenzen durch Antibiotika-Einsätze außerhalb der Krankentherapie zu nennen, wie dies z.B. häufig in der Tiermast vorkommt. In einer großen epidemiologischen Studie konnten Reybrouck et al. (1995) bei 4,6 % von 6.797 in einer belgischen Universitätsklinik aufgenommenen und untersuchten Patienten MRSA im Abstrichmaterial nachweisen.

---

* EARSS = European Antimicrobial Resistance Surveillance System, Bilthoven (Niederlande)

Es handelte sich dabei um asymptomatisch kolonisierte Patienten. Die Kolonisierungsrate bei über 70-jährigen Patienten stieg auf 6,8 %. Die Patienten, die aus Altersheimen zugewiesen wurden, wiesen sogar eine Kolonisierungsrate von bis zu 17,3 % auf. Demgegenüber fanden sich bei einer Untersuchung von Bewohnern deutscher Altenheime in verschiedenen Regionen Prävalenzraten zwischen 0 % und 2,5 % [Heuck 2000], in einem Fall bei 21 % [Höpken 2001].

Abbildung 4.13 zeigt die besondere Bedeutung der einzelnen Klinik bei der Kontrolle von MRSA in der gesamten Region.

Häufigkeit und Vorkommen
von S. aureus/MRSA

Etwa 20 % der deutschen Bevölkerung sind ständig und ca. 60 % intermittierend mit S. aureus besiedelt, vorwiegend in den Nasenvorhöfen. Von der Nase aus kann der Erreger sich mit Hilfe der Hände auf andere Bereiche des Körpers ausbreiten [RKI 1999].

Eine Vielzahl von Patienten weist durch eine Immunsuppression eine Prädisposition zu noch höheren Kolonisierungsraten auf. Dazu gehören z.B.

Patienten mit großflächigen Hautinfektionen, Leukämie, Diabetes mellitus, ferner Hämodialyse-Patienten (Prävalenz um 50 %), i.v.-Drogenabhängige und HIV-Patienten [Reagan 1991]. Die nasale Trägerschaft von MRSA und MSSA (Methicillinsensiblem S. aureus) ist klinisch bedeutsam für Infektionen bei Patienten nach Herzoperationen, Dialyse- bzw. CAPD- (Chronisch ambulante Peritoneal-Dialyse) Patienten.

Eine Kolonisierung kann bei einem Teil der Befallenen über einen längeren Zeitraum (zum Teil jahrelang) persistieren. Besonders sind dabei Patienten mit chronischen Hauterkrankungen betroffen, die eine schlechte Heilungstendenz zeigen (z.B. Ulcus cruris, Psoriasis etc.). Andere Patienten sind dagegen meist nur intermittierend besiedelt.

Risikofaktoren für Besiedelung
und Infektion mit MRSA

Es konnten verschiedene Risikofaktoren einer Besiedelung mit MRSA innerhalb eines Krankenhauses identifiziert werden. Dazu gehören frühere und langdauernde Krankenhausaufenthalte, chirurgische Eingriffe, invasive Maßnahmen wie Venenkatheter oder Drainagen, Kontakt mit MRSA-Patienten, unzureichendes hygienisches Verhalten

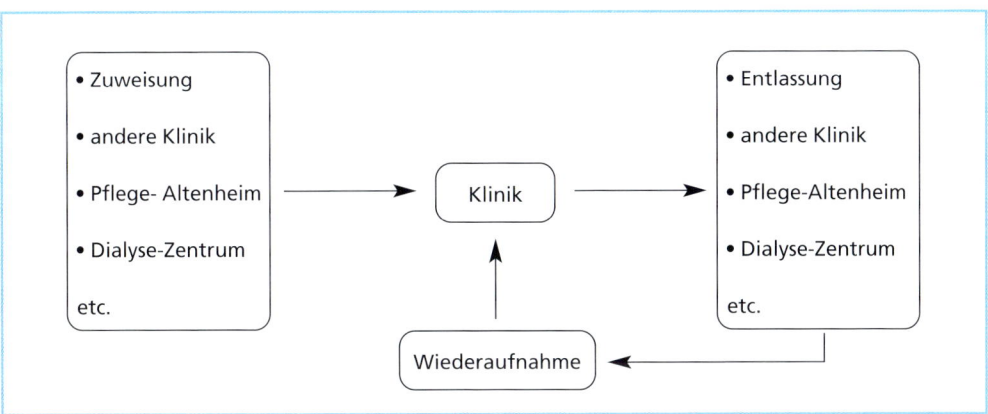

Abb. 4.13 Regionale MRSA-Verbreitung

von medizinischem Personal [Cowcroft 1996, Strausbaugh 1995] und vorangegangene Antibiotikatherapien. Dabei begünstigen besonders die Chinolone die Besiedlung mit resistenten Staphylokokkenstämmen. Hier spielt möglicherweise die Störung der normalen Hautflora oder die Adhäsion durch Expression bestimmter Proteine eine ursächliche Rolle [Dziekan 2000].

Übertragungswege

Direkter und indirekter Kontakt
Grundsätzlich unterscheiden sich die Übertragungswege von Methicillin-sensiblen und -resistenten S. aureus Stämmen nicht. Natürliche Besiedlungslokalisationen sind meistens die Nasenvorhöfe und die Perinealregion. Möglicherweise spielt dabei das Vorkommen bestimmter apokriner Drüsen in diesen Regionen eine Rolle. Andere Hautregionen wie Hände, Achselbereich oder Beine werden meist intermittierend vom primären Habitat aus, zum Beispiel über Nase-Handkontakt besiedelt.

Übertragungs- bzw. Infektionsquelle sind meist mit MRSA kolonisierte Hautareale vom Patienten. Dabei spielen besonders großflächig infizierte Hautläsionen eine Rolle. Kolonisiertes Personal kann auch einmal zur Infektionsquelle werden, dann aber in der Regel über sekundäre Besiedlung der Hände.

Staphylokokken werden meist über die Hände übertragen, wobei unterlassene Händedesinfektion beim Personal einer medizinischen Einrichtung eine entscheidende Rolle spielt.

Zur Kontaktübertragung im weiteren Sinne ist ferner der (Hand)-Kontakt mit respiratorischen Tröpfchen zu zählen, wie sie beispielsweise beim endotrachealen Absaugen freigesetzt werden können, wenn der Patient dabei stark hustet. Im Falle einer Besiedelung des Trachealsekretes mit MRSA kann es dabei zu einer Kontamination des Personals und auch der Umgebung kommen.

Aerogene Übertragung
Umstritten ist die Bedeutung einer aerogenen Übertragung. Es gibt Untersuchungen aus den sechziger Jahren, nach denen die Übertragungsrate bei Neugeborenen, die in einem Raum von verschiedenen Teams betreut wurden, lediglich 10% betrug. Als ein Team hingegen beide Gruppen betreute, wurden 43 % der Kinder kolonisiert [Mortimer 1966].

Umgebungskontamination

Staphylokokken besitzen generell eine hohe Umweltresistenz; ihre Überlebenszeit auf trockenen Flächen kann zwischen Tagen bis Wochen, im Extremfall Monate betragen.

Die Kontamination der Umgebung des Patienten ist besonders hoch bei Vorkommen im Trachealsekret und gleichzeitig bestehendem Husten, in Wunden oder im Urin, bei gleichzeitiger nasaler und perinealer Besiedlung, bei Verbrennungspatienten, bei großflächigen Hautekzemen, aber auch bei viralen Infektionen der oberen Atemwege, die zu einer besonders starken Streuung führen können. Dies gilt interessanterweise besonders auch bei laufender Antibiotikatherapie.

Bei alleiniger perinealer Besiedlung ist häufig das Bett mit Hautschuppen kontaminiert, die mit Staphylokokken beladen sind. Die Staphylokokkenfreisetzung bei alleiniger nasaler Besiedlung dagegen ist i.d.R eher gering.

Umstritten ist die Rolle der unbelebten Patientenumgebung bzw. die Kontamination der Oberflächen bei der Infektionsübertragung.

Man weiß, dass die patientennahe Umgebung je nach Lokalisation der MRSA-Besiedelung häufig kontaminiert ist. So kann man MRSA auf allen möglichen Gegenständen in der Nähe des Patienten oder auch auf Gegenständen, die von betreuenden Personen berührt werden (wie Kugelschreiber oder Telefon) nachweisen.

Darüber hinaus ist bekannt, dass die Keimzahlen bei sorgfältig gereinigten, staubfrei gehaltenen, optisch sauberen Flächen wesentlich geringer sind. Was man nicht genau weiß ist, in welchem Maß die nachweisliche Kontamination der Umgebung eine direkte Rolle bei der Übertragung von MRSA spielt. Doch muss, um auch diese Möglichkeit sicher auszuschließen, beim Verlassen des Zimmers der besiedelten Person, auch wenn kein Kontakt stattgefunden hat, immer eine Händedesinfektion durchgeführt werden.

Hygienemanagement

Wird bei einem Patienten bei einer Abstrichuntersuchung ein Methicillin-resistenter Staphylococcus aureus-Stamm isoliert, so wird man in aller Regel einen elektiven Eingriff erst im Anschluss einer Dekolonisierung durchführen. Ist ein Aufschieben nicht möglich und verbleibt der besiedelte Patient über Nacht in der ambulanten Praxisklinik, so sollten folgende hygienisch relevante Empfehlungen umgesetzt werden:

Der Patient sollte in einem Einzelzimmer, möglichst mit einer eigenen Nasszelle untergebracht werden. Der Patient, das Pflegepersonal sowie seine Angehörigen müssen sorgfältig über den Hintergrund der erforderlichen Maßnahmen informiert werden. Besucher benötigen in der Regel keinen Schutzkittel, müssen aber eine konsequente Händedesinfektion einhalten und sollten im Anschluss an den Besuch nicht noch zu weiteren Patienten gehen.

Um das Ausmaß der Kolonisierung bei einem MRSA-positiven Patienten zu bestimmen, müssen Abstriche von Nase und Perineum gewonnen werden.

MEMO Bei konsequent und korrekt praktizierter Händehygiene geht von nasal mit MRSA besiedelten Mitarbeitern keine größere Gefahr als von mit MSSA Kolonisierten aus. Letztere stellen 20 % bis 40 % des Personals und können vernünftigerweise weder saniert noch von der Arbeit freigestellt werden.

MRSA-Sanierung
Im Allgemeinen werden in AOZ keine MRSA Sanierungsmaßnahmen erfolgen. In den meisten Fällen wird vor elektiven Eingriffen eine Sanierung durchgeführt werden. Dennoch kann auch hier im seltenen Ausnahmefall die Einleitung und/oder Weiterführung einer begonnen Sanierungsmaßnahme oder auch bei der Behandlung einer besiedelten/infizierten Wunde erforderlich werden. Daher sollen im Folgenden der Vollständigkeit wegen die zurzeit üblichen Sanierungsmaßnahmen aufgeführt werden.

Eine durch mikrobiologische Untersuchungen gesicherte Besiedelung mit MRSA im vorderen Nasenvorhof, kann topisch mit Mupirocin-Nasensalbe (3 x täglich für 5 Tage je ein erbsengroßes Salbenstück in beide Nasenvorhöfe einreiben) eingeleitet werden. Auch wenn an anderen Körperstellen als der Nase eine MRSA-Kolonisierung entdeckt wird, kann bei einer erfolgreichen Eradikationstherapie der Nasenvorhöfe mit Mupirocin-Nasensalbe die Kolonisierung auch anderer Körperstellen rückläufig sein.

Bei Mupirocin handelt es sich um ein Stoffwechselprodukt von Pseudomonas fluorescens, das keine strukturelle Verwandtschaft mit anderen klinisch eingesetzten Antibiotika zeigt. Es ist wirksam gegen Staphylokokken und Streptokokken. Der Wirkmechanismus beruht auf einer Hemmung der bakteriellen Isoleuzyl-t-RNA-Synthetase, die zu einer Veränderung der Zielstruktur führt [Hudson 1994].

Unterstützend kann die tägliche Körperwaschung mit einer MRSA-wirksamen antiseptischen Seife wirken (tägliche Ganzkörperwaschung unter Einbeziehung der Haare mit antiseptischer Lösung/Seife auf der Basis von PVP-Jod, Octenidin oder Polyhexanid). Jedoch sollte vor Beginn dieser Maßnahmen der Hautzustand berücksichtigt werden und die Behandlung nicht länger als eine Woche erfolgen.

MEMO Sanierungsversuche durch systemische Antibiotikagaben ohne systemische Infektionszeichen sind nicht indiziert.

Eine Besiedlung an anderen Körperstellen als der Nase sollte nicht mit Mupirocin-Nasensalbe therapiert werden, da sich die Anwendung als äußerst problematisch erwiesen hat. Zwar konnten gute Erfolge bei der Bekämpfung von Streptokokken und Staphylokokken erzielt werden, jedoch wurde gleichzeitig eine drastische Zunahme von Mupirocin-Resistenzen beobachtet [Kauffman 1993]. Aus diesen Gründen sollte eine Erweiterung der Mupirocin-Anwendung unterbleiben. [Layton 1994, Zakrzewska-Bode 1995]. Derzeit gilt Mupirocin jedoch weiterhin als das Mittel der Wahl bei der MRSA-Eradikationsbehandlung im Bereich der Nase.

TIPP

Die Dekolonisierung der MRSA-besiedelten bzw. nur lokal infizierten Wunde sollte mit antiseptischen Lösungen durchgeführt werden (chronische Wunden: polyhexanidhaltige Lösungen; akute, infizierte Wunden: PVP-Jod, octenidinhaltige Lösungen). Voraussetzung für eine wirksame Wundheilung trotz MRSA ist natürlich die Behandlung die

Wundheilung beeinflussender Grunderkrankungen (z.B. Angiopathien, Kachexie, etc.) und eine chirurgische Behandlung von Belegen und Nekrosen durch Debridements. Alternativ wird auch die Madentherapie durchgeführt (siehe Kap. 4.4), die bereits einige Male erfolgreich angewandt wurde [Kramer 2004].

MRSA-Prävention mit Mupirocin

Da auf der einen Seite die epidemiologische Bedeutung einer asymptomatischen Trägerschaft von MRSA bei einer bestimmten Patientenpopulation bekannt ist und auf der anderen Seite eine effektive Therapie zur Eradikation zur Verfügung steht, wurden eine Reihe von Studien durchgeführt, die u.a. unter einem Kosten-Nutzen-Vergleich die routinemäßige Therapie mit Mupirocin-Nasensalbe (teilweise ohne vorherige mikrobiologische Diagnostik) bei bestimmten Patientenpopulationen, die als Hoch-Risikopatienten erkannt worden sind, untersucht haben [Boelaert 1996, Kluytmans 1996, VandenBergh 1996, Tacconelli 2003].

Abschließend kann aber noch keine Empfehlung zu einer routinemäßigen Screening-Untersuchung von Risikopatienten, wie z.B. vor kardiochirurgischen oder orthopädischen Eingriffen mit einer anschließenden Mupirocin-Therapie gegeben werden. Vielmehr sollte Wert auf die strikte Beachtung der Standardhygienemaßnahmen und ggf. darüber hinaus erforderlicher Maßnahmen gelegt werden.

Für stationäre Einrichtungen gilt, dass eine frühzeitige Entlassung von MRSA-Patienten angestrebt werden sollte [RKI 2000]. Leider gibt es bei Entlassungen und Verlegungen häufig Probleme von Seiten der aufnehmenden Einrichtungen. Wichtig ist, die weiterbehandelnden Kollegen frühzeitig zu informieren (Befunde, eingeleitete Maßnahmen, Stand der Therapie), damit die entsprechenden Maßnahmen zeitgerecht organisiert werden können.

Der Verlegungsbericht muss die Diagnose MRSA-Infektion oder -Kolonisation enthalten! Die Patienten-Akte muss (z.B. elektronisch) so markiert werden, dass bei Wiederaufnahme sofort ersichtlich ist, dass der Patient mit MRSA kolonisiert/infiziert war. So können bei Wiederaufnahme sofort mikrobiologische Untersuchungen und die erforderlichen hygienischen Maßnahmen eingeleitet werden.

Spezielle Hygienemaßnahmen für das medizinische Personal

Händedesinfektion

Die üblichen Regeln für die Händedesinfektion müssen äußerst sorgfältig befolgt werden. D.h. vor und nach Tätigkeiten, die mit einem Kontaminationsrisiko verbunden sind, muss eine Händedesinfektion durchgeführt werden. Es muss darauf geachtet werden, dass eine Verbreitung des Stammes von der kolonisierten oder infizierten Körperstelle in andere, insbesondere infektionsgefährdete Regionen (z.B. von der Nase in die Operationswunde) vermieden wird, d.h. nach jeder Manipulation an der kolonisierten oder infizierten Körperstelle ist konsequent eine gründliche Händedesinfektion auszuführen, bevor weitere Tätigkeiten am Patienten vorgenommen werden. Ebenfalls sollte nach dem Ausziehen von Einmalhandschuhen eine Händedesinfektion durchgeführt werden.

Grundsätzlich sollte nach jedem Kontakt zum Patienten, z.B. auch nach dem Händeschütteln, eine Händedesinfektion durchgeführt werden.

Handschuhe

Einmalhandschuhe sollten generell bei Kontakt mit infizierten bzw. kolonisierten Körperstellen und deren Sekreten getragen werden, so z.B. bei der Wundversorgung und dem Verbandswechsel.

Kittelpflege

Für die üblichen pflegerischen Tätigkeiten in einem AOZ wird es die Ausnahme sein, dass ein mit MRSA besiedelter Patient mit intensivem Körperkontakt gepflegt werden muss. Jedoch kann es z.B. beim Umlagern erforderlich sein, einen Schutzkittel zu benutzten. Grundsätzlich müssen die Kittel nach sichtbaren Kontaminationen sofort entsorgt bzw. gewechselt werden.

Pflegeutensilien

Blutdruckgeräte, Stethoskope, Thermometer und andere Instrumente müssen, nach Kontakt mit MRSA-besiedelten Patienten, wischdesinfiziert werden (z.B. mit 70%igem Alkohol), ebenso die von ihm kontaminierte Umgebung (Röntgengerät, Liege usw.).

Instrumente/Geräte Aufbereitung

Instrumente oder Geräte, die an einem MRSA-Patienten eingesetzt wurden, können der üblichen Aufbereitung zugeführt werden (Umgebungskontamination vermeiden!). Mobile Geräte wie EKG oder Bildwandler, die in der gesamten Praxis und im OP eingesetzt werden, müssen ebenso konsequent wischdesinfiziert werden.

Labor

Laborröhrchen sollten nach der Blutentnahme mit z.B. alkoholgetränkten Einmaltüchern abgewischt werden.

Abfall

Der Abfall von MRSA besiedelten wie auch mit MRSA infizierten Patienten, so z.B. auch Verbandsmaterial, kann im normalen Praxismüll entsorgt werden, sollte jedoch an einem Ort, z.B. im Zimmer, gesammelt werden (siehe Kapitel 10).

Desinfektion

Alle Flächendesinfektionsmaßnahmen können mit den hausüblichen Verfahren und üblichen Konzentrationen durchgeführt werden (siehe Kapitel 4.3). Es empfiehlt sich beim über Nacht bleibenden MRSA besiedelten Patienten eine laufende (z.B. 1 x täglich) Wischdesinfektion aller patientennahen Flächen vorzunehmen. Bei der sog. Schlussdesinfektion bei Entlassung des Patienten sollten alle horizontalen Flächen einschließlich des Fußbodens im Patientenzimmer mit den üblichen Konzentrationen wischdesinfiziert werden. Wände und Decken brauchen nicht in die Desinfektionsmaßnahmen einbezogen zu werden, es sei denn, sie sind sichtbar kontaminiert.

OP

Auch im OP-Saal reicht es aus, die üblichen Wischdesinfektionsverfahren anzuwenden. Nach dem Trocknen des Fußbodens kann der OP-Saal beispielsweise sofort wieder benutzt werden.

LITERATUR

Boelaert JR, van Landuyt HW, Gorts BZ, De Baere YA, Messer SA, Herwaldt LA (1996): „Nasal and cutaneous carriage of Staphylococcus aureus in hemodialysis patients: the effect of nasal Mupirocin". Infect Control Hosp Epidemiol 17: 809–811

Boyce JM (1993): „Methicillin-resistant Staphylococcus aureus in hospitals and long-term care facilities: microbiology, epidemiology, and preventive measures". Infection Control and Hospital Epidemiology 13: 725–737

Casewell MW, Hill RLR (1986): „The carrier state: methicillin-resistant Staphylococcus aureus". J Antimicrob Chemother 18: 1–12

CDC: Methicillin-restistant Staphylococcus auerus infections among competitive sports participants – Colorado, Indiana, Pensylvania and Los Angeles County 2000-2003. MMWR 2003; 52 (33): 793–795

Chapnick EK, Gradon JD, Kreiswirth B, Lutwick LI, Schaffer BC, Schiano ThD, Levi MH: Comparative killing kinetics of methicillin-resistant Staphylicoccus aureus by Bacitracin or Mupirocin. Infect Control Hosp Epidemiol 17: 178–180

Cox RA, Conquest C (1997): „Strategies for management of healthcare staff colonized with epidemic methicillin-resistant Staphylococcus aureus". J Hosp Infect 35: 117–127

Crowcroft N, Maguire H, Fleming M, Peacock J, Thomas J (1996): „Methicillin-resistant Staphylococcus aureus: investigation of a hospital outbreak using a case-control study". J Hosp Inf 34: 301–309

Dominguez TJ (2004): „It's not a spider bite, it's community-acquired Methicillin-resistant Staphylococcus aureus". J Am Board Fam Pract 17 (3): 220–226

Dziekan G, Hahn A, Thune K, Schwarzer G, Schafer K, Daschner F et. al (2000): „Methicillin-resistant Staphylococcus aureus in a teaching hospital: Investigation of nosocomial transmaission using a matched case-control study". Hosp Infect 46: 263–270

Edmond MB, Wenzel RP, Pasculle AW (1996): „Vancomycin-resistant Staphylococcus aureus: perspectives on measures needed for control". Ann Intern Med 124: 329–334

Goldman DA (1992): „Vancomycin-resistant Enterococcus faecium: headline news". Infection Control and Hospital Epidemiology 1992; 13: 695–699

Habarth S, Martin Y, Rohner P, Henry N, Auckenthaler R, Pittet D (2000): „Effect of delayed infection control measures on a hospital outbreak of methicillin-resistant Staphylococcus aureus". J Hosp Infect 46: 43–49

Heuck D, Claus H, Fell G, Roth H, Keine M, Brenner K-P, Witte W (2000): Hyg Med 25: 191

Hirai Y (1991): „Survival of bacteria under dry conditions; from a viewpoint of nosocomial infection". J Hosp Inf 19: 191–200

Höpken ME, Dreesman J, Braulke C, Heuck D, Witte W (2001): „MRSA-Besiedlung in einem Alten- und Pflegeheim: Risikofaktoren und Prävalenz". Hyg Med 26: 225–230

Hudson IRB (1994): „The efficacy of intranasal mupirocin in the prevention of staphylococcal infections: a review of recent experience". J Hosp Inf 27: 81–98

Kauffman CA, Terpenning MS, He X, Zarins LT, Ramsey MA, Jorgenson KA (1993): „Attempts to eradicate methicillin-resistant Staphylococcus aureus from a long term care facility with the use of mupirocin ointment". Am J Med 94: 371–378

Kluytmans JAJW, Manders MJ, van Bommel E, Verbrugh H (1996): „Elimination of nasal carriage of Staphylococcus aureus in hemodialysis patients". Infect Control Hosp Epidemiol 17: 793–797

Kramer A et al (2004):„Konsensusempfehlung zur Auswahl von Wirkstoffen für die Wundantiseptik". Hyg Med 5: 147–157

Kresken M, Hafner D (2000): „Resistenzsituation bei klinisch wichtigen Infektionserregern in Mitteleuropa gegenüber Chemotherapeutika in Mitteleuropa. Chemother J 9: 51–86

Layton MC, Patterson JE (1994): „Mupirocin resistance among consecutive isolates of oxacillin-resistant and borderline oxacillen-resistant Staphylococcus aureus at a university hospital". Antimicrob Agents Chemother 38: 1664–1667

Lessing MPA, Jordens JZ, Bowler ICJ (1996): „When should healthcare workers be sreened for methicillin-resistant Staphylococcus aureus?" J Hosp Infect 34: 205–210

Lye WC, Leong SO, Lee EJ (1993): „Methicillin-resistant Staphylococcus aureus nasal carriage and infections in CAPD". Kidney Int 43: 1357–1362

Mest DR, Wong DH, Shimoda KJ, Mulligan ME, Wilson SE (1994): „Methicillin-resistant Staphylococcus aureus in the surgical intensive care unit; pre-operative nasal colonization increases the risk of post-operative infection". Anesth Analg 78: 644–650

Mortimer EA, Wolinsky E, Gonzaga AJ, Rammelkamp CH (1966): R„ole of airborne transmission in staphylococcal infections". Br Med J 1: 319–322

Nicholson T, Milne R, Stein K, DEC Report No. 76 (2001): „Screening staff for methicillin resistsant Staphylococcus aureus (MRSA)". Internetseite von 2001 unter www.doh. gov.uk/research/swro/rd/publicat/dec/dec76.htm

Noble WC, Virani Z, Cree R (1992): „Cotransfer of vancomycin and other resistance genes from Enterococcus faecalis NCTC 12201 to Staphylococcus aureus". FEMS Microbiol Lett 93: 195–198

Parras F, del Guerrero MC, Bouza E, Blazquez MJ, Moreno S, Menarguez MC, Cercenado E (1995): „Comparative study of Mupirocin and oral Co-Trimoxazole plus topical fusidic acid in eradication of nasal carriage of methicillin-resistant Staphylococcus aureus". Antimicrob Agents Chemother 39: 175–179

Reagan DR, Doebbeling BN, Pfaller MA (1991): „Elimination of coincident Staphylococcus aureus nasal and hand carriage with intranasal application of mupirocin calcium ointment". Ann Intern Med 114: 101–106

Reybrouck G, Borremans A (1995): „Untersuchungen zur Verbreitung des Methicillin-resistenten Staphylococcus aureus in einem Universitätsklinikum mit Akutversorgung". Hyg Med 20: 392–399

RKI: „Epidemiologisches Bulletin 1996"; 49/96: 337–338

RKI (2004): „Community acquired MRSA weltweit und in Deutschland". Epidemiologisches Bulletin 5: 33–36

RKI (1999): „Empfehlung zur Prävention und Kontrolle von Methicillin-resistenten Staphylococcus aureus-Stämmen (MRSA) in Krankenhäusern und anderen medizinischen Einrichtungen. Mitteilung der Kommission für Krankenhaushygiene und Infektionsprävention am RKI." Bundesgesundheitsbl 42: 954–958

Saji M, Taguchi S, Uchiyama K, Osono E, Hayama N, Ohkuni H (1995): „Efficacy of gentian violet in the eradication of methicillin-resistant Staphylococcus aureus from skin lesions". J Hosp Infect 31: 225–228

SHEA. MUto CA, Jernigan JA, Ostrowsky BE, Richet HM, Jarvis WR, Boyce JM, Farr BM (2003): „SHEA guidline for preventing nosocomial transmission of multidrug-resistant strains of Staphylococcus aureus and enterococcus". Infect Control Hosp Epidemiol 24 (5): 362–386

Stelfox HT, Bates DW, Redelmeier DA (2003): „Safty of patients isolated for infection control". JAMA 290 (14): 1899–1905

Strausbaugh LJ, Jacobson C, Sewell DL, Potter S, Ward TT (1991): „Methicillin-resistant Staphylococcus aureus in extended-care facilities". Infect Control Hosp Epidemiol 12: 36–45

Tacconelli E, Carmeli Y, Aizer A, Ferreira G, Foreman MG, D'Agata EMC (2003): „Mupirocin prophylaxis to prevent Staphylococcus aureus infection in patients undergoing dialyses: a meta-analysis". Clin Infect Dis 37: 1629–1638

VandenBergh MFQ, Kluytmans JAJW, van Hout BA, Maat APWM, Seerden RJ, McDonnel J, Verbrugh HA (1996): „Cost-effectiveness of perioperative Mupirocin nasal ointment in cardiothoracic surgery". Control Hosp Epidemiol 117: 786–792

Howser J. Vanderbilt University Medical Center 18.03.2005, Tennesse, USA

Voss A, Milatovic D, Wallrauch-Schwarz C, Rosdahl VT, Braveny I (1994): „Methicillin-resistant Staphylococcus aureus in Europe". Eur J Microbiol Infect Dis 13: 50–55

Witte W, Klare I, Fock R (1996): „Chemotherapeutikaresistenz bei bakteriellen Infektionserregern und infektiöser Hospitalismus: Zu einzelnen multiresistenten Erregern und zu Maßnahmen gegen ihre Ausbreitung in Krankenhäusern". Infektionsepidemiologische Forschung, Robert Koch-Institut II: 8–13

Zakrzewska-Bode A, Muytjens HL, Liem KD, Hoogkamp-Korstanje JAA (1995): „Mupirocin resistance in coagulase-negative staphylococci, after topical prophylaxis for the reduction of colonization of central venous catheters". J Hosp Inf 31: 189–193

Zinderman CE, Conner B, Malakooti MA, LaMar JE, Armstrong A, Bohnker BK (2004): „Communitiy-acquired Methicillin-resistant Staphylococcus aureus among military recuits". Emerg Infect Dis 10 (5): 941–944

Hygiene im OP

5

Welche Faktoren bestimmen das postoperative Wundinfektionsrisiko und wie kann man sie günstig beeinflussen? Wie sieht die Vorbereitung von Patient und Personal und wie der hygienisch korrekte OP-Ablauf aus? Wie müssen Eingriffsraum und OP-Saal gereinigt und wann desinfiziert werden? Diese und weitere Fragen werden nachfolgend beantwortet. Weiterhin enthält dieses Kapitel eine Präparateübersicht für die perioperative Antibiotikaprophylaxe.

Im operativen Fachgebiet ist das Infektionsrisiko naturgemäß erhöht. Regelmäßig wird in den chirurgischen Fächern steriles Gewebe eröffnet, eine Eintrittspforte für Mikroorganismen geschaffen und damit der Weg für eine Infektion bereitet. So waren bis Mitte des 19. Jahrhunderts der Erfolg des Arztes und das Überleben der Patienten nicht nur von der Operationstechnik bestimmt, sondern v.a. von der Tatsache, ob und mit welchen möglichen Folgen ein Patient die auf den Eingriff folgende obligatorische Wundinfektion überlebte. Der Durchbruch und die weitere Entwicklung der allgemeinen wie der fachspezifischen Chirurgie wurden erst durch die Erkenntnis möglich, dass Wundinfektionen grundsätzlich vermeidbar waren. Sir Joseph Lister erkannte den ursächlichen Zusammenhang zwischen kontaminierten Instrumenten, der Kleidung und v.a. den Händen der Chirurgen einerseits und den nachfolgenden postoperativen Infektionen andererseits und begründete somit die Antisepsis in der Wundbehandlung.

Einflussfaktoren auf das Wundinfektionsrisiko

Heute wissen wir, dass das Auftreten einer postoperativen Wundinfektion in aller Regel ein multifaktorielles Geschehen darstellt und dass die Einflussfaktoren vielschichtig sind. Berechnungen zufolge werden rund zwei Drittel der nosokomialen Infektionen durch patientenimmanente Einflussfaktoren bestimmt und entziehen sich somit der Beeinflussbarkeit von außen. Zu diesen endogenen Faktoren gehören die körpereigene Flora des Patienten, sein Alter, Gesundheits- und Allgemeinzustand und v.a. seine Abwehrlage.

Ganz anders sieht es mit den exogenen Faktoren aus. Hierauf richtet sich das Hauptaugenmerk der Krankenhaushygiene und Infektionsprävention. Dazu gehören bspw. die belebte und unbelebte Umgebung des Patienten, seine Nahrung, Medikamente, die medizinischen Hilfsmittel, das OP-Instrumentarium und im Besonderen die Hände des ihn versorgenden medizinischen Personals, um nur einige zu nennen.

Weitere Einflussfaktoren auf das Wundinfektionsrisiko sind Größe des Wundfeldes, Dauer des Eingriffes, Durchblutung des Gewebes sowie die Implantation eines großen Fremdkörpers (siehe Abb. 5.1). Bedeutsame exogene Einzelfaktoren sind die angewandte OP-Technik, die Kenntnis der notwendigen hygienischen infektionspräventiven Maßnahmen und eine konsequente Disziplin bei der regulären Umsetzung durch den Operateur und seiner Mitarbeiter.

Die großen Eingriffe aus der Thorax-, Kardio-, Neuro- oder Viszeralchirurgie werden üblicherweise nicht ambulant durchgeführt. Die Implantation großer alloplastischer Materialien, wie bspw. Hüft-, Schulter- oder Knieendoprothesen ist im ambulanten Bereich die Ausnahme.

Das Hygienemanagement, konkret die diszipliniere Umsetzung der Maßgaben der Krankenhaushygiene durch ausnahmslos alle Beschäftigten innerhalb des OP-Bereiches stellt den maßgeblichen Teil der Infektionsprävention in einem ambulanten Operationszentrum dar. Selbstverständlich müssen hygienische Standards fachübergreifend Beachtung finden.

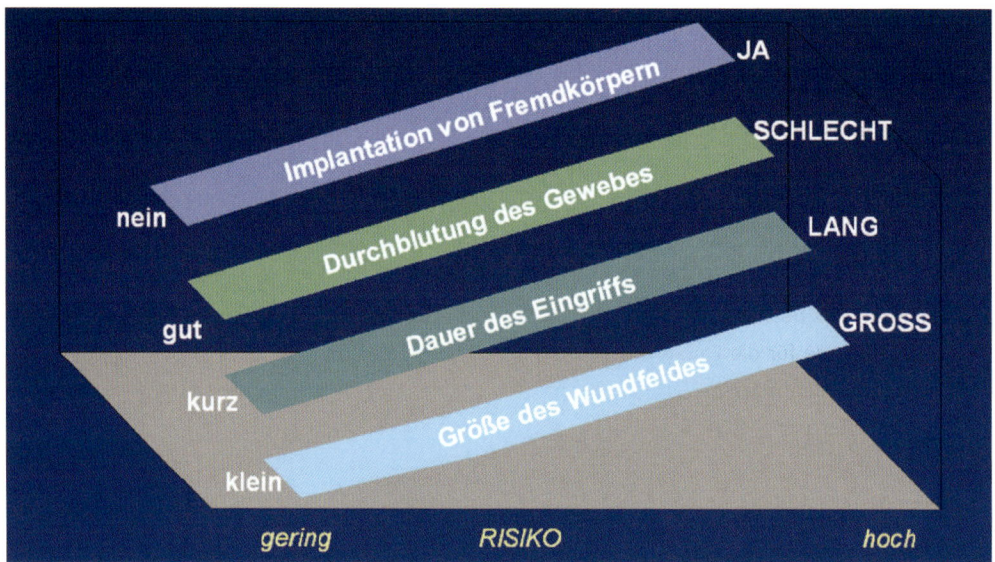

Abb. 5.1   Einflussfaktoren auf das Wundinfektionsrisiko (nach M. Scherrer, Freiburg)

5.1 Vorbereitung des Personals und des Patienten

Persönliche Hygiene

Der im medizinischen Bereich Tätige wird auf die gebotene persönliche Sauberkeit und Hygiene beim Umgang mit dem Patienten achten. Die tägliche Körperpflege, kurze und saubere Fingernägel sowie saubere Hände und das Zusammenbinden von langem Haar sind seit jeher Vorgaben, deren Bedeutung und Richtigkeit bis heute unbestritten sind. Herunterhängende Ohrringe oder lange, über der Kleidung getragene Halsketten gehören

ebenso wenig zur Ausstattung des Personals wie ein offen getragenes Halstuch. Ohrstecker sind unproblematisch; allerdings darf die Stichwunde nicht entzündet sein, nässen oder eitern.

Für das Piercing von Wangen, Lippen oder der Augenbrauen, Nasenringe und alle anderen Formen des Gesichtspiercings gilt im Grunde das Gleiche wie für Ohrringe, die streng genommen ebenfalls zum Formenkreis des Piercings gehören. Tätowierungen beinhalten, sofern sie nicht entzündet sind bzw. nach Abheilung kein hygienisches Risiko.

Personalumkleideraum

Die OP-Abteilung wird im Allgemeinen über einen definierten Zugangsweg für Personal, separiert vom Patientenumkleideraum, erreicht. Nach modernen krankenhaushygienischen Erkenntnissen genügt eine Ein-Raum-Schleuse mit funktioneller Trennung in eine reine und eine unreine Seite, in der Waschbecken, Seifen-, Papierhandtuch- und Desinfektionsmittelspender sowie Spinde angebracht sind. Die Mitarbeiter legen im unreinen Bereich des Personalumkleideraumes (auch Personalschleuse genannt) ihre Dienst- oder Privatkleidung ab. Für die Ablage der Kleider sind am besten Wandhaken oder Kleiderstangen geeignet, da sie am wenigsten Platz beanspruchen. Ob für die Mitarbeiter ebenso wie für die Patienten Wertfächer bereitgestellt werden müssen, hängt von speziellen Gegebenheiten und der Größe des AOZ ab. Anschließend werden die saubere Bereichskleidung (Kasack und Hose), OP-Schuhe und Haube angezogen.

Vor Verlassen des Umkleideraumes in Richtung OP-Abteilung werden die Hände routinemäßig am vor der Tür zum OP-Bereich angebrachten Händedesinfektionsmittelspender desinfiziert. Bei der Rückkehr in den Umkleideraum bedarf es keiner weiteren Tür, sondern es kann dieselbe Tür wieder benutzt werden. Für gebrauchte Bereichsschuhe und -kleidung müssen geeignete Abstell- resp. Abwurfmöglichkeiten vorhanden sein.

Präoperative chirurgische Händehygiene

Das Waschen der Hände der Mitglieder des OP-Teams erfolgt außerhalb des OP-Saales an hierfür geeigneten Waschmöglichkeiten. Allerdings bedarf es nicht, wie früher generell und heute noch in großen OP-Abteilungen üblich, eines gesonderten Waschraumes. Eine Waschnische z.B. im OP-Flur ist ebenfalls geeignet.

Der Waschplatz in der Nische sollte mit Armaturen ausgestattet sein, die als Ellenbogenmischhebelbatterie ohne Handkontakt bedient werden können, ferner mit je einem Seifen- und Händedesinfektionsmittelspender. Weiterhin sollten ein Handtuchspender und eine waschplatznahe Abwurfmöglichkeit für die gebrauchten Handtücher bereitstehen. Der Waschplatz kann mit Einzelwaschbecken oder mit einer Waschrinne eingerichtet sein. Er muss so ausgeführt werden, dass das Personal bei der Durchführung der chirurgischen Händedesinfektion nicht gestört oder behindert, gleichzeitig aber auch die Umgebung vor Spritzwasserkontamination geschützt wird. Günstig sind eine in die Wand eingelassene Nische oder seitliche Schutzwände (siehe Kap. 3.2, Abb. 3.12).

Das präoperative Händewaschen und die chirurgische Händedesinfektion haben zum Ziel, Schmutz zu entfernen und darüber hinaus die transiente und soweit wie möglich auch residente Hautflora zu reduzieren. Bei einer Perforation oder beim unbemerkten Riss der OP-Handschuhe während des Eingriffs sollten möglichst wenige Hautkeime von den Händen des OP-Teammitglieds ins Gewebe des Patienten übertreten.

Vor dem ersten Eingriff werden die Hände mit einer Flüssigseife eine Minute lang gewaschen, die aus einem Spender mit Armhebelbedienung entnommen wird. Die Hände werden dabei über dem Ellenbogenniveau gehalten, um das Rückfließen des Waschwassers zu verhindern. Lediglich die sichtbar verschmutzten Fingernägel und Nagelfalze können mit einer weichen keimfreien Bürste gereinigt werden.

MEMO Das Bürsten und Schrubben von Händen und Unterarmen ist obsolet, hygienisch kontraproduktiv und nach heutigen Erkenntnissen falsch (Loeb et al. 1997). Durch die Borsten wird die obere Hautschicht aufgeraut und verletzt, so dass sie innerhalb von kurzer Zeit mit Mikroorganismen besiedelt werden kann.

Nach dem Waschen der Hände werden diese mit einem frischen, sauberen Einmalhandtuch (Textil oder Papier) gründlich abgetrocknet. Das verwendete Tuch muss nicht steril sein. Die früher üblichen und auch heute noch mancherorts anzutreffenden sterilisierten Handtuchspender sind kostenintensiv und bringen keine hygienischen Vorteile.

Anschließend erfolgt die dreiminütige Händedesinfektion der sauberen und trockenen Hände mit einem alkoholischen Händedesinfektionsmittel, welches ohne den Einsatz der Hände über einen Armhebel entnommen wird. Es ist wichtig, die gesamte Hand gleichermaßen gut mit dem Desinfektionsmittel zu benetzen, insbesondere auch die Daumen, Fingerzwischenräume und die Handinnen- und -außenflächen. Dabei werden die Hände über dem Niveau der Ellenbogen gehalten, damit es nicht zum Herunterfließen der Lösung kommen kann (siehe Abb. 4.3–4.8 in Kap. 4).

Neuerdings sind Präparate auf dem Markt, die laut Hersteller nur eine Desinfektionszeit von 90 Sekunden benötigen. Erste Untersuchungen bestätigen die Wirkung. Allerdings sollte bedacht werden, dass innerhalb der halbierten Zeit ebenfalls die gesamte Hautfläche gleichmäßig gut desinfiziert werden muss.

Nur bei Unverträglichkeit eines alkoholischen Desinfektionsmittels sollte dem einminütigen Waschen der Hände und Unterarme (nur bei Bedarf: Bürsten von Fingernägeln und Nagelfalzen) das vierminütige Waschen mit PVP-Jod-Waschlotion folgen. Anschließend folgt Abspülen unter fließendem Wasser, ohne die Armatur mit den gewaschenen Händen zu berühren, danach gründliches Abtrocknen mit sterilem Handtuch. Dieses sollte von der OP-Schwester angereicht werden und kann ggf. auch durch ein übliches Bauchtuch ersetzt werden.

Sind seit dem letzten Eingriff nicht mehr als 60 Minuten vergangen und die Hände nicht sichtbar verunreinigt, so ist ein erneutes Waschen vor dem nächsten Eingriff in aller Regel nicht nötig. Eine einminütige Händedesinfektion ist hierbei ausreichend [Kappstein et al. 1993]. Liegt der letzte Eingriff allerdings mehr als 60 Minuten zurück, hat dazwischen ein Patientenkontakt stattgefunden oder sind die Hände verunreinigt, so müssen sie erneut für die Dauer von 3 Minuten desinfiziert werden [Rehork und Rüden, 1991].

Wie bereits in Kapitel 4.1 „Standardhygienemaßnahmen" dargelegt, dürfen nach § 22 der Unfallverhütungsvorschrift Gesundheitsdienst [BGR 250] und dem Regelwerk der gesetzlichen Unfallversicherungen [GUV-R 250, 4.1.2.6] von keinem Mitarbeiter, der am Patienten tätig ist, in Bereichen mit erhöhter Infektionsgefährdung Schmuckstücke an Händen und Unterarmen getragen werden.

Ebenfalls sind künstliche Fingernägel bei Tätigkeiten am Patienten und im OP nicht zulässig [GUV-R250/TRBA 250 2004]. Nagellack sollte nicht aufgetragen sein.

Die sorgfältige hygienische Händedesinfektion wird beim Umgang mit Patienten und nach Kontakt zu Patientenmaterial (Blut, Speichel, Urin und anderen Körperausscheidungen, histologischen Präparaten, u.Ä.) in der OP-Abteilung häufig erforderlich sein und muss daher auch von Mitarbeitern der Anästhesie beachtet und regelmäßig durchgeführt werden.

> **MEMO** OP-Mitarbeiter dürfen keine Armbanduhren, Fingerringe, Armbänder oder künstliche Fingernägel während der Arbeit tragen. Fingernägel sollten keinen Nagellack aufgetragen haben.

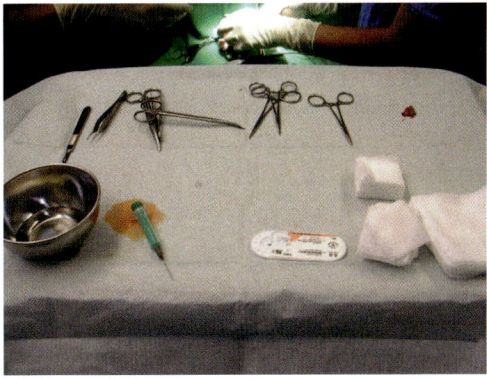

Abb. 5.3   OP-Instrumententisch

Sterile Handschuhe

Sterile Handschuhe müssen dem Anwender am OP-Tisch neben einer guten Passform eine hohe Sensitivität und Qualität bieten.

Zwei Paar Handschuhe übereinander werden bei hohem Risiko einer Beschädigung während des Eingriffes (z.B. in der Knochen- und Thoraxchirurgie) oder bei Patienten mit einer parenteral übertragbaren Infektionskrankheit wie bspw. Serumhepatitis

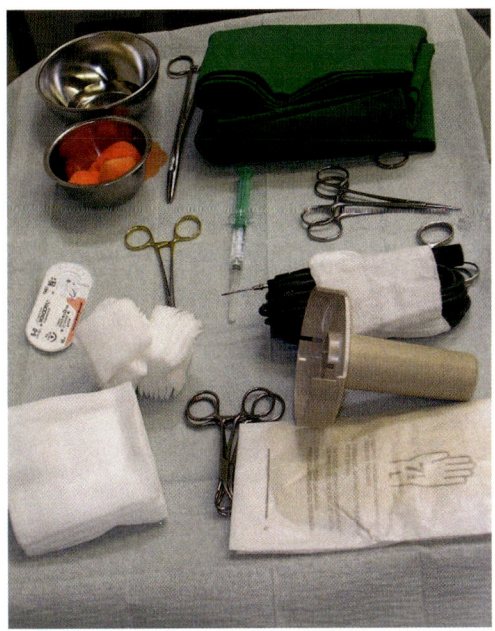

Abb. 5.2   OP-Beistelltisch

und HIV-Trägerschaft getragen. Berechnungen zufolge können bei einer Stichverletzung ein Paar Handschuhe ca. 50 % der an der Nadel anhaftenden Blutmenge zurückhalten („abstreifen"), während es bei zwei Paar Handschuhen übereinander sogar 80 % sein können. Die Sensitivität wird durch die verdoppelte Wanddicke der Handschuhe etwas gemindert. Auf dem Markt sind doppellagige Handschuhe erhältlich, die eine Beschädigung oder Rissbildung der äußeren Schicht durch eine Verfärbung anzeigen.

Darüber hinaus sollten sterile Handschuhe bei allen Tätigkeiten getragen werden, die ein steriles Arbeiten mit den Händen erfordern, z.B. beim Richten des Instrumententisches, beim Legen eines zentralen Venen-, Peridural- oder eines Harnkatheters und bei der Wundversorgung einschließlich Verbandsanlage.

Für die Auswahl des Handschuhmaterials gilt das im Kapitel zur Standardhygiene Gesagte im Besonderen. In wie weit einzeln verpackte sterile PE-Handschuhe für den Einsatz am Patienten (z.B. in der Gynäkologie und Geburtshilfe) wirklich geeignet sind, muss kritisch bewertet werden. Ihre Dichtigkeit insbesondere im Nahtbereich ist unzuverlässig. Bezüglich Tragekomfort und Passform sind sie den anderen Materialien deutlich unterlegen.

MEMO Die Händehygiene und insbesondere die Händedesinfektion ist eines der wirkungsvollsten Maßnahmen bei der Prävention exogener (nosokomialer) Keimübertragung. Der Gold Standard sind alkoholische Händedesinfektionsmittel. Handschuhe ergänzen, ersetzen aber nicht das Händewaschen und -desinfizieren. Sie leisten einen wichtigen Beitrag zum Personalschutz. Eine individuell angepasste Hautpflege trägt langfristig ebenfalls zu einer verbesserten Händehygiene bei.

Chirurgische Maske

Die Frage, welche Bedeutung Masken überhaupt haben, wird immer wieder gestellt. Es gilt, dass die Mund-Nasen-Maske von allen anwesenden Personen im OP-Saal während eines OP-Eingriffes getragen wird, obgleich Tuneval (1991) aufzeigen konnte, dass ihr Schutzeffekt nur eingeschränkt ist, wenn viel und vor allem laut gesprochen wird. Es ist bekannt, dass durch reduziertes und leises Sprechen weniger Keime aus dem Rachen-/Nasenraum freigesetzt werden und dass durch dieses Verhalten ein besserer Effekt bei der Luftkeimbelastung erreicht werden kann als durch das Tragen chirurgischer Masken ohne Reduktion des Sprechquantums. Der verwertbare Nutzen dieser Untersuchungsergebnisse ist allerdings stark eingeschränkt, da eine Kommunikation auch bei eingespielten Teams unverzichtbar ist. Darüber hinaus sollte man berücksichtigen, dass die Maske nicht nur den Patienten, sondern auch das OP-Team vor potenziell infektiösen Spritzern im Gesicht, speziell im Mund-Nasen-Bereich und Wangen, schützt.

Eher von akademischem Interesse ist die Debatte, wer außer dem Operateur im OP-Saal eine Maske tragen muss. Einigkeit besteht darin, dass jeder der am OP-Tisch steht, eine Maske zu tragen hat. Ver- zichtet z.B. der Springer darauf, so muss abgesprochen sein, wie nah er dann noch dem OP-Team, der Instrumentierkraft, dem OP- und dem Instrumentiertisch kommen darf. Gleiches gilt für den Anästhesisten, der über das Tuch schaut oder gelegentlich Nahtmaterial anreicht, wenn der Springer vorübergehend nicht im Saal ist.

Um unnötige Diskussionen zu vermeiden, sollten alle während einer Operation im OP-Saal anwesende Personen eine chirurgische Maske tragen. Unnötig ist dies jedoch in den Nebenräumen und auf dem Flur, ebenso im Saal nach Abschluss der Operation. Nach Ende des Tagesprogrammes müssen generell, z.B. von den Reinigungskräften beim Reinigen der OP-Abteilung keine Hauben und Masken getragen werden.

Die Maske muss dicht am Gesicht anliegen und sowohl Mund wie Nase sowie auch Barthaare vollständig abdecken. Das Tragen der chirurgischen Maske nur über dem Mund unter Aussparung der Nase wird der Empfehlung nicht gerecht. Sie muss nicht nach jedem Eingriff routinemäßig gewechselt werden, jedoch stets nach Verschmutzung, Kontamination und Durchfeuchtung z.B. nach länger dauernden Operationen. Für Vollbartträger werden zusammenhängende Kopfbartschutzmasken empfohlen [RKI 2000]. Hygienisch inkorrekt und

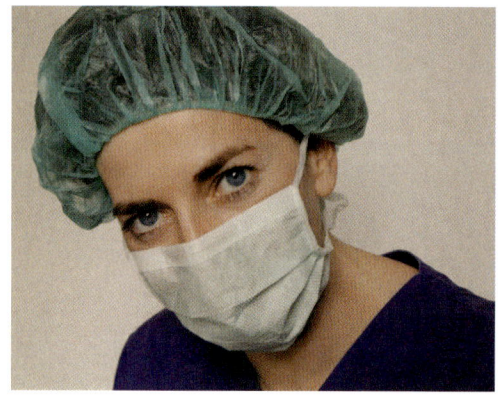

Abb. 5.4   Korrekt getragener Mundschutz

doch häufig anzutreffen ist das temporäre Herunterziehen des Mundschutzes, um z.B. mit Patienten oder Kollegen zu sprechen, um ihn anschließend wieder zu benutzen. In diesem Fall sollte der Mundschutz ganz verworfen werden.

MEMO Die intakten und nicht verschmutzten chirurgischen Masken müssen zwischen den einzelnen Operationen nicht grundsätzlich gewechselt werden. In den Nebenräumen ist das Tragen von Masken nicht erforderlich. Außerhalb der OP-Betriebszeiten müssen weder Maske noch Haube getragen werden.

OP-Kleidung und OP-Schuhe

Die OP-Bereichskleidung soll sicherstellen, dass ein OP-Mitarbeiter stets frische und saubere Kleidung trägt. Sie ist farblich abgesetzt, um die Ausübung einer hygienisch kritischen Funktion für alle sichtbar zu machen und die gesonderten Anforderungen an den OP-Bereich auch optisch zu unterstreichen.

OP-Schuhe müssen sauber sein. Die Forderung, dass sie geschlossen, feuchtigkeitsdicht und rutschfest sein sollen, hat v.a. Personalsschutzgründe. Der Wechsel erfolgt, wenn sie sichtbar verschmutzt und/oder kontaminiert sind, sonst regulär arbeitstäglich. Sie können nach Gebrauch arbeitstäglich in der Reinigungs- und Desinfektionsmaschine (RDM) mit dem Schuhprogramm aufbereitet werden (60 °C sind ausreichend). Sind mehrere RDM im Einsatz, empfiehlt es sich, stets nur eine Maschine für die Schuhe zu verwenden, damit nicht für alle Geräte ein gegebenenfalls verkürztes Wartungsintervall durch den höheren Eintrag von Schmutzpartikeln und Flusen erforderlich wird.

In vielen Praxen werden die OP-Schuhe jedoch ausschließlich manuell gereinigt. Für den Bedarfsfall (nach Kontamination mit Blut und/oder

anderen potenziell oder manifest infektiösen Substanzen) müssen die Schuhe desinfektionsmittelbeständig sein.

MEMO Der Sinn der OP-Bereichskleidung besteht in erster Linie darin, dass das OP-Personal stets sauber gekleidet ist.

OP-Mantel

Sterile OP-Mäntel sollten neben dem Tragekomfort auch eine Flüssigkeits- und Keimbarriere darstellen. Kittel aus Baumwolle haben zwar ausgesprochen angenehme Trageeigenschaften, sind jedoch für Flüssigkeiten und Keime weitgehend durchlässig. Aufgrund der fehlenden Barrierefunktion und der im Vergleich zu anderen eingesetzten Materialien aus Mikrofilamenten (Laminaten) oder Einwegmaterialien aus Zellstoff/PE höheren Flusenabgabe wird Baumwolle künftig nicht mehr empfohlen. Die harmonisierte EU-Norm EN 13795 (Teil1–3) regelt die grundlegenden Anforderungen, Prüfverfahren und Gebrauchsanforderungen an OP-Kittel sowie -Abdeckmaterial, d.h. bei den OP-Kitteln wird Baumwolle in Zukunft aus dem OP-Saal verschwinden. Eine genauere Beschreibung hierzu findet sich bei OP-Abdeckungen.

Neuerdings werden sterile OP-Einwegkittel für unterschiedliche Einsatzgebiete angeboten, d.h. für kurze resp. kleinflächige Eingriffe werden kleinere, weniger aufwändig hergestellte und damit bis 40 % billigere OP-Kittel angeboten.

Vorbereitung des Patienten

Während die Operation selbst und der Betriebsablauf standardisierte Qualitätsanforderungen erfüllen bezüglich Ausstattung und Wegeführung, Vorbereitung des Personals und sterilem Instrumentarium, ist der hygienische Status des Patienten nicht einheitlich definiert. Seine Vorbereitung auf den Eingriff ist nichtsdestoweniger für die Infektionsprophylaxe von maßgeblicher Bedeutung.

Der Patient ist angehalten am Operationstag sauber geduscht zu erscheinen. Obwohl das präoperative Duschen unter Zusatz von Antiseptika die mikrobielle Hautbesiedlung nachweislich reduzieren kann, führt dies nicht zu einer relevanten Senkung der postoperativen Wundinfektionsrate [Lynch et al. 1992, Rotter et al. 1988].

Der Patient legt nach Anweisung seine Bekleidung im Patientenumkleideraum ab (siehe Kapitel 3.2, Seite 29). Schlecht einsehbare Operationsgebiete wie bspw. der Bauchnabel bedürfen ggf. einer Inspektion und zusätzlichen Reinigung, bevor der Patient in die OP-Abteilung kommt.

Unter Umständen kann es günstig sein, wenn der Patient vor Betreten des OP-Bereiches eine hygienische Händedesinfektion unter fachkundiger Anleitung, so z.B. bei elektiven handchirurgischen Eingriffen bzw. einer MRSA-Besiedlung, durchführt.

Die Vorabrasur der Haut aus hygienischen Gründen ist unnötig und erhöht eher das Infektionsrisiko. In vielen Studien konnte nachgewiesen werden, dass die „Nassrasur" des OP-Feldes mit einer signifikant erhöhten Rate an Wundinfektionen verbunden ist [Hamilton et al. 1977]. Das Infektionsrisiko nimmt mit dem Zeitraum zwischen Rasur und Operation zu; Mikroläsionen der Haut führen zu Einblutungen und Exudation, die das Wachstum von Mikroorganismen (der Hautflora) begünstigen. Aus hygienischer Sicht wird daher keine routinemäßige Rasur des OP-Feldes empfohlen [Mangram et al. 1999]. Ebenso ist es unsinnig, das rasierte Inzisionsgebiet vorab zu desinfizieren und diese Hautdesinfektion über Nacht „einwirken" zu lassen. Stellen Haare ein operationstechnisches Problem dar (z.B. erschwerte Sicht an stark behaarten Körperstellen), so sollten sie mit einer elektrischen Haarschneidemaschine (sog. Clipper) unmittelbar vor der Einleitung gekürzt werden. Die Scherköpfe der Clipper sollten, sofern keine Einweg-Scherköpfe zur Anwendung kommen, desinfiziert werden. Die Rasierapparate werden äußerlich wischdesinfiziert. Gegen Enthaarungscreme ist nichts einzuwenden, jedoch kann es in seltenen Fällen zu einer Allergisierung kommen.

Intraoperative Maßnahmen

Vor dem Eingriff muss das OP-Feld mit einem geeigneten, z.B. DGHM/VAH getesteten und gelisteten Hautdesinfektionsmittel (bspw. einem PVP-Jod-Alkohol-Gemisch) über 3 Minuten desinfiziert werden. Wird die Hautdesinfektion vom Operateur oder einem anderen Mitglied des OP-Teams durchgeführt, so erfolgt sie nach der chirurgischen Händedesinfektion, aber vor dem Anziehen des sterilen OP-Kittels und der sterilen OP-Handschuhe. Die Desinfektion erfolgt großflächig mit desinfektionsmittelgetränkten, feuchten Tupfern von innen nach außen, wobei die Tupfer mehrmals gewechselt werden. Das desinfizierte Gebiet sollte so groß sein, dass der Schnitt bei Bedarf vergrößert oder an anderer Stelle gesetzt werden kann. Die Durchtrittsstelle für einen gegebenenfalls erforderlichen Drain sollte ebenfalls mitberücksichtigt werden.

Es muss darauf geachtet werden, dass sich keine Lache von Desinfektionsmittel unter dem Patienten sammelt, da es an der feuchten Haut zu Hautirritationen und bei der Elektrokoagulation zu Verbrennungen 2. Grades kommen kann.

Immer wieder ist zu lesen, dass bei talgdrüsenreicher Haut bspw. im Schulter- oder Sternumbereich eine verlängerte Desinfektionszeit bis zu 10 Minuten erforderlich ist. Ob durch diese Maßnahme eine Reduzierung postoperativer Wundinfektionen zu erreichen ist oder ob die antimikrobielle Wirkung der Fettsäuren dieser Hautareale ausreichend synergistisch wirkt, ist nicht bekannt [Kappstein 2002].

Es gibt keine wissenschaftlich fundierten Empfehlungen über die Notwendigkeit einer verlängerten präoperativen Hautdesinfektion in Hautarealen mit vermehrter Ansammlung von Schweiß- und Talgdrüsen (z.B. neurochirurgische Eingriffe). Die CDC empfehlen, eine Desinfektion zwischen 2 bis 5 Minuten in Abhängigkeit des verwendeten Desinfektionsmittels durchzuführen [Mangram 1999]. Die schnellste Wirkung zeigen alkoholische Lösungen.

Entscheidend bleibt, die in Analogie zur Händedesinfektionszeit empfohlene Zeit von (mindestens) 3 Minuten konsequent einzuhalten [Daschner et al. 2004].

MEMO Bedeutenden Einfluss auf die Rate postoperativer Wundinfektionen hat die angewandte OP-Technik. Sorgfältige, zügige und behutsame Vorgehensweisen bei der Durchführung des Eingriffes haben nachweislich einen günstigen Effekt bei der Vermeidung nachfolgender Infektionen und auf die Wundheilung.

Kontradiktorisch haben lange Eingriffszeiten und eine ausgiebig großflächige elektrische Blutstillung mit Bildung zahlreicher Nekroseherde eine verhältnismäßig schlechtere Wundheilungsrate. Unruhe, Personenzahl und -Bewegung im OP wirken sich nachteilig auf das gesamte Operationsgeschehen aus. Die Menge von Luftpartikeln und die Luftkeimzahl verhalten sich proportional der Anzahl der im Saal anwesenden Personen, die daher auf das benötigte Maß beschränkt werden sollten. Die Türen des OP-Saales bleiben während des Eingriffes konsequent geschlossen. Hierzu ist keine elektrische Türsteuerung, sondern lediglich ein Mindestmaß an Disziplin erforderlich.

OP-Abdeckungen
MPG und DIN EN 13795 (Teil 1–3)

Gemäß dem Medizinproduktegesetz [MPG 2002] werden seit 1994 OP-Textilien als Medizinprodukte betrachtet. Nach § 3 (1) MPG sind Medizinprodukte „… vom Hersteller … mittels ihrer Funktionen zum Zwecke … der Verhütung … von Krankheiten … bestimmt …" und müssen als sterile OP-Abdeckungen und -Mäntel OP-Wunden möglichst keimfrei halten und vor Übertragung von Infektionen schützen. V.a. die erste Forderung ist wissenschaftlich (aufgrund von methodischen Schwierigkeiten der Untersuchung) nicht zweifelsfrei belegbar. Weiterhin sollen die verwendeten Materialien keine resp. möglichst wenig Flusen abgeben, da die Partikel als Fremdkörper die Bildung von Granulomen fördern und – wie experimentelle Untersuchungen gezeigt haben – im Gewebe bei Anwesenheit von Fremdkörpern bereits geringere Erregerkonzentrationen eine Wundinfektion auslösen können [Krizek 1975]. Durch die Wahl des Abdeckmaterials und des OP-Mantelgewebes kann die Flusenabgabe und damit die Menge der Luftpartikel beeinflusst werden.

Die Europäische Kommission und die EFTA (European Free Trade Association) beauftragten die CEN (Comité Européen de Normalisation) mit der Entwicklung einer Norm. Die EU-Norm EN 13795 (Teil 1–3) soll – als eine Möglichkeit – die Umsetzung der grundlegenden Anforderungen der MPG unterstützen. Sie ist kein Rechtssatz, sondern dient in erster Linie als Konsens zwischen den Herstellern. In Zweifels- und/oder Streitfällen sind wissenschaftliche Argumente entscheidend.

Nach der EN 13795 (Teil 1–3) sollen flüssigkeitsdichte und ausreichend große Abdecktücher zum Einsatz kommen. Der Teil 1 (2002 verabschiedet) der Norm regelt im Allgemeinen die Anforderungen, während sich Teil 2 (2004 verabschiedet) mit den

Prüfverfahren beschäftigt. Die Gebrauchsanforderungen sollen durch den noch nicht verabschiedeten Teil 3 geregelt werden (www.cenorm.org).

Aus hygienischer Sicht sind sowohl Mehrweg- wie auch Einwegmaterialien gleichermaßen geeignet [Mangram et al. 1999]. Auch vom ökologischen Standpunkt aus wird im Grunde keines der beiden Verfahren bevorzugt. Lediglich Mischabdeckungen haben im Vergleich eine weniger günstige Öko-Bilanz [Dettenkofer et al. 1999].

Mit Inkrafttreten des MPG vor über 10 Jahren (nationale Umsetzung der Richtlinie 93/42/EWG des Rates vom 14. Juni 1993 über Medizinprodukte) und Aktualisierung im Jahr 2002 werden OP-Abdeckungen und OP-Schutzkleidung als Medizinprodukte geführt. Davor waren nur Bauchtücher vom Arzneimittelgesetz erfasst.

OP-Textilien (Abdeckungen und Anzüge) sind Medizinprodukte der Klasse I (nichtinvasive Medizinprodukte, d.h. die Klasse mit dem geringsten Risiko).

Die von der CEN auf europäischer Ebene gestellten Anforderungen an OP-Abdeckungen hinsichtlich Flüssigkeitsdichte werden von Baumwolle nicht erfüllt.

Folgende textilen Systeme werden damit in Zukunft für OP-Zwecke prinzipiell in Frage kommen:

▶ Einwegsysteme (Faservliese):
Zellstoff- oder CTMP-Materialien (chemo-thermo-mechanical pulp) mit kaschierter PE-Folie in zwei- oder dreilagiger Ausführung
Vorteile: relativ dicht, absorbieren Flüssigkeiten, relativ geringe Partikelabgabe
Nachteile: keine „Klimafunktion", leichte Ablösung der Faserschicht im feuchten Zustand, relativ steif und schlecht drapierbar, mechanisch empfindlich, nicht selbst resterilisierbar, Abgabe meist im Set

▶ SMS-Materialien aus Polypropylen (spunbond-meltblown-spunbond), dreilagig
Vorteile: „textiles Erscheinungsbild", gut drapierbar, „Klimafunktion", fusselarm
Nachteile: stark wasserabweisend, nicht dicht gegenüber Flüssigkeiten niedriger Oberflächenspannung und bei Druckbelastungen, nicht selbst resterilisierbar, Abgabe meist im Set

▶ Mehrwegsysteme (Web- und Wirkwaren)
Gewebe aus Baumwolle und Polyestermischungen (einschichtig, Stapelgarn)
Vorteile: sehr gute textile Eigenschaften, beanspruchbar, Klimafunktion, unempfindlich (Durchstiche schließen sich), dampfsterilisierbar, viele Zyklen (bis zu 150), relativ billige Aufbereitung
Nachteile: nur flüssigkeitsabweisend und dies auch nur bei Imprägnierung mit Fluorcarbonharzen, schlechte Flüssigkeitskontrolle, größte Partikelabgabe aller Mehrwegsysteme

▶ Microfasergewebe aus Polyester-Filamentgarn (einschichtig)
Eigenschaften fast alle wie oben, aber das Material ist teurer: höhere Zyklenzahlen (> 150 Zyklen), antistatisch mit Carbonfaden, geringere Partikelabgabe, sehr leichte Konstruktion

▶ Laminate (Trilaminate) aus Polyester-Endlosgarn-Wirkware, Rasterpunktverklebung, Membran aus PTFE, PUR oder Polyether-Blockamid
Vorteile: neu 100 % flüssigkeits-, bakterien- und virendicht, sehr gute Klimafunktion, sehr gute Flüssigkeitskontrolle, sehr gute mechanische Widerstandsfähigkeit und gute textile Eigenschaften (Drapierbarkeit), sehr partikelarm, leicht dampfsterilisierbar, meist antistatisch durch Carbonfaden
Nachteile: bisher relativ geringe Zyklenzahlen (50–70), relativ teuer, große Qualitätsunterschiede, empfindlich gegen Durchstiche. Verhältnismäßig

schwierige Aufbereitung (Reparatur kleinster Löcher erforderlich). Teilweise problematische Entsorgung (PTFE-Membranen).

Inzisionsfolien

Inzisionsfolien bringen keinen hygienischen Vorteil. Oft ist bereits das faltenfreie Aufkleben der Folie erschwert, so dass sie dann beim Hautschnitt stört. Wenn die Folie nicht richtig klebt, kann sie verrutschen und dann über den Wundrand ragen sowie sich frühzeitig ablösen. Weiterhin sammelt sich Feuchtigkeit zwischen ihr und der Haut, die während dem Eingriff in das OP-Gebiet fließen kann. Problematisch ist, dass die Flüssigkeit mit Hautkeimen kontaminiert sein kann.

Aus hygienischer Sicht besteht außerdem kein Grund, nach erfolgter Hautinzision das Skalpell zu wechseln.

Toilettenbesuch des OP-Personals

Früher wurde üblicherweise gefordert, nach einem Toilettenbesuch die Bereichskleidung routinemäßig zu wechseln. Als Argument wurde die Berührung der Kleidung mit kontaminierten Händen, bevor diese gewaschen werden, sowie durch Streukeime angeführt.

In der Praxis fehlt es dieser Erklärung an klinischer Relevanz. Durch Händewaschen nach dem Toilettenbesuch, präoperative Händedesinfektion und Anlegen eines sterilen OP-Kittels sowie steriler Handschuhe, wird die Kontamination des OP-Feldes durch eine optisch saubere, aber vermeintlich verschmutzte Hose ausreichend sicher verhindert. Wichtig ist, dass im Anschluss an den Toilettenbesuch die Hände regulär gewaschen und desinfiziert werden. Sichtbar kontaminierte Kleidungsstücke müssen in jedem Fall unverzüglich abgelegt und ersetzt werden. Durch das Komplettumkleiden nach jedem Toilettengang kann die postoperative Infektionsrate nicht gesenkt werden, jedoch steigen die Kosten für den Wäscheverbrauch. Eine generelle Forderung nach routinemäßigem Wechsel von Hose und Kasack aus hygienischer Sicht ist nicht gerechtfertigt. Die Entscheidung sollte vom Betreiber des AOZ getroffen und verbindlich im Hygieneplan festgelegt werden.

Patienten sowie Besucher und Handwerker können außerhalb der OP-Zeiten den OP-Saal in sauberer Kleidung und mit sauberen Straßenschuhen betreten. Die Benutzung von Überschuhen wird nicht empfohlen.

Trennung septische/aseptische OP-Einheit

Eine Trennung in so genannte „septische" und so genannte „aseptische" Operationsabteilungen oder Operationseinheiten ist aus hygienischer Sicht nicht notwendig [Hauer 1998].

Durch eine adäquate Raumplanung soll lediglich eine sinnvolle Ablauforganisation sichergestellt werden. Dabei muss für alle Operationen, unabhängig von ihrer fachlichen Zuordnung und ihrem Kontaminationsgrad, ein hygienisch einwandfreies Arbeiten gewährleistet sein. Jeder Patient hat – unabhängig vom Infektionszustand – das gleiche Anrecht auf Asepsis [Tabori und Zinn 2003, Tabori 2005].

Unter Einhaltung der für alle Operationsbereiche erforderlichen Hygienemaßnahmen können daher Eingriffe der verschiedenen Kontaminationsklassen aus verschiedenen Fachbereichen nacheinander in ein und demselben Operationssaal durchgeführt werden [Kappstein 2002, RKI 2000].

Die anschließenden Desinfektionsmaßnahmen sind bei so genannten aseptischen und so genannten septischen Eingriffen identisch:

▶ Generell müssen alle kontaminierten Flächen gezielt gereinigt und desinfiziert werden.

▶ Nach Beendigung des jeweiligen Eingriffes sollen alle patientennahen Flächen, wie z.B. OP-Tische, Geräte, Fußboden um die OP-Lafette, mit dem hausüblichen Flächendesinfektionsmittel in normaler Konzentration wischdesinfiziert werden.

▶ Eine Desinfektion von Wänden und Decken ist nur bei sichtbarer Kontamination erforderlich. Sie kann in der Regel also entfallen.

▶ Der Operationssaal kann wieder in Betrieb genommen werden, sobald die Flächen trocken sind.

▶ Eine bestimmte Einwirkzeit muss nicht abgewartet werden.

▶ Benutzte Instrumente können wie üblich zur Aufbereitung transportiert und müssen nicht vorab in der OP-Abteilung desinfiziert werden.

▶ Das Auslegen von desinfektionsmittelgetränkten Tüchern am Eingang zum OP-Saal führt zu einer vermehrten Belastung des Personals und der Umwelt mit Desinfektionsmitteldämpfen, ohne die hygienische Sicherheit zu erhöhen, und sollte daher unterbleiben.

▶ Das Wechseln der Bereichskleidung und der OP-Schuhe ist lediglich bei sichtbarer Kontamination erforderlich.

TIPP

Nach kontaminierten oder septischen Eingriffen werden keine speziellen Reinigungsverfahren oder Desinfektionsmittel-Einwirkzeiten empfohlen. Die erforderliche Reinigung und Desinfektion des OP-Saales wird selbstverständlich vorausgesetzt. Auf eine gezielte Flächendesinfektion nach sichtbarer Kontamination mit potenziell infektiösem Material kann nicht verzichtet werden (siehe Kap. 4.3 „Reinigung und Desinfektion").

LITERATUR

Daschner F, Frank U (2004): „Antibiotika in der Praxis". Springer Verlag

Dettenkofer M, Grießhammer R, Scherrer M, Daschner F (1999): „Einweg- versus Mehrweg-Patientenabdeckung im Operationssaal". Chirurg 70: 485–492

Europäisches Komitee für Normung Juni 2002: „Schlußentwurf prEN 13795-1"

Geffers Ch et al (2001): „Prävention postoperativer Wundinfektionen". „Evidence-based" – Empfehlungen. Zentralbl Chir 126: 84–92

Hamilton HW, Hamilton KR, Lone FJ (1977): „Preoperative hair removal". Can J Surg 20: 269–271, 274–275

Hauer T, Rüden H, Daschner F (1998): „Anforderungen der Gesetzlichen Unfallversicherung (GUV) an Krankenhäuser, die sich an der stationären Behandlung Arbeitsunfallverletzter beteiligen: Stellungnahme des Nationalen Referenzzentrums für Krankenhaushygiene". Chirurg 69: 924–927

Kappstein I (2001): „Hygienische Maßnahmen in der Operationsabteilung – was ist nachgewiesenermaßen übertrieben?" Arzneim.-, Therapie-Kritik 33: 213–219

Kappstein I, Schulgen G, Waninger J, Daschner F (1993): „Mikrobiologische und ökonomische Untersuchungen über verkürzte Verfahren für die chirurgische Händedesinfektion". Chirurg 64: 400–405

Kappstein I (2002): „Nosokomiale Infektionen". 2. ed. München: W. Zuckschwerdt Verlag

Kommission für Krankenhaushygiene und Infektionsprävention am Robert Koch-Institut (2000): „Anforderungen der Hygiene bei Operationen und anderen invasiven Eingriffen". Bundesgesundhbl 8: 644–647

Korniewicz DM et al (1989): „Nursing research", 38 (3): 144–146

Korniewicz DM et al (1990): „J Clin Microbiol" 28 (4): 787–788

Krizek TJ, Robson MC (1975): „Evaluation of quantitative bacterology in wound management". Am J Surg 130: 579–584

Lynch W, Davey PG, Malek M, Byrne DJ, Napier A (1992): „Cost effectiveness – analysis of the use of chlorhexidine detergent in preoperative whole body disinfection in wound infection prophylaxis". J Hosp Infect 21: 179–191

Loeb MB, Wilcox L, Smaill F, Walter S, Duff Z (1997): „A randomized trial of surgical scrubbing with a brush compared to antiseptic soap alone". Am J Infect Control 25: 11–15

Mangram AJ, Horan TC, Pearson ML, Silver LC, Jarvis WR and the Hospital Infection Control Practices Advisory Committee (1999): „Guideline for prevention of surgical site infection". Infection Control and Hospital Epidemiology 20: 247–280

MPG – Neufassung am 7. August 2002. BGBl. I S. 3146

Olsen RJ, Lynch P, Coyle MB, Cummings J, Bokete T, Stamm WE (1993): Examination gloves as barriers to hand contamination in clinical practice. JAMA 270: 350–353

Rehork B, Rüden H (1991): „Investigations into the efficacy of different procedures for surgical hand disinfection between consecutive operations". J Hosp Infect 19: 115–127

Rotter ML, Larson SO, Cooke EM, Dankert J, Daschner FD, Greco D et al (1988): „A comparison of the effects of pre-operative whole body bathing with detergent alone and with detergent containing chlorhexidine-gluconate on the frequency of wound infections after clean surgery". The European Working Party on Control of Hospital Infections. J Hosp Inf 11: 310–320

Schuster A., Institut für Umweltmedizin und Krankenhaushygiene am Universitätsklinikum Freiburg: Vortrag vor dem Baden-Württembergischen Arbeitskreis Umweltschutz im Krankenhaus e.V. 17. Februar 2000

Tabori E, Zinn Ch (2003): „Bauliche Hygienemaßnahmen beim Ambulanten Operieren". ambulant operieren 4: 158–162

Tabori E (2005): „Der hygienische Maßanzug – welche Hygienemaßnahmen sind beim Ambulanten Operieren sinnvoll". ambulant operieren 2: 56–61

Truscott WM (1996): „First Hand". 3 (1): 1–4

Tunevall TG (1991): „Postoperative wound infections and surgical face masks: a controlled study". World J Surg 15: 383–387

5.2 Perioperative Antibiotikaprophylaxe (PAP)

Der Zweck der perioperativen Antibiotikaprophylaxe (PAP) ist es, das Wachstum von Erregern, die das OP-Feld während der Operation kontaminieren, zu vermeiden. Die Domäne der PAP sind sauber-kontaminierte Eingriffe. Die meisten aseptischen Eingriffe erfordern keine PAP, da die Infektionsraten gering sind. Die Risiken einer PAP (Nebenwirkungen, Resistenzentwicklung) würden deshalb in keinem Verhältnis zum Nutzen stehen. Ausnahmen hierbei sind allerdings aseptische Eingriffe mit Implantation von großem Fremdmaterial (z.B. Hüftendoprothesen) und herzchirurgische Eingriffe.

Bei vielen kontaminierten oder septischen Eingriffen wird eine längere Antibiotikagabe im Sinne einer Therapie erforderlich, so dass man hier nicht mehr von einer Prophylaxe sprechen kann.

Allgemeine Gesichtspunkte

Antibiotika für die PAP sollten untoxisch sein und die wichtigsten Erreger, die Wundinfektionen in dem jeweiligen OP-Gebiet verursachen, erfassen [Dellinger et al. (1994)]. Für die meisten Eingriffe eignen sich besonders Cephalosporine der 1. oder 2. Generation.

Bei Eingriffen, bei denen mit Anaerobiern der Bacteroides fragilis-Gruppe als Erreger von Wundinfektionen zu rechnen ist (z.B. Eingriffe im Bereich des distalen Ileums, der Appendix oder des Kolon), sollte zusätzlich Metronidazol gegeben werden.

Bei Patienten mit einer Allergie gegen Cephalosporine kann Clindamycin gegeben werden und sollte bei dieser Indikation den Vorzug erhalten. Vancomycin ist bei einer Cephalosporinallergie eine Alternative, allerdings erst an zweiter Stelle oder wenn eine Häufigung von Infektionen mit Methicillin-resistenten Staphylokokken (MRSA, MRSE) vorliegt.

WICHTIG

Sauber-kontaminierte bzw. bedingt-aseptische Eingriffe sind Eingriffe, bei denen der Respirations-, Gastrointestinal- oder Urogenitaltrakt unter kontrollierten Bedingungen und ohne ungewöhnliche Kontaminationen eröffnet werden. Kontaminierte Eingriffe sind Eingriffe an offenen frischen Zufallswunden oder Operationen mit einem größeren Bruch in der aseptischen Technik (z.B. durch einen deutlichen Austritt von Darminhalt).

Aminoglykoside sollten aufgrund ihrer Toxizität nicht prophylaktisch gegeben werden. Cephalosporine der 4. Generation und neue Chinolone gehören wegen der Gefahr der Resistenzentwicklung und der hohen Kosten nicht zu den bevorzugt empfohlenen Präparaten.

Der optimale Zeitpunkt für die Antibiotikaapplikation ist möglichst kurz vor dem Inzisionszeitpunkt, am besten bei Anästhesieeinleitung, d.h. innerhalb von max. 30 Minuten vor dem initialen Schnitt [Classen et al. (1992)]. Eine Antibiotikapro-

phylaxe Stunden oder sogar Tage vor der Operation beginnen zu lassen, ist überflüssig, weil Blut- und Gewebespiegel zum Operationsbeginn dadurch nicht erhöht werden können.

Die intravenöse Gabe ist am sichersten, da kurze Zeit nach Bolusinjektion hohe Serum- und Gewebespiegel erreicht werden. Sowohl die orale, als auch die intramuskuläre Applikation des Antibiotikums führen zu wesentlich niedrigeren Spiegeln.

Die Infusionsdauer sollte nach TRILLA und MENSA (1997) bei:

▶ Cephalosporinen 5 Minuten
▶ Clindamycin und Metronidazol 20–30 Minuten
▶ Vancomycin 60 Minuten betragen

Weitere Regeln

▶ Es sollten therapeutische Dosen gegeben werden.
▶ Viele Studien zeigen, dass eine Einmalgabe präoperativ ausreichend ist.
▶ Eine zweite intraoperative Dosis wird bei längeren Operationen nach einem Intervall, welches der ein- bis zweifachen Halbwertszeit der Substanz entspricht, empfohlen; von manchen Experten wird auch empfohlen, nach Blutverlusten von mehr als einem Liter eine zweite Dosis zu applizieren [Dellinger et al. (1994); Trilla und Mensa (1997)].
▶ Aufgrund der derzeitigen Datenlage wird eine fortgesetzte postoperative Gabe nicht empfohlen.
▶ Eine PAP über 24 Stunden hinaus ist nicht indiziert. Die Kontaminationsgefahr steriler Gewebe besteht nur während der Operation; daher sind therapeutische Antibiotikaspiegel nur für den Zeitraum des Eingriffs erforderlich. Bei längerer Gabe erhöhen sich Nebenwirkungen, Kosten und die Resistenzentwicklung.

Soweit nicht explizit anders vermerkt, gelten die folgenden Empfehlungen für eine PAP grundsätzlich für alle Patienten, die sich dem jeweiligen operativen Eingriff unterziehen.

Allgemeinchirurgie

Appendektomie [Gorbach (1991); Trilla und Mensa (1997)]

Antibiotika:

Basiscephalosporin + Metronidazol; bei gangränöser Appendizitis/Abszessen außerdem Therapie für 3–5 Tage

Gemäß manchen Experten ist es alternativ möglich, auf eine generelle PAP zu verzichten, und nur bei Vorliegen einer gangränosen Appendizitis oder eines Abszesses eine Antibiotikatherapie durchzuführen [Trilla und Mensa (1997)].

Kolorektale OP [ARNAUD et al. (1992); GORBACH (1991); Menzel et al. (1993)]

Antibiotika:

Basiscephalosporin + Metronidazol oder Aminobenzylpenicillin + β-Laktamasehemmer

Gallenwegschirurgie [Dellinger et al. (1994)]; J.E. Wesson et al. (1996); Meuer et al. (1990); Trilla und Mensa (1997)]

Fakultativ indiziert ist eine PAP nur bei Vorliegen folgender Risikofaktoren:

- ► Alter > 60 J.
- ► Adipositas
- ► Choledocholithiasis
- ► Gallengangsobstruktion
- ► akute Cholezystitis (oder gerade abgelaufene Entzündung)
- ► operative Revision der Gallenwege

Antibiotika:

Basiscephalosporin + Metronidazol oder

Aminobenzylpenicillin + β-Laktamasehemmer

Laparaskopische Eingriffe werden gleich behandelt

Magenchirurgie, Ösophaguschirurgie, Dünndarmchirurgie [Dellinger et al. (1994); Trilla und Mensa (1997)]

PAP wird bei folgenden Risikofaktoren empfohlen:

- ► Karzinomen
- ► Magen-Ulkus
- ► Blutungen im oberen Gastro-Intestinal-Trakt
- ► Obstruktionen
- ► Perforation
- ► Hemmung der Magensäuresekretion
- ► extremer Adipositas

Antibiotika:

Basiscephalosporin

Herniotomien (Leistenhernien) [Dellinger et al. (1994)]

Mit Verwendung von prothetischem Material: PAP bei allen Patienten.

Ohne Verwendung von prothetischem Material: PAP bei Vorliegen von Risikofaktoren: ASA > 3 oder OP-Dauer > 2 Std.)

Antibiotika:

Basiscephalosporin

Aseptische abdominelle Eingriffe ohne Eröffnung des GI-Traktes

Keine PAP

Gynäkolgie und Geburtshilfe

Mammachirurgie [Dellinger et al. (1994); Platt et al. (1990)]

Nur bei Risikofaktoren: ASA > 3 oder OP-Dauer > 2 Std.

Antibiotika:

Basiscephalosporin

Hysterektomie (abdominell und vaginal), induzierter Abort [Hemsell et al. (1995); Mittendorf et al. (1991); Trilla und Mensa (1997)]

Antibiotika:

Basiscephalosporin + Metronidazol oder Aminopenicillin + β-Laktamashemmer

Sectio caesarea [Trilla und Mensa (1997)]
Bei der Sekundären Sectio
Antibiotika:
Basiscephalosporin (Gabe nach Abklemmen der Nabelschnur !!)
Zwei neuere Metaanalysen [Chelmow et al. (2001); Smaill und Hofmeyr (2002)] empfehlen eine PAP bei jeder elektiven Sectio.

HNO-Chirurgie

Bedingt aseptische Eingriffe mit Eröffnung der oralen oder pharyngealen Mukosa [Trilla und Mensa (1997); Velanovich (1991)]

Antibiotika:

Basiscephalosporin

Urologie

Transurethrale Prostatektomie (TURP)
[Dellinger et al. (1994); Olson und Cookson (2000) ; Pearle und Roehrborn (1997) ; Slavis et al. (1992) ; Trilla und Mensa (1997)]

Antibiotika:

Basiscephalosporin

Die Indikation zur PAP bei der TURP wird kontrovers diskutiert: Falls eine positive Urinkultur vor dem Eingriff vorliegt, sollte primär eine Behandlung gemäß Antibiogramm stattfinden. Falls eine negative Urinkultur vorliegt, ist keine PAP erforderlich. Falls keine Urinkultur vor dem Eingriff verfügbar ist, sollte eine PAP durchgeführt werden [Trilla und Mensa (1997)].

Herz- und Gefäßchirurgie

Gefäßoperationen i.B. der unteren Extremität, Implantation von Gefäßprothesen, Amputationen wegen pAVK, Schrittmacherimplantation [Da Costa (1998); Dellinger (1991); Kaufhold et al. (1994)]

Antibiotika:

Basiscephalosporin

Bei Amputationen zusätzlich Metronidazol

Traumatologie/Orthopädie

Gelenkersatz-OP, hüftgelenksnahe Frakturen, Frakturen II./III. Grades, Osteosynthesen [Gillespie und Walenkamp (2001); Hill et al. (1981); Hjortrup et al. (1990); Kernolde und Kaiser (1995); Norden (1991)]

Antibiotika:

Basiscephalosporin

Sonstige Operationen mit Implantation von Fremdmaterial

Indikation zur PAP nicht völlig geklärt; gemäß manchen Autoren empfohlen [Boxma et al. (1996); Dellinger et al. (1994)]

Antibiotika:

Basiscephalosporin

OP ohne Implantation von Fremdmaterial, arthroskopische Eingriffe
  Keine Antibiotikaprophylaxe, (evtl. Indikation bei OP-Dauer > 2 Std.)

Endokarditisprophylaxe

Nach den Richtlinien der American Heart Association (AHA) [DAJANI et al. (1997)] zur Verhütung der infektiösen Endokarditis ist eine Antibiotikaprophylaxe vor bestimmten Eingriffen erforderlich bei Patienten mit:

- ▶ Herzklappenprothesen (biologisch/mechanisch),
- ▶ durchgemachter infektiöser Endokarditis (auch in Abwesenheit einer funktionellen Herzerkrankung),
- ▶ kongenitalen Herzvitien (ohne Vorhofseptumdefekt),
- ▶ rheumatischen oder anders erworbenen Klappenvitien (v.a. nach chirurgischer Korrektur),
- ▶ hypertropher obstruktiver Kardiomyopathie,
- ▶ Mitralklappenprolaps mit Mitralinsuffizienz.

Für die gefährdeten Patienten ist eine Antibiotikaprophylaxe indiziert bei:

- ▶ Eingriffen an Zähnen, die zur Gingivablutungen führen (z.B. Zahnextraktionen, Zahnsteinentfernung usw.),
- ▶ chirurgischen Eingriffen am oberen Respirationstrakt (z.B. Tonsillektomie, Adenotomie),
- ▶ Bronchoskopien mit starren Bronchoskopen, Sklerotherapie von Ösophagusvarizen, Ösophagusdilatationen,
- ▶ chirurgischen Eingriffen am Gastrointestinaltrakt (z.B. Cholezystektomien),
- ▶ chirurgischen oder instrumentellen Eingriffen am Urogenitaltrakt (z.B. Zystoskopien, Urethradilatation, Prostataoperationen) oder Legen eines transurethralen Harnblasenkatheters nur bei Vorliegen einer Harnwegsinfektion,
- ▶ vaginaler Hysterektomie oder vaginaler Entbindung nur bei Vorliegen einer Infektion mit Inzision und Drainage eines Infektionsherdes.

Die Endokarditisprophylaxe ist im allgemeinen nicht erforderlich bei orthodontischer Zahnbehandlung, endotrachealer Intubation, Endoskopien mit flexiblen Bronchoskopen oder gastrointestinalen Endoskopen (mit oder ohne Biopsie). Die Empfehlungen der American Heart Association (AHA) sind in den Tabellen 1 und 2 zusammengefasst.

Die Prophylaxe richtet sich gegen die häufigsten Erreger der Endokarditis. Eine Prophylaxe gegen gramnegative Keime und Pilze ist bisher nicht möglich.

Nicht sinnvolle Indikationen für eine Antibiotikaprophylaxe

Im Folgenden sind einige Indikationen zusammengestellt, bei denen häufig eine Antibiotikaprophylaxe durchgeführt wird, obwohl sie nicht induziert ist:

- ▶ Legen von intravasalen Kathetern, Blasenkathetern, Intubation
- ▶ Dauer der Lage von intravasalen Kathetern oder Blasendauerkathetern
- ▶ Verbrennung
- ▶ Koma
- ▶ Herzkatheteruntersuchung und Angiographien
- ▶ Kortisontherapie

Endokarditisprophylaxe

Indikationen und Empfehlungen zur Endokarditisprophylaxe sind in Tabelle 5.1 und 5.2 zusammengefasst.

Erkrankung	Erreger	Prophylaxe	Bemerkungen
• Bei kongenitalen Herzvitien (nicht Vorhofseptum-defekt vom Sekun-dentyp) • rheumatischen und erworbenen Herzvitien • Mitralklappen-prolaps • Kardiomyopathie	A-Strepto-kokken, Viridans-Strep-tokokken Enterokokken Streptokokken	Schema A oder B, (bei Penicillin-allergie: Schema C) Schema A oder B, (bei Penicillin-allergie: Schema E)	Bei allen Eingriffen an Zähnen, die zu Gingivablutungen führen (z.B. Extraktion) und chirurgischen Eingriffen, Biopsien oder Endosko-pien mit starren Instrumenten am oberen Respirationstrakt und Ösophagus (z.B. Tonsillektomie, Adenotomie) Chirurgische oder instrumentelle Eingriffe am Urogenitaltrakt oder Gastrointestinaltrakt, außer Ein-griffe am Ösophagus
Bei künstlichen Herz-klappen	Staphylococcus epidermidis, Streptokokken Enterokokken Streptokokken	Schema A oder B, (bei Penicillin-allergie: Schema C) Schema D, (bei Penicillin-allergie: Schema F)	Bei allen Eingriffen an Zähnen, die zu Gingivablutungen führen (z.B. Extraktion) und chirurgischen Eingriffen am oberen und Ösopha-gus (z.B. Tonsillektomie, Adenoto-mie) Chirurgische oder instrumentelle Eingriffe am Urogenitaltrakt oder Gastrointestinaltrakt, außer Ein-griffe am Ösophagus

Tabelle 5.1   Prophylaxe einer Endokarditis mit Antibiotika nach Empfehlungen
der American Heart Association [DAJANI et al. (1997)]

LITERATUR

Arnaud JP, Bellissant E, Boissel P et al (1992): „Single-dose amoxycillin-clavulanic acid vs. cefotetan for prophylaxis in elective colorectal surgery: a multicentre, prospective, randomized study". The PRODIGE Group. Journal of Hospital Infection 22 (Suppl A): 23

Boxma H, Broekhuizen T, Patka P et al (1996): „Randomized controlled trial of single-dose antibiotic prophylaxis in surgical treatment of closed fractures: the Dutch Traum Trial". Lancet 347: 1133

Chelmow D, Ruehli MS, Huang E (2001): „Prophylactic use of antibiotics for nonlaboring patients undergoing cesarean delivery with intact membranes: a meta-analysis". Am J Obstet Gynecol 184: 656

Classen DC, Evans RS, Pestotnik SL et al (1992): „The timing of prophylactic administration of antibiotics and the risk of surgical-wound infection". N Engl J Med 326: 281

Da Costa A, Kirkorian G, Cucherat M et al (1998): „Antibiotic prophylaxis for permanent pacemaker implantation: a meta-analysis". Circulation 97: 1796

Dajani AS, Taubert KA, Wilson W et al (1997): „Prevention of bacterial endocarditis: recommendations by the American Heart Association". Clin Infect Dis 25: 1448

Dellinger EP (1991): „Antibiotic prophylaxis in trauma: penetrating abdominal injuries and open fractures". Rev Infect Dis 13 (Suppl 10): S847

	Erwachsene	Kinder
Schema A	Amoxicillin 2 g p.o., 1 h vor Eingriff	Amoxicillin 50 mg/kg p.o. 1 h vor Eingriff oder < 15 kg KG: Amoxicillin 0,75 g p.o.; 15–30 kg KG: Amoxicillin 1,5 g p.o., > 30 kg KG: Amoxicillin 2 g p.o. (wie Erwachsene)
Schema B	Ampicillin 2 g i.m. oder i.v., $^1/_2$ ± 1 h vor Eingriff	Ampicillin 50 mg/kg i.m. oder i.v. $^1/_2$ h vor Eingriff
Schema C	Clindamycin 600 mg p.o. oder Cefalexin 2 g, Cefadroxil 2 g, Azithromycin 500 mg, Clarithromycin 500 mg jeweils p.o., 1 h vor Eingriff oder Clindamycin 600 mg i.v., $^1/_2$ h vor Eingriff	Clindamycin 20 mg/kg p.o. oder Cefalexin 50 mg/kg, Cefadroxil 50 mg/kg, Azithromycin 15 mg/kg, Clarithromycin 15 mg/kg jeweils p.o., 1 h vor Eingriff oder Clindamycin 20 mg/kg i.v., $^1/_2$ h vor Eingriff
Schema D	Ampicillin, 2 g i.m. oder i.v., plus Gentamicin, 1,5 mg/kg KG i.m. oder i.v., $^1/_2$ h vor Eingriff; Amoxicillin 1 g p.o. oder Ampicillin 1 g i.m. oder i.v. nach 6 h	Ampicillin, 50 mg/kg KG i.m. oder i.v., plus Gentamicin, 1,5 mg/kg KG i.m. oder i.v. $^1/_2$ h vor Eingriff, Amoxicillin (25 mg/kg p.o., d.h. halbe Dosis, s. oben) oder Ampicillin 25 mg/kg i.m. oder i.v. nach 6 h
Schema E	Vancomycin, 1 g i.v. (langsam über 1–2 h), bis $^1/_2$ h vor Eingriff, keine 2. Dosis erforderlich	Vancomycin, 20 mg/kg KG i.v. (langsam über 1–2 h), bis $^1/_2$ h vor Eingriff, keine 2. Dosis erforderlich
Schema F	Vancomycin, 1 g i.v. (langsam über 1–2 h) plus Gentamicin 1,5 mg/kg i.m. (nicht über 120 mg) oder i.v., bis $^1/_2$ h vor Eingriff	Vancomycin, 20 mg/kg KG i.v. (langsam über 1–2 h) plus Gentamicin 1,5 mg/kg i.m. oder i.v., bis $^1/_2$ h vor Eingriff

Tab. 5.2   Prophylaxe-Schemata nach Empfehlungen der American Heart Association [DAJANI et al. (1997)]

Dellinger EP, Gross PA, Barrett TL et al (1994): „Quality standard for antimicrobial prophylaxis in surgical procedures". Infect Control Hosp Epidemiol 15: 182

Gillespie WJ, Walenkamp G (2001): „Antibiotic prophylaxis for surgery for proximal femoral and other closed long bone fractures". Cochrane Database Syst Rev 1, CD000244

Gorbach SL (1991): „Antimicrobial prophylaxis for appendectomy and colorectal surgery". Rev Infect Dis 13 (Suppl 10): S815

Hemsell DL, Johnson ER, Hemsell PG et al (1995): „Cefazolin is inferior to cefotetan as single-dose prophylaxis for women undergoing elective total abdominal hysterectomy". Clin Infect Dis 20: 677

Hill C, Flamant R, Mazas F, Evrad J (1981): „Prophylactic cefazolin versus placebo in total hip replacement". Report of a multicenter double-blindend trial. Lancet 1: 795

Hjortrup A, Sorensen C, Mejdahl S et al (1990): „Antibiotic prophylaxis in surgery for hip fractures". Acta Orthop Scand 61: 152

Jewesson PJ, Stiver G, Wai A et al (1996): „Double-blind comparison of Cefazolin and Ceftizoxime for prophylaxis against infection following elective biliary surgery". Antimicrobial Agents Chemotherapy 49: 70

Kaufhold HW, Daschner F, Kienzler-Schär W, Albrecht P (1994): „Perioperative Antibiotikaprophylaxe". Hyg Med 19: 213

Kernolde DS, Kaiser AB (1995): „Postoperative infections and antimcrobial prophylaxis". In: Mandell GL, Bennett JE, Dolin R (eds): „Principles and practice of infectious diseases". Churchill Livingstone, New York, 2742

Meijer WS, Schmitz PI, Jeekel J (1990): „Meta-analysis of randomized, controlled clinical trials of antibiotic prophylaxis in biliary tract surgery". Br J Surg 77: 283

Menzel J, Bauer J, Von Pritzbuer E, Klempa I (1993): „Perioperative use of ampicillin/sulbactam, cefoxitin and piperacillin/metronidazole in elective colon and rectal surgery". A prospective randomized quality assurance study of 422 patients. Chirurg 64: 649

Mittendorf R, Aronson MP, Berry RE et al (1991): „Avoiding serious infections associated with abdominal hysterectomy: a meta-analysis of antibiotic prophylaxis". Am J Obstet Gynecol 164: 1377

Norden CW (1991): „Antibiotic prophylaxis in orthopedic surgery". Rev Infect Dis 13 (Suppl 10): S842

Olson ES, Cookson BD (2000): „Do antimicrobials have a role in preventing septicaemia following instrumentation of the urinary tract?" Hosp Infect 45: 85

Pearle MS, Roehrborn CG (1997): „Antimicrobial prophylaxis prior to shock wave lithotripsy in patients with sterile urine before treatment: a meta-analysis and cost-effectiveness analysis". Urology 49: 679

Platt R, Zaleznik DF, Hjopkins CC et al (1990): „Perioperative antibiotic prophylaxis for herniorraphy and breast surgery". N Engl J Med 322: 153

Slavis SA, Miller JB, Golji H, Dunshee CJ (1992): „Comparison of single-dose antibiotic prophlyaxis in uncomplicated transurethral resection of the prostate". J Urol 147: 1303

Smaill F, Hofmeyr GJ (2002): „Antibiotic prophylaxis for cesarean section". Cochrane Database Syst Rev 3, CD000933

Trilla A, Mensa J (1997): „Preoperative antibiotic prophylaxis". In: Wenzel RP (ed): „Prevention and control of nosocomial infections". Williams & Wilkins, Baltimore, 867

Velanovich V (1991): „A meta-analysis of prophylactic antibiotics in head and neck surgery". Plast Recontr Sur 87: 429

Hygiene in der Anästhesie

Das Anästhesiologische Hygienemanagement stellt einen wichtigen Teil der Hygiene im ambulanten Bereich dar. Nur durch gemeinsame fachübergreifende Beachtung hygienischer Standards kann erfolgreich zum Wohle des Patienten gearbeitet und Infektionen vermieden werden.

Personalhygiene

Vor Betreten des OP-Bereichs wird die Bereichskleidung einschließlich OP-Schuhen und Haube angezogen. Eine Maske muss nur im OP-Saal, dann aber von allen anwesenden Personen während eines OP-Eingriffes getragen werden; nicht jedoch auf dem Flur und in den Nebenräumen. Sie muss fest am Gesicht anliegen. Mund und Nase eventuell auch Barthaare müssen vollständig bedeckt sein. Die Maske soll nach Durchfeuchtung, z.B. nach länger dauernden Operationen, aber nicht routinemäßig nach jedem Eingriff gewechselt werden. Für Vollbartträger existieren spezielle zusammenhängende Kopfbartschutzmasken [RKI 2000].

Eine hygienische Händedesinfektion vor Betreten des OP-Bereiches, d.h. noch in der Schleuse, sowie vor und nach jedem Patientenkontakt sollte selbstverständlich sein. Alle im OP-Bereich tätigen Personen, unabhängig von ihrem Aufgabenbereich, legen Ringe, Uhren und Armbänder ab, da das Tragen von Schmuck an Händen und Unterarmen nach § 22 der Unfallverhütungsverordnung Gesundheitsdienst (UVV) und dem Regelwerk der gesetzlichen Unfallversicherungen [GUV-R 250, 4.1.2.6], auf die in der Biostoffverordnung hingewiesen wird, unzulässig ist. Dies betrifft alle Personen, die am Patienten tätig sind, da die Händedes-

infektion durch das Tragen von Schmuck nachweislich behindert wird, ebenso auch durch Nagellack, ob farblos oder farbig. Künstliche Fingernägel sind aus hygienischer Sicht strikt abzulehnen [GUV-R250/TRBA 250 2004].

MEMO Das Tragen von Schmuck an Händen und Unterarmen sowie künstliche Fingernägel sind in infektionsgefährdeten Bereichen nicht zulässig.

Das Verlassen des OP-Bereiches in der OP-Bekleidung wird v.a. aus disziplinarischen Gründen abgelehnt. Auch wenn die Mitarbeiter angeben, nach der Rückkehr die Kleidung zu wechseln, entspricht es nicht den Empfehlungen. Um nicht unnötig viel Wäsche zu verbrauchen, kann es sinnvoll sein, die gebrauchte aber saubere Bereichskleidung in der Umkleide im Schrank aufzubewahren, um sie bei erneutem Betreten des OP-Bereichs wieder anzuziehen (siehe auch Kapitel „OP-Hygiene").

Die Forderung nach Umkleiden beim Verlassen der OP-Bereichs hat nicht so sehr hygienische Gründe, sondern zielt in erster Linie darauf ab, außerhalb des OP-Bereichs nicht den Eindruck aufkommen zu lassen, dass, wenn die OP-Mitarbeiter die

OP-Abteilung in der grünen Bereichskleidung verlassen, auch umgekehrt der OP-Bereich in normaler Arbeitskleidung betreten werden könnte. Zusätzlich kommen natürlich immer dann hygienische Gründe zum Tragen, wenn außerhalb des OP-Bereichs in der Bereichskleidung Tätigkeiten mit einem Kontaminationsrisiko, z.B. Verbandswechsel, vorgenommen werden.

> **MEMO** Der Sinn der OP-Bereichskleidung liegt in erster Linie darin, dass das Personal (stets) sauber gekleidet sein soll, da sie direkt unter dem sterilen OP-Kittel getragen wird. Die Forderung nach sauberer Kleidung erstreckt sich allerdings auch auf das übrige OP-Personal.

Narkosevorbereitung

Narkosen können im OP-Saal oder Eingriffsraum ein- und ausgeleitet werden. Alternativ können auch sog. Patientenvorbereitungsbereiche vorgehalten werden, von denen aus die Patienten in den OP-/Eingriffsbereich gebracht werden. Gerade bei einem hohen Patientenaufkommen (z.B. Ophthalmochirurgie, HNO) hat dieses Vorgehen Vorteile

und ist aus hygienischer Sicht unbedenklich [Tabori 2005].

Medikamente müssen immer adäquat gelagert werden. Dazu gehört einerseits die staubgeschützte Lagerung in Schränken und Schubladen, sowie bei Bedarf in Kühlschränken. Medikamente und sonstige Medizinprodukte sollten nach dem „first in first out" Prinzip gelagert und verbraucht werden, um eine Überlagerung bzw. Verfall zu vermeiden. Zusätzlich sollte aus ökonomischer Sicht auch darauf geachtet werden, dass nur die täglich bzw. wöchentlich benötigten Medikamentenmengen vorgehalten wird. Bezüglich der benötigten Verbrauchsmaterialien, wie Spritzen, Venenverweilkathetern ist ebenfalls auf eine staubgeschützte, kontaminationsfreie Lagerung zu achten. Die offene

> **MEMO** Beim Umgang mit Medikamenten ist immer auf eine ökonomisch und hygienisch vernünftige Bevorratung zu achten.
> Der Medikamentenkühlschrank muss über ein Thermometer verfügen. Die Temperatur ist regelmäßig (mindestens wöchentlich) zu kontrollieren (4–7 °C) und zu dokumentieren.

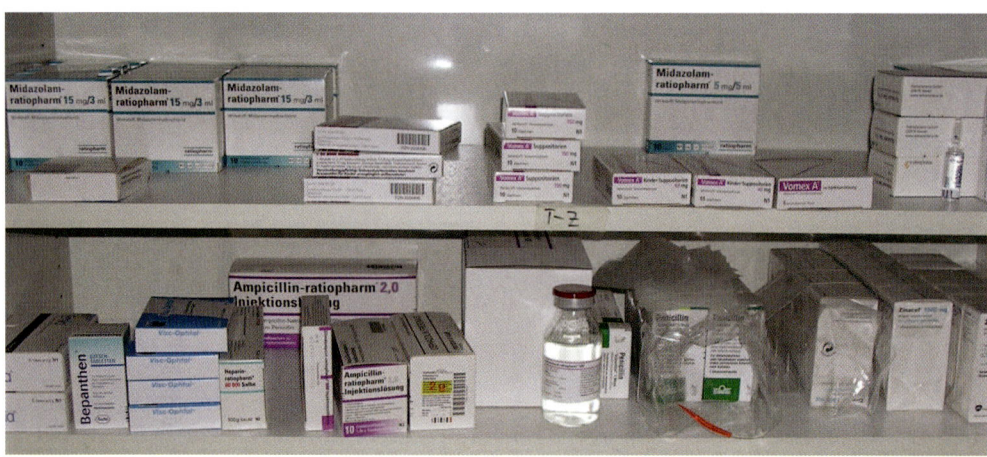

Abb. 6.1   Medikamentenlager

Lagerung auf Tabletts oder Tischen ist hygienisch nicht tolerabel.

Für den Umgang mit intravenös zu verabreichenden Medikamenten wird dringend geraten, diese unmittelbar vor Gebrauch aufzuziehen. Das routinemäßige Vorrichten von Spritzen, beispielsweise von Anästhetika für mehrere Narkosen hintereinander, ist aus hygienischer Sicht gefährlich. Parenteralia ohne Konservierungsstoffe sollten nach dem gültigen Arzneibuch (europäische Pharmakopoe) grundsätzlich nur als Einmaldosis verwendet werden, sofern keine anderslautende Kennzeichnung auf dem Medikament vorhanden ist. In Zweifelsfällen ist die Rücksprache mit der Apotheke zu empfehlen. Bei Medikamenten für den mehrmaligen Gebrauch werden Haltbarkeit und Lagerung nach Anbruch vom Hersteller oder der beliefernden Apotheke festgelegt [Trautmann et al. 1997].

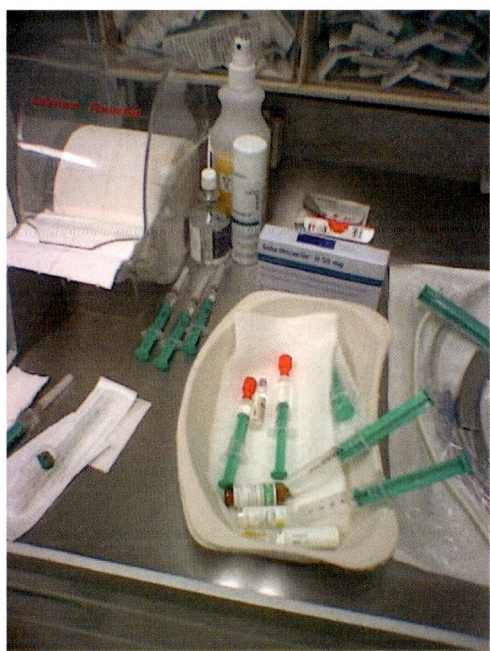

Abb. 6.2   Spritzenhaufen

MEMO   Kein routinemäßiges Vorrichten von intravenösen Medikamenten. Infusionen dürfen maximal 1 Stunde vor Applikation gerichtet werden (BGH Frankfurt, Urteil v. 03.11.1981 – VI ZR 119/80, Schneider und Bierling 1996).

Vor dem Anrichten müssen stets eine hygienische Händedesinfektion, eine Wischdesinfektion der Arbeitsfläche (vorzugsweise mit 70%igem Iso-Propanol oder 50–60%igem N-Propanol) und eine Wischdesinfektion des Verschlussstopfens des Ein- bzw. Mehrdosisbehälters erfolgen. Für jede Entnahme muss eine frische Kanüle und Spritze verwendet werden, die Kanüle darf keinesfalls im Stopfen stecken bleiben [Melnyk et al.1993]. Alternativ können auch so genannte Minispikes verwendet werden, wobei auch hier bei jeder Entnahme eine frische Spritze zur Anwendung kommen muss. Aufgezogene Spritzen sind unverzüglich zu applizieren. Falls das aus einem triftigen Grund nicht möglich sein sollte, so müssen sie grundsätzlich mit einem sterilen Stöpsel oder einer frischen Kanüle verschlossen werden. Bei offener Lagerung sollte das Intervall 15 Minuten nicht überschreiten [Pletscher et al. 2001 in Kramer et al. (Hrsg.): Krankenhaus- und Praxishygiene 2001].

Besonders kritisch zu betrachten ist Propofol® und andere Medikamente, die in Lipidlösung suspendiert sind. Diese bieten Mikroorganismen ideale Wachstumsbedingungen, so dass sie für äußere Kontaminationsbedingungen sehr anfällig sind und bereits innerhalb der ersten 6 Stunden ein erhebliches Infektionsrisiko vorliegen kann. In diesem Zusammenhang wurde in der Vergangenheit wiederholt über Ausbrüche berichtet. Auch eine Endotoxinfreisetzung kann nach Applikation zu Problemen führen [Herwaldt et al. 1999].

MEMO Beim Umgang mit Propofol® dringend angeraten:

▶ Für jede Applikation am Patienten muss ein komplett neues Zubehör verwendet werden
▶ Propofol® nur unter sorgfältiger aseptischer Technik aufzuziehen
▶ Sofort zu applizieren
▶ Restmengen in der Spritze oder dem Überleitungssystem müssen bei Anästhesie-Ende verworfen werden
▶ Überleitungssysteme am Patienten müssen von Propofol®-Resten freigespült werden

Es ist nicht sinnvoll, routinemäßig Notfallmedikamente aufzuziehen und für den eventuellen Gebrauch vorzuhalten [CDC 1990]. Stattdessen sollten benötigte Medikamente verschlossen und das erforderliche Applikationszubehör steril verpackt bereitgehalten werden. Sie können dann im Bedarfsfall ohne wesentlichen Zeitverlust geöffnet und für die Applikation gezielt gerichtet werden. Darüber hinaus verursachen aufgezogene und nicht verbrauchte Medikamente unnötige Kosten, da sie in aller Regel verworfen werden müssen. Hiervon unberührt bleibt selbstverständlich die medizinisch indizierte Bereitstellung von Notfallmedikamenten bei kardio-pulmonal instabilem und vital gefährdetem Patienten.

Gelegentlich werden Anästhesiemedikamente in Perfusoren für mehrere Patienten hintereinander benutzt, wobei zwischen den einzelnen Patienten das Überleitungsstück einschließlich eines Rückschlagventils ausgetauscht wird. Ob hierdurch das Risiko einer Infektionsübertragung besteht und wie groß es ist, lässt sich bei der derzeitigen wissenschaftlichen Datenlage nicht abschließend sagen. In diesem Zusammenhang kam es bereits zu einem nosokomialen Malariaausbruch in einer CT-Abteilung, bei dem 6 Patienten durch kontaminiertes Kontrastmittel in Folge infiziert wurden [Chen et al. 1999]. Zwischen den Patienten wurde lediglich ein Teil des Überleitungssystems ausgetauscht. Man vermutete, dass es während eines Stromausfalls beim Indexpatienten zu einem Rückfluss von Kontrastmittel, das mit Blut durchmischt war, kam.

In einem anderen Fall akquirierten mehrere Patienten eine Infektion mit Hepatitis B-Viren (HBV). Ausgangspunkt war ein kontaminierter Dreiwegehahn, der zwischen den Patienten nicht gewechselt wurde. Die Spritze für die beiden verabreichten Medikationen wurde ebenfalls für mehrere Patienten benutzt. Ob sich solche Zwischenfälle durch die Zwischenschaltung eines Rückschlagventils und den Austausch von mindestens 1 Meter Überleitungssystem ausreichend sicher verhüten lassen, ist bislang ungeklärt. Um hierzu eine Aussage treffen zu können, müsste zunächst durch Hersteller von Rückschlagventilen aussagekräftige Untersuchun-

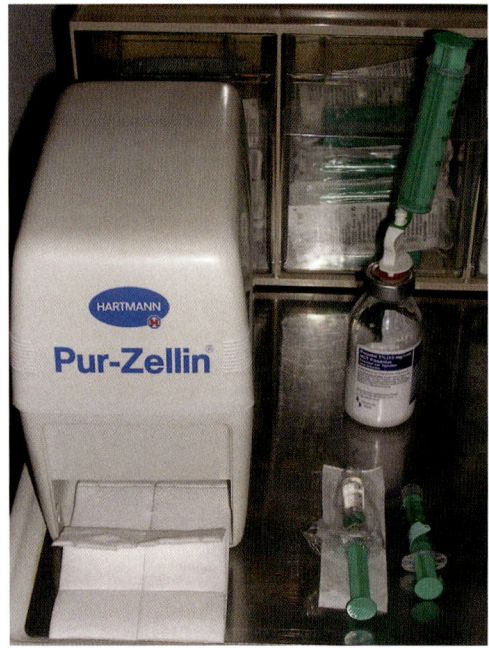

Abb. 6.3   Spritze in Ampulle

gen vorgelegt werden, die zeigen, dass ein Rückfluss auch z.B. beim Anspringen eines Notstromaggregats ausgeschlossen ist [Anonymous 1996]. Darüber hinaus müsste der Frage nachgegangen werden, ob es bei offenem Ventil nicht zu einer retrograden Diffusion kleiner Partikel, wie zum Beispiel Viren, kommen kann. Solche Untersuchungen sind bisher nicht oder nicht in ausreichender Qualität verfügbar. Zum jetzigen Zeitpunkt kann als sicheres hygienisches Vorgehen nur empfohlen werden, Überleitungssystem und Perfusorspritze grundsätzlich zwischen den Patienten zu wechseln. Kleine Gebinde stellen z.Z. eine sichere Alternative dar.

MEMO Für jeden Patienten neues Injektionszubehör verwenden. Keine weitere Verwendung von Resten von Narkotika und anderen Parenteralia bei anderen Patienten.

Bei der Anlage von Venenverweilkanülen bei Erwachsenen vor der Narkose sollten aus hygienischer Sicht immer die oberen Extremitäten bevorzugt werden. Bei kleinen pädiatrischen Patienten wird die Anlage im Bereich der Kopfhaut, an der Hand oder am Fuß empfohlen [Garland et al. 2000]. Generell gelten beim Legen der Venenverweilkanüle bei allen Patienten dieselben hygienischen Standards: Hygienische Händedesinfektion und Desinfektion der Einstichstelle mit Hautdesinfektionsmittel inkl. Beachtung der vom Desinfektionsmittelhersteller angegebenen Einwirkzeit. Die Einwirkzeiten und Präparate müssen mit denen im Hygieneplan angegebenen Informationen übereinstimmen und bei einem Präparatewechsel aktualisiert werden. Zusätzlich müssen immer Einmalhandschuhe zum Personalschutz getragen werden. Wichtig dabei ist, dass die Einstichstelle nach der Hautdesinfektion nicht mehr palpiert wird. Be-

züglich der Verwendung des geeigneten Verbandsmaterials sind hinsichtlich der Phlebitis- und Infektionsrate bei Gazeverbänden und Transparentverbänden keine Unterschiede zu verzeichnen [Hoffmann et al. 1988]. Die Wahl des geeigneten Verbandmaterials sollte sich an der Fixierbarkeit der Kanülen, der Haltbarkeit und der Handhabung orientieren [Tripepi-Bova KA et al. 1997]. Sollten Transparentverbände verwendet werden, ist darauf zu achten, beim Nachbluten an der Insertionsstelle entstandene Blutreste zu entfernen. Die Verwendung antibakterieller Cremes oder Salben sollte unterbleiben, da hierdurch die Beurteilbarkeit der Katheterinsertionsstelle eingeschränkt, andererseits jedoch die Kolonisierung mit resistenten Erregern gefördert werden kann [Danchaivijitr und Theeratharathorn 1989]. Katheterverbände werden täglich inspiziert. Sie müssen nicht routinemäßig, sondern nur wenn ein Wechsel sinnvoll erscheint, (Verschmutzung, Lösung, Durchfeuchtung, Infektverdacht) gewechselt werden. Sie können bis zu 72 Std. oder länger verbleiben. Ein täglicher Wechsel ist allerdings notwendig, wenn der Verband keine Inspektion der Einstichstelle ermöglicht.

Bei der Intubation, bzw. der Anlage der Larynxmaske müssen diese steril entnommen und unmittelbar verwendet werden. Die offene ungeschützte Lagerung auf dem Narkosewagen ist nicht statthaft. Bei der Intubation müssen aus Gründen des Personalschutzes keimarme Handschuhe und ein Mundschutz getragen werden. Auch die Larynxspatel sollten kontaminationsgeschützt gelagert werden [Herwaldt et al. 1999] .

In der Regel werden tubusnah sog. Bakterienfilter bzw. HME-Filter verwendet, diese haben den Zweck die Narkoseschläuche und das Narkosegerät vor Kontaminationen zu schützen. Die Bakterien-

/HME-Filter müssen nach jedem Patienten gewechselt werden.

Narkoseschläuche im OP-Saal sollten, wenn patientennahe Bakterienfilter verwendet werden, täglich zum Ende des Programms gewechselt werden. Ohne den Einsatz patientennaher Filter werden die Narkoseschläuche nach jedem Patienten gewechselt. Ein Wechsel der Kreisteile wurde früher in der Regel einmal täglich empfohlen. Bei den heutigen Narkosegeräten geben die Hersteller ein Wechselintervall von 72 Stunden bis zu einer Woche an. Die Herstellerangaben sind diesbezüglich zu beachten.

Aus ökonomischen und ökologischen Gesichtspunkten ist die Verwendung von Mehrwegabsaugsystemen günstig, da diese bei sachgerechtem Umgang die gleiche hygienische Sicherheit ohne teure Anschaffung, Lagerung und Entsorgung bieten. Bei der Absaugung sind Bakterienfilter an den Absaugeinheiten aus hygienischen Gründen nicht notwendig, da beim Absaugen keine Aerosole entstehen [Gastmeier 1999].

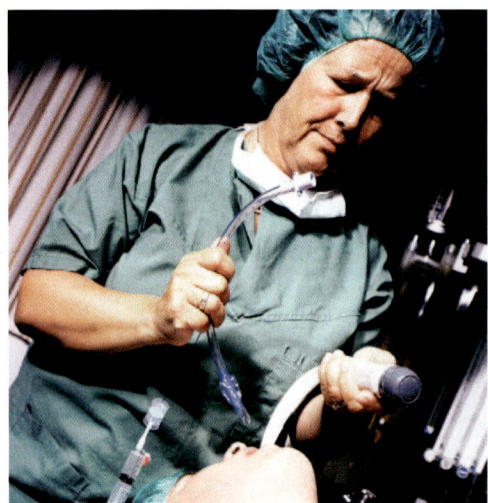

Abb. 6.4 Unsachgemäße Intubation ohne Handschuhe und mit Schmuck an den Händen

Aufwachräume/-bereiche

In allen Aufwachräumen/-bereichen sollten Spender mit Händedesinfektionsmitteln montiert werden, so dass von den hier tätigen Pflegekräften zwischen den einzelnen Patientenkontakten eine hygienische Händedesinfektion durchgeführt werden kann. Es ist ohne Bedenken möglich, den Aufwachraum/-bereich als sogenannte gemischte grün-weiße Zone zu führen. In jedem Fall kann dieser Bereich vom OP-Personal auch in Bereichskleidung betreten werden. Dies ist insbesondere für die postoperative Versorgung durch den Anästhesisten wichtig, der üblicherweise unmittelbar nachdem er den Patienten in den Aufwachraum begleitet hat, in den OP-Bereich zurückkehrt. Ein Umkleiden ist bei der Rückkehr in den OP-Saal nur dann erforderlich, wenn eine Kontamination der Bereichskleidung stattgefunden hat.

Instrumentenaufbereitung

Durch die Medizinprodukte-Betreiberverordnung [MPBetreibV 1998], d.h. die Verordnung über das Errichten, Betreiben und Anwenden von Medizinprodukten mit seiner Aktualisierung aus dem Jahre 2001 [2. MPG-ÄndG 2001] hat sich die Rechtslage für die Aufbereitung von Medizinprodukten auch in der Anästhesie geändert. Ursächlich hat dies vor allem mit § 4 MPBetreibV zu tun, in dem es heißt, dass die Aufbereitung von bestimmungsgemäß keimarmen oder steril zur Anwendung kommenden Medizinprodukten unter Berücksichtigung der Angaben des Herstellers mit geeigneten validierten Verfahren durchzuführen sind. Eine ordnungsgemäße Aufbereitung nach Satz 1 wird dann vermutet, wenn die gemeinsamen Empfehlungen der Kommission für Krankenhaushygiene am Robert Koch-Institut [RKI] und des Bundesinstitutes für Arzneimittel und Medizinprodukte (BfArM) bei der Aufbereitung von Medizinprodukten [RKI 2001] beachtet werden.

Durch diese Erwähnung wird eine RKI-Richtlinie per Gesetz zum Maßstab für die korrekte Aufbereitung von Medizinprodukten, mit der Folge, dass die Umsetzung dieser RKI-Richtlinie behördlicherseits überwacht wird.

In der Praxis bedeutet die Umsetzung der RKI-Empfehlung „Anforderungen an die Hygiene bei der Aufbereitung von Medizinprodukten", dass zunächst eine Risikobewertung und Einstufung aller von der Anästhesie verwendeten Medizinprodukte vorgenommen werden muss. Dazu muss, wie im Kapitel 7 Medizinprodukteaufbereitung beschrieben, festgelegt werden wie und wo das Medizinprodukt eingesetzt und wie es aufbereitet wird. Dazu sind die Herstellerangaben zur Aufbereitung einzuholen. Die RKI-Empfehlung sieht vor, dass die Risikoklassifizierung schriftlich erfolgen muss. Es können jedoch sog. Produktgruppen, gleicher Medizinprodukte von selben Hersteller gebildet werden.

Zum Beispiel sind EKG-Elektroden, Blutdruckmanschetten, Stethoskope und ähnliche, nur mit intakter Haut in Berührung kommende Medizinprodukte, als unkritisch zu bewerten und werden nach der Anwendung gereinigt bzw. einer Wischdesinfektion unterzogen.

Als semikritische Medizinprodukte der Gruppe A ohne besondere Anforderungen an die Aufbereitung) können z.B. Beatmungsmasken, Guedeltuben, Wendeltuben, Beatmungsschläuche, Einsätze zur Medikamentenvernebelung, Laryngoskopspatel, Maggilzangen und ähnliches gelten. Bei der Aufbereitung ist gegebenenfalls eine Vorbehandlung, mindestens aber eine Desinfektion mit DGHM/VAH-gelisteten Mitteln erforderlich.

Zu den semikritischen Medizinprodukten der Gruppe B (mit erhöhten Anforderungen an die Aufbereitung) gehören beispielsweise flexible Endoskope (Bronchoskope, etc.). Nach einer gründlichen Vorreinigung unmittelbar nach Gebrauch, bei der grobe Verschmutzungen entfernt werden, (z.B. Abwischen äußerer Verschmutzung und Spülung von Arbeitskanälen, um Antrocknen von Blut, Eiweiß und Gewebebestandteilen zu verhindern) sollte vorzugsweise eine maschinelle Reinigung und Desinfektion in einem Reinigungs- und Desinfektionsautomaten erfolgen. Aufgrund (zumindest theoretisch) denkbarer Prionenbelastungen in Eiweißrückständen sollten hochalkalische Verfahren bevorzugt und eine Fixierung von Proteinen verhindert werden, was einen Verzicht auf aldehydhaltige Desinfektionsmittel bedeutet. Natürlich müssen die Grenzen der Materialverträglichkeit im Vorfeld mit dem Gerätehersteller abgestimmt werden.

Die meisten in der Anästhesie verwendeten und aufbereiteten Medizinprodukte dürften in die beiden genannten Kategorien fallen.

Zu den kritischen Medizinprodukten der Gruppe A (ohne besondere Anforderungen an die Aufbereitung) gehören beispielsweise Wundhaken, kleine chirurgische Bestecke zur Wundversorgung. Diese müssen nach Vorbehandlung, Reinigung und Desinfektion einer Dampfsterilisation (134 °C während 5 Minuten Haltezeit) unterzogen werden.

Kritische Medizinprodukte der Gruppe B (mit erhöhten Anforderungen an die Aufbereitung) wie z.B. wiederaufbereitbare Tuben und Larynxmasken müssen laut Angaben der RKI-Empfehlung immer sterilisiert werden. Dabei ist insbesondere bei den Larynxmasken die genaue Dokumentation der bereits durchlaufenen Aufbereitungszyklen zu beachten, da die meisten Hersteller die Anzahl der Aufbereitungen bei Larynxmasken begrenzen.

Wenn Larynxmasken ggf. länger als vom Hersteller angegeben verwendet werden sollen, müssen sie nach jeder Aufbereitung einer Sichtkontrolle auf Beschädigungen und Materialverschleiß unterzogen werden. Eine Obergrenze für die Anzahl der Aufbereitungszyklen ist (auch) aus hygienischer Sicht unter Umständen nicht einzuhalten, wenn das Material vom äußeren Aspekt und der Funktion her für die weitere Verwendung geeignet erscheint. Die genaue Inspektionskriterien, müssen in diesem Fall schriftlich festgelegt werden, um bei Nachfragen jederzeit die ordnungsgemäße Inspektion nachzuweisen und um auch in Zweifelsfällen schadhafte Masken zu erkennen und vor der Verwendung am Patienten auszusortieren.

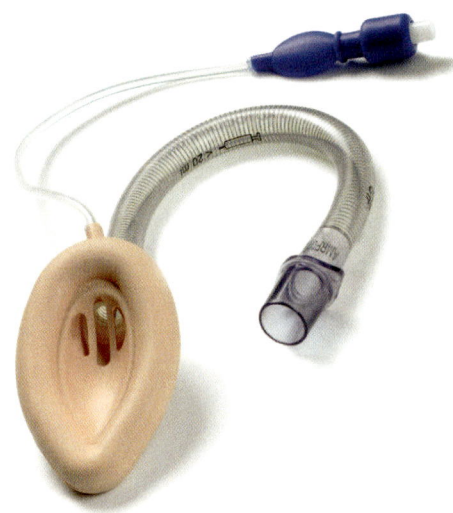

Abb. 6.5   Larynxmaske

Die einzelnen Arbeitschritte bei der Aufbereitung des Instrumentarium sind genauestens zu dokumentieren und schriftlich festzulegen. Dies dient einerseits dem Nachweis der ordnungsgemäßen Aufbereitung, anderseits aber auch als wichtiges Kriterium für das sog. Aufbereitungs-(QM)Handbuch, in dem die notwendigen Arbeitschritte jeweils nachgeschlagen werden können

In Form von Standardarbeitsanweisungen sind darüber hinaus die regelmäßigen Kontrollen, z.B.

technische Überprüfung der Reinigungs- und Desinfektionsautomaten bzw. Sterilisatoren mittels Thermologgern oder mikrobiologische Überprüfung mittels kontaminierter Prüfkörper [Engels et al. 1998], festzulegen (siehe auch Kapitel Instrumentenaufbereitung).

Wird eine manuelle Aufbereitung (z.B. Desinfektion durch Einlegen in Tauchbad) durchgeführt, so ist es besonders wichtig, in der Standardarbeitsanweisung die Konzentration des verwendeten Desinfektionsmittels, seine Einwirkzeit (nach Herstellerangaben) und die Überprüfung der Einhaltung der Einwirkzeit festzulegen. Eine solche Standardarbeitsanweisung kann gleichzeitig als Checkliste fungieren und durch entsprechende Sichtvermerke und Unterschrift des Durchführenden als Dokumentation zur Nachvollziehbarkeit der Einhaltung der festgelegten Prozessschritte verwendet werden. Diese Standardarbeitsanweisungen sollten in den Hygieneplan integriert werden. Die Verpackung und Lagerung (z.B. in Schränken, Schubladen oder in begrenztem Umfang auf Anästhesiewagen) sollte ebenfalls im Hygieneplan festgeschrieben werden.

Besondere wichtig für die ordnungsgemäße Aufbereitung von Medizinprodukten ist die Schulung der mit der Aufbereitung betrauten Mitarbeiter. Diese müssen in die entsprechenden Standardarbeitsanweisungen, Prozessabläufe und in die Handhabung der zu verwendenden Geräte (z.B. Reinigungs- und Desinfektionsautomat) eingewiesen werden. Diese Einweisung sollte durch Unterschrift dokumentiert werden.

Zusätzlich müssen die mit der Aufbereitung betrauten Mitarbeiter nach der Stellungnahme der Deutschen Gesellschaft für Krankenhaushygiene und der Deutschen Gesellschaft für Sterilgutversorgung [DGKH 2003] ein Teilnahmezertifikat über einen Sachkundelehrgang zur Instandhaltung von Medizinprodukten nachweisen können, sofern sie

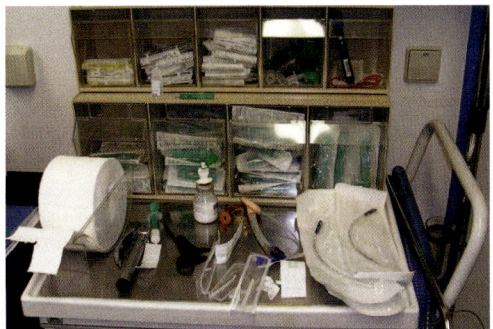

Abb. 6.6   Anästhesiewagen

Medizinprodukte der Gruppe Kritisch B aufbereiten und sie nach der Sterilisation freigeben.

Für ambulant operierende Zentren ist es aus hygienischer und vor allem ökonomischer Sicht sinnvoll, die anästhesiologischen Instrumente und Materialien zusammen mit dem chirurgischen Instrumentarium standardisiert und maschinell aufzubereiten. So können personelle und apparative Ressourcen rationeller eingesetzt werden. Die Aufbereitungsdokumentation ist dem Hygieneplan der Einrichtung zu integrieren.

LITERATUR

Anonymous (1996): „Preliminary report: biosafety analysis of one-way backflow valves for multiple patient use of low osmolar intravenous contrast solution". Can Commun Dis Rep 22: 28–31

Bundesverband der gesetzlichen Unfallkassen (2004), „GUV-Regel-Biologische Arbeitstoffe im Gesundheitswesen und in der Wohlfahrtspflege", www.unfallkassen.de

Centers for Disease Control and Prevention (1990): „Postsurgical infections associated with an extrinsically contaminated intravenous anesthetic agent". California, Illinois, Maine and Michigan, 1990. MMWR Morb Mortal Wkly Rep 25: 426–427

Chen KT, Chen CJ, Chang PY, Morse DL (1999): „A nosocomial outbreak of malaria associated with contaminated catheters and contrast medium of a computed tomographic scanner". Infect Control Hosp Epidemiol 20: 22–25

Danchaivijitr S, Theeratharathorn R (1989): „Comparison of effects of alcohol, chlorhexidinecream, and iodophore cream on venous catheter associated infections". J Med Assoc Thai 72 [Suppl 2]: 39–43

Deutsche Gesellschaft für Krankenhaushygiene (2003): „Gemeinsame Erklärung zum Erwerb der Sachkunde für die Instandhaltung von Medizinprodukten in der ärztlichen Praxis". Hyg Med 28: 10

Engels I, Hartung D, Schmidt-Eisenlohr E (1997): „Das krankenhaushygienische Labor". In: Daschner F (Hrsg.) 2. Überarbeitete Auflage (1997) „Praktische Krankenhaushygiene und Umweltschutz". Springer Verlag Berlin Heidelberg: 341–362

Garland JS, Dunne WM Jr, Havens P et al (1992): „Peripheral intravenous catheter complications in critically ill children: a prospective study". Pediatrics 89: 1145–1150

Gastmeier P, Lode H, Rüden H. (1999): „Was ist bei der beatmungsassoziierten Pneumonie gesichert? Evaluation einiger kontroverser Präventionsmaßnahmen im Umgang mit Beatmungs- und Absaugsystemen". Deutsche Medizinische Wochenschrift 124: 1241–1244

Herwaldt LA, Pottinger J, Coffin SA (1999): „Nosocomial infections associated with anesthesia. In: Mayhall CG (Hrsg.) Hospital Epidemiology and Infection Control". Williams & Wilkins, Baltimore: S 847–874

Kommission für Krankenhaushygiene und Infektionsprävention am Robert Koch-Institut (2000): „Anforderungen der Hygiene bei Operationen und anderen invasiven Eingriffen", Bundesgesundheitsblatt-Gesundheitsforschung-Gesundheitsschutz 43: 644–648

Medizinproduktegesetz vom 6.8.1998 sowie 2. Gesetz zur Änderung des Medizinproduktegesetzes (2. MPG-ÄndG) vom 13.12.2001; Bundesgesetzblatt 2001; Teil I: 3586-3606

Melnyk PS, Shevchuk YM, Conly JM, Richardson CJ (1993): „Contamination study of multiple-dose vials". Ann Pharmacother 27: 274–278

RKI (2001): „Empfehlungen der Kommission für Krankenhaushygiene und Infektionsprävention beim Robert Koch-Institut (RKI) und des Bundesinstitutes für Arzneimittel und Medizinprodukte (BfArM) zu den Anforderungen an die Hygiene bei der Aufbereitung von Medizinprodukten". Bundesgesundhbl 44: 1115–1126

Tabori E, Zinn Ch (2003): „Bauliche Hygienemaßnahmen beim ambulanten Operieren". ambulant operieren 4: 158–162

Trautmann M, Zauser B, Wiedeck H, Buttenschon K, Marre R (1997): „Bacterial colonization and endotoxin contamination of intravenous infusion fluids". J Hosp Infect 37: 225–236

Tripepi-Bova KA, Woods KD, Loach MC (1997): „A comparison of transparent polyurethane and dry gauze dressings for peripheral i.v. catheter sites: rates of phlebitis, infiltration, and dislodgment by patients". Am J Crit Care 6: 377–381

„Verordnung über das Errichten, Betreiben und Anwenden von Medizinprodukten" (Medizinprodukte-Betreiberverordnung-MPBetreibV) vom 29.6.1998; Bundesgesetzblatt I: 1762–176

Medizinprodukteaufbereitung

Seit Veröffentlichung der RKI-Empfehlung „Anforderungen an die Hygiene bei der Aufbereitung von Medizinprodukten" und die Erwähnung dieser Empfehlung in § 4 der Medizinprodukte-Betreiberverordnung haben die Anforderungen an die Aufbereitung von Medizinprodukten deutlich zugenommen. Im folgenden Kapitel sollen die wichtigsten Grundlagen der Medizinprodukteaufbereitung und die Umsetzung der RKI-Empfehlung praktisch erläutert werden.

Einleitung

Wie Kontrollen durch die zuständigen Behörden gezeigt haben, gibt es gerade im ambulanten Bereich teilweise noch Verbesserungsmöglichkeiten, was die Qualität der Medizinprodukteaufbereitung angeht [Heudorf (2003), Schoenemann et al. (2005)]. Dabei hat die Aufbereitung, d.h. Reinigung, Desinfektion und Sterilisation von Gegenständen, die aus diagnostischen oder therapeutischen Gründen zur Versorgung der Patienten eingesetzt werden und somit als „Medizinprodukte" definiert sind, nicht nur bei der Infektionsprävention eine ganz besondere Bedeutung, sondern auch ganz allgemein, um Gefahren von Patienten abzuwenden. In den letzten Jahren wurde diese Bedeutung zunehmend erkannt. Nicht nur in der Klinik, sondern auch im ambulanten Bereich werden seitdem auf freiwilliger Basis, jedoch auch aufgrund der zunehmenden Kontrolldichte durch die Gesundheitsbehörden Anstrengungen unternommen, um die Qualität der Instrumentenaufbereitung zu verbessern. Im folgenden Kapitel sollen die aktuellen Rahmenbedingungen der Medizinprodukteaufbereitung veranschaulicht und pragmatische, hygienisch sichere Lösungen zur Aufbereitung von Medizinprodukten dargestellt werden.

7.1 Rechtliche Rahmenbedingungen

Im Rahmen der Umsetzung der europäischen Medizinprodukterichtlinie und der Novellierung der Medizinprodukte-Betreiberverordnung ergab sich auch die Notwendigkeit, die nicht mehr aktuelle Empfehlung zur Medizinprodukteaufbereitung des Robert Koch-Instituts zu überarbeiten. Das Resultat stellt die gemeinsame Empfehlung der Kommission für Krankenhaushygiene und Infektionsprävention beim Robert Koch-Institut (RKI-Kommission) und des Bundesinstituts für Arzneimittel und Medizinprodukte (BfArM) „Anforderung an die Hygiene bei der Aufbereitung von Medizinprodukten" dar [RKI-Kommission (2001)]. Diese Empfehlung ist in die Novellierung der Medizinprodukte-Betreiberverordnung eingeflossen und hat damit einen verbindlichen Charakter erreicht.

Die RKI/BfArM-Empfehlungen gelten grundsätzlich überall dort, wo Medizinprodukte aufbereitet werden, unabhängig, ob es sich um Kliniken oder niedergelassene Einrichtungen handelt.

Die Reinigung, Desinfektion und Sterilisation von Medizinprodukten sind unter Beachtung der Angaben des Herstellers mit geeigneten, validierten Verfahren so durchzuführen, dass der Erfolg dieser Verfahren nachvollziehbar gewährleistet ist.

Momentan wird die Umsetzung der gesetzlichen Vorgaben und der damit verknüpften RKI/BfArM-Empfehlung in einigen Bundesländern wie Nordrhein-Westfalen und Niedersachsen schon sehr genau überwacht.

Zusätzlich werden im Zusammenhang mit den im Sozialgesetzbuch V aufgeführten hygienischen Anforderungen im ophthalmochirurgischen Bereich in Nordrhein-Westfalen momentan schon ganz konkrete Anforderungen an die Art der Medizinprodukteaufbereitung von den Kostenträgern geknüpft [Rheinisches Ärzteblatt (2003)]. In Zukunft muss damit gerechnet werden, dass die Anforderungen an die Medizinprodukteaufbereitung bundesweit flächendeckend kontrolliert werden und dass zusätzlich die ordnungsgemäße Aufbereitung als eine der Voraussetzungen bei der Kostenerstattung von ambulanten Leistungen herangezogen wird.

7.2 Umsetzung der RKI/BfArM-Empfehlung „Anforderungen an die Hygiene bei der Aufbereitung von Medizinprodukten"

Da die Formulierung in der Medizinprodukte-Betreiberverordnung nur vermuten lässt, dass eine ordnungsgemäße Aufbereitung bei Einhaltung der RKI/BfArM-Empfehlung vorliegt, kann auch bei Abweichung von dieser Empfehlung noch eine ordnungsgemäße Aufbereitung gegeben sein. Dabei sollte allerdings bei den abweichenden Methoden eine gleiche Sicherheit gegeben sein, und die Abweichung sollte stichhaltig begründet werden.

Um die RKI/BfArM-Empfehlung zu erfüllen, bedarf es verschiedener Schritte, die am Ende ein Qualitätsmanagementsystem darstellen (siehe Abb. 7.1).

7.2.1 Risikobewertung und Klassifikation

Der erste Schritt der Aufbereitung ist die Risikobewertung und die Einteilung von Medizinprodukten in Risikoklassen. Der gedankliche Hintergrund die-

1. Risikobewertung und Klassifizierung der Medizinprodukte

2. Erfragen der Aufbereitungsangaben beim Hersteller

3. Festlegung der Aufbereitungsschritte in so genannten Standardarbeitsanweisungen

4. Prüfung der Trockenheit, Sauberkeit und funktionellen technischen Sicherheit der Medizinproduke

5. Verpackung

6. Sterilisation

7. Freigabe des Sterilgutes

8. Lagerung und Transport

9. Dokumentation

Abb. 7.1   Liste der Schritte zur Umsetzung der RKI-Empfehlung

Risikoklasse		Definition		Beispiele
Unkritische Medizin- produkte		Medizinprodukte, die lediglich mit intakter Haut in Berührung kommen		Stethoskop Blutdruckmanschette Beatmungsmaske EKG-Elektroden
Semikritische Medizin- produkte	Gruppe A	Medizinprodukte, die mit Schleimhaut oder krankhaft veränderter Haut in Berührung kommen	Aufbereitung ohne besondere Anforderungen möglich	HNO-Mundspatel Spekulum
	Gruppe B		Erhöhte Anfor- derungen an die Aufbereitung • Effektivität der Reinigung nicht unmittelbar beurteil- bar (z.B. lange, enge Lumen, Hohlräume) • Sicherheit beeinflussende Effekte nicht ausschließbar (z.B. knickempfindlich, empfindliche Oberflächen) • Anzahl der Anwendungen oder Aufbereitungszyklen durch den Hersteller begrenzt	Endoskope Larynxmaske Tubus Guedeltubus
Kritische Medizin- produkte	Gruppe A	Medizinprodukte zur Anwendung von Blut, Blutprodukten und anderen sterilen Arz- neimitteln und Medi- zinprodukte, die die Haut oder Schleim- haut durchdringen und dabei in Kontakt mit Blut, inneren Ge- weben oder Organen kommen, einschließ- lich Wunden	Aufbereitung ohne besondere Anforderungen möglich	Wundhaken Chirurgische Pinzette Chirurgische Schere Skalpellgriffe
	Gruppe B		Erhöhte Anfor- derungen an die Aufbereitung • Effektivität der Reinigung nicht unmittelbar beurteil- bar (z.B. lange, enge Lumen, Hohlräume) • Sicherheit beeinflussende Effekte nicht ausschließbar (z.B. knickempfindlich, empfindliche Oberflächen) • Anzahl der Anwendungen oder Aufbereitungszyklen durch den Hersteller begrenzt	Phakohandstücke Trokare Endoskopzangen
	Gruppe C		Besonders hohe Anforderungen an die Aufberei- tung Gruppe B und thermolabil	Herzkatheter

Tab. 7.1 Risikoklassifikation von Medizinprodukten [Scherrer et al. (2005)]

ser Risikobewertung und -einstufung ist, dass die Qualität der Aufbereitung zwar bei allen Medizinprodukten gleich sein muss, die Ansprüche für die Qualitätssicherung und Dokumentation allerdings dem tatsächlichen Risiko durch das Medizinprodukt entsprechen müssen. Bei der Risikobewertung werden die Medizinprodukte zum einen hinsichtlich ihres Risikos für den Patienten eingeteilt (unkritisch, semikritisch, kritisch). Zum Zweiten wird die Schwierigkeit der Aufbereitung berücksichtigt (Gruppe A bis C). Der Sinn dieser Klassifikation besteht darin, dass eben nicht alle Medizinprodukte mit dem gleichen Aufwand aufbereitet bzw. die Aufbereitungsverfahren validiert und dokumentiert werden müssen. Als Grundsatz gilt dabei, dass die Validierung der Aufbereitungsprozesse angemessen an die Ergebnisse der Risikobewertung und Einstufung sein soll [RKI-Kommission (2001)]. So können unkritische Medizinprodukte wie z.B. ein Stethoskop einfach mit Desinfektionsmittel abgewischt und somit problemlos aufbereitet werden, während kritische Medizinprodukte der Gruppe C, z.B. Ballonkatheter, speziell konstruierte Maschinen für die Aufbereitung benötigen und neben der lückenlosen Dokumentation der Aufbereitungsschritte auch noch Materialprüfungen unterzogen werden (siehe Tab. 7.1).

Die RKI/BfArM-Empfehlung fordert bei Medizinprodukten, die mit „kritisch B", d.h. mit erhöhten Anforderungen an die Aufbereitung eingestuft wurden, dass diese Instrumente nur von MitarbeiterInnen, die eine Fach- bzw. Sachkundeausbildung durchlaufen haben, aufbereitet werden dürfen (siehe 7.4). In jedem Fall sollten alle kritischen Instrumente maschinell aufbereitet und dampfsterilisiert werden. Sollten sie nicht dampfsterilisierbar sein, so handelt es sich um Instrumente der Gruppe kritisch C. Einrichtungen, die Medizinprodukte dieser Risikoklasse oder für externe Einrich-

tungen aufbereiten, sollten ein zertifiziertes Qualitätsmanagementsystem nach DIN EN ISO 13486 besitzen.

Für die Risikobewertung gibt es aufgrund der Komplexizität der Durchführung neben den Erklärungen in der RKI-Richtlinie zusätzlich Bewertungshilfen. Diese reichen von Fließdiagrammen, wie sie z.B. von der Deutschen Gesellschaft für Sterilgutversorgung zur Verfügung (DGSV) angeboten werden, bis hin zu kompletten, zeitsparenden EDV-Lösungen [BZH RiskMed, Beratungszentrum für Hygiene GmbH, Freiburg].

7.2.2 Herstellerangaben

In der Medizinprodukte-Betreiberverordnung ist festgelegt, dass Medizinprodukte zur mehrfachen Anwendung unter Beachtung der Angaben der Hersteller aufbereitet werden sollen. Alle Hersteller von Medizinprodukten sind verpflichtet, diese Angaben den Anwendern in brauchbarer Form zur Verfügung zu stellen. Dazu gibt es inzwischen eine Norm [DIN EN ISO 17664], in der beschrieben ist, welche Informationen und in welcher Form sie zur Verfügung gestellt werden sollen.

Der Hintergrund dieser Empfehlung ist, dass der Hersteller die Konstruktion und Materialeigenschaften seines Produkts am besten kennt und deswegen am ehesten geeignete Aufbereitungsempfehlungen geben kann.

Bei Einhaltung dieser Empfehlungen bleibt die Produkthaftung beim jeweiligen Hersteller und geht nicht auf den Aufbereiter über.

Zusätzlich ist vom Anwender darauf zu achten, dass die Empfehlungen nicht nur vorliegen, sondern dass sie auch wirklich durchführbar sind und durchgeführt werden. Weicht der Aufbereiter in wesentlichen Punkten von den Herstellerempfehlungen ab, übernimmt er dabei die Produkthaftung. Es empfiehlt sich bei neu anzuschaffenden Medizinprodukten, schon beim Beschaffungsvorgang zu prüfen, ob ausreichende Herstellerangaben vorliegen und mit welchem Aufwand die Produkte aufzubereiten sind. Momentan bestehen noch große Unterschiede zwischen den einzelnen Herstellern. Einige wenige erlauben den direkten Internetzugang, um Aufbereitungsanweisungen herunterzuladen; andere verweigern sich völlig oder geben zum Teil hygienisch undurchführbare Angaben, wie z.B. Instrument mit Seifenlauge abreiben, heraus. Bei nicht vorliegenden bzw. nicht ausreichenden Herstellerangaben sollte im Rahmen der Medizinproduktesicherheits-Planverordnung das Bundesinstitut für Arzneimittel und Medizinprodukte (BfArM) informiert werden, da dann eine der grundlegenden Anforderungen für das Inverkehrbringen von Medizinprodukten in der EU fehlt.

Die Gebrauchsanweisung muss nach Maßgabe des konkreten Falles folgende Angaben enthalten:

h) bei wiederzuverwendenden Produkten Angaben über geeignete Aufbereitungsverfahren, z.B. Reinigung, Desinfektion, Verpackung und gegebenenfalls Sterilisationsverfahren, wenn eine erneute Sterilisation erforderlich ist, sowie Angaben zu einer eventuellen zahlenmäßigen Beschränkung der Wiederverwendungen; bei der Lieferung von Produkten, die vor der Anwendung zu sterilisieren sind, müssen die Angaben zur Reinigung und Sterilisation sicherstellen, dass das Produkt bei ihrer ordnungsgemäßen Befolgung die Anforderungen des Abschnitts I nach wie vor erfüllt. (Richtlinie 93/42/EWG des Rates vom 14. Juni 1993 über Medizinprodukte – Auszug aus Anhang I; Abschnitt II, Nummer 13.6:)

Anwender von Medizinprodukten sollten nur noch Produkte verwenden und anschaffen, deren Hersteller sich kooperativ verhalten und hygienisch und funktionell durchführbare Aufbereitungsempfehlungen herausgeben.

Sollten Medizinprodukte verwendet werden, bei denen der Hersteller nicht mehr zu Rate gezogen werden kann, so ist in einem Gremium unter Hinzuziehung eines Krankenhaushygienikers festzulegen, ob und wie das bisher verwendete Medizinprodukt hygienisch und rechtlich sicher aufbereitet werden kann. Dies ist dann schriftlich zu dokumentieren, um bei rechtlichen Fragestellungen hygienisch zufriedenstellende Handlungsanweisungen nachzuweisen.

7.2.3 Festlegung der Aufbereitungsverfahren

Als nächster Schritt müssen die Aufbereitungsverfahren produkt- bzw. produktgruppenspezifisch festgelegt werden.

Dazu sollen zunächst die Herstellerangaben beachtet werden. Der Anwender ist verpflichtet, die Herstellerangaben einzuholen und diese in die Risikobewertung, die Festlegung und in die Dokumentation des Aufbereitungsprozesses einfließen zu lassen. Danach sollten die einzelnen Schritte der Instrumentenaufbereitung festgelegt, auf ihre Praktikabilität überprüft und schriftlich niedergelegt werden.

Vorreinigung, Reinigung, Desinfektion

Die kontaminierten bzw. unsterilen Medizinprodukte müssen nach Gebrauch sachgerecht und schonend abgelegt werden. Um Beschädigungen zu vermeiden, sollte kein „Abwerfen" im buchstäblichen Sinne praktiziert werden.

Eine effektive Reinigung erfordert die Vorbereitung der Medizinprodukte schon gleich nach dem Gebrauch. Gelenkinstrumente müssen geöffnet werden. Rückstände von korrosiven Ätz- und Arzneimitteln (z.B. Silbernitrat, Quecksilberverbindungen) müssen sofort nach Gebrauch entfernt werden. Einzelne Gegenstände, wie z.B. wieder verwendbare Absaugsysteme oder feine oder stark kontaminierte Instrumente müssen grob vorgereinigt bzw. durchgespült werden. Welche Instrumente wie vorbereitet werden, sollte in einer Standardarbeitsanweisung schriftlich festgelegt sein.

Ist ein längerer Transport notwendig, sollte er in geschlossenen, desinfizierbaren Behältern erfolgen. Der Transport sollte immer materialschonend sein.

Alle Medizinprodukte sollen vorzugsweise trocken entsorgt werden. Nur benutzte Instrumente, bei denen bei der Reinigung Verletzungsgefahr besteht, müssen vorher desinfiziert werden. Da bei der maschinellen Reinigung benutztes Instrumentarium sofort nach Gebrauch in maschinengeeignete Instrumententräger (z.B. Siebschalen) entsorgt wird, ist die vorherige Desinfektion nicht notwendig. Es wird direkt zur Aufbereitung transportiert und dort berührungslos in das Ultraschallbad eingelegt.

Der Einsatz eines Ultraschallbads mit einem Reinigungsmittel verbessert den Reinigungserfolg bei stark verschmutzten Gegenständen. Für die Reinigung im Ultraschallbad sind Medizinprodukte aus Edelstahl sowie mechanisch empfindliche Instrumente aus der Mikrochirurgie oder Dentalchirurgie geeignet. Bei Klebungen ist jedoch Vorsicht geboten; diese können durch Einwirkung von Ultraschall beeinträchtigt werden. Besonders bei luftgefüllten oder weichen Medizinprodukten kann die Effektivität der Reinigung wegen ungenügender Schallübertragung nicht ausreichend sein. Um die optimale Wirkung des Ultraschalls zu nutzen, müssen großflächige Instrumente so platziert werden, dass keine Schallschatten oder schalltoten Zonen entstehen. Die Instrumente müssen vollständig von der Lösung bedeckt sein. Aus Gründen des Arbeitsschutzes sollen Ultraschallbäder abgedeckt sein.

Medizinprodukte mit besonders hartnäckigen Inkrustierungen oder englumige Schläuche, Kanülen oder Instrumente mit Hohlräumen müssen oft mit weichen Kunststoffbürsten, Reinigungsmitteln und flusenfreien weichen Tüchern oder Druckwasserpistolen manuell vorgereinigt werden.

Generell ist die vollautomatische Reinigung und thermische Desinfektion einer manuellen Aufbereitung vorzuziehen.

Die maschinelle Reinigung wird in einem gemeinsamen Prozess zusammen mit einer thermischen oder chemothermischen Desinfektion in vollautomatischen Reinigungs- und Desinfektionsautomaten durchgeführt.

Für die unterschiedlichen Medizinprodukte sind verschiedene Einsatzkörbe vorgesehen, die eine sichere Reinigung und Desinfektion auch normalerweise schwer zu reinigender Gegenstände (z.B. langer bzw. enger Schläuche) ermöglichen.

Es gibt aber immer noch Medizinprodukte, die mit maschinellen Verfahren nicht zu reinigen und zu desinfizieren sind; bei diesen muss auch die Desinfektion mit manuellen Prozessen erfolgen. Solche Methoden sind, streng genommen, nicht zu va-

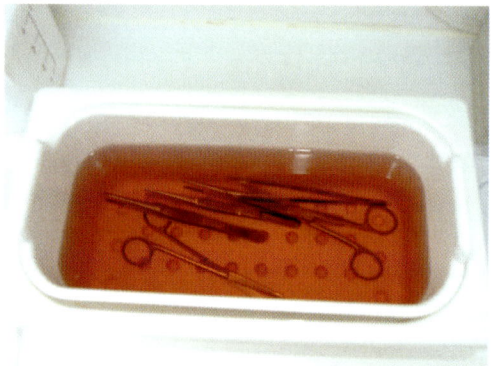

Abb. 7.2   Desinfektionsmittelwanne mit Instrumenten

lidieren, da die qualitätssteuernden Parameter nur unzureichend gemessen werden können, und müssen daher besonders akribisch ausgeführt und dokumentiert werden. Dies kann durch die Erstellung einer Standardarbeitsanweisung geschehen, die alle Arbeitsschritte und die notwendigen Parameter (z.B. Desinfektionsmittelkonzentration, Einwirkzeit, Standzeit) beschreibt. Unter Umständen kann eine stichprobenartige Kontrolle erfolgen.

Beim Einsatz der chemischen Instrumentendesinfektion sind einige Grundsätze zu beachten:

▶ Die Desinfektionsmittel müssen nachweislich bakterizid, viruzid und fungizid wirken.
▶ Die verwendeten Desinfektionsmittel müssen DGHM/VAH-gelistet sein oder einen anderen adäquaten Wirksamkeitsnachweis besitzen.
▶ Eine wirksame Reinigung muss der Desinfektion vorausgehen.
▶ Nach der Desinfektion ist eine gründliche Spülung und Trocknung unter Vermeidung von Kreuzkontaminationen notwendig.
▶ Es muss der Verbleib von toxisch relevanten Rückständen und Reaktionsprodukten auf dem Medizinprodukt sicher ausgeschlossen werden können.
▶ Zur Instrumentendesinfektion dürfen nur Instrumentendesinfektionsmittel verwendet werden.
▶ Um direkten Hautkontakt zu vermeiden, sind geeignete Handschuhe zu tragen.
▶ Um schleimhautreizende Dämpfe zu vermeiden, sollten Lösungen immer mit kaltem Wasser angesetzt werden.
▶ Eine genaue Dosierung des Desinfektionsmittels ist zu beachten (Messbecher oder Dosiergerät benutzen).
▶ Zur Vermeidung der Emission von Desinfektionsmitteldämpfen sollten die Wannen immer abgedeckt sein.

▶ Die Standzeiten der Desinfektionsmittellösungen sollten nach Herstellerangaben unbedingt beachtet werden.
▶ Ansetzdatum, Inhalt und Konzentration müssen auf dem Desinfektionsmittelbehältnis dokumentiert sein.
▶ Die Einwirkzeiten sind zu beachten (Zeit messen).
▶ Bei Zusatz von Reinigern sind nur vom Hersteller empfohlene Produkte einzusetzen.

Neben der Auswahl möglichst wirksamer Substanzen sind beim Einsatz in der Praxis auch die Anwendungseigenschaften (Lieferung als flüssiges Konzentrat, als Pulver oder als gebrauchsfertige Lösung, ggf. mit Aktivator, Art der Dosierung), die Umweltverträglichkeit (auch z.B. von Hilfsstoffen oder Parfümiermitteln) und der Arbeitsschutz zu beachten. Fertig angesetzte Gebrauchslösungen sind in verschlossenen Behältern bis zu vier Wochen haltbar (Herstellerangaben beachten).

Die Nachteile der chemischen Verfahren sind in der nachfolgenden Übersicht zusammengestellt:

▶ Wirkungslücken und Kontamination chemischer Desinfektionsmittel,
▶ primäre bakterielle Resistenz, Adaptation (Biofilmbildung),
▶ Konzentrations-, Temperatur- und pH-Abhängigkeit,
▶ Zersetzbarkeit und Wirkungsverlust,
▶ Seifen-, Eiweißfehler.

Thermische Desinfektion

Die thermische Desinfektion erfolgt in der Regel gemeinsam mit der Reinigung von Medizinprodukten in vollautomatischen Reinigungs- und Desinfektionsautomaten. Die Desinfektion erfolgt dabei durch Temperatureinwirkung, in der Routine reichen 80 °C (Haltezeit 10 min) bei thermischen bzw.

60 °C bei chemothermischen Verfahren (Haltezeit 15 min) aus. Im Seuchenfall muss auf Anordnung des Amtsarztes ein vom RKI anerkanntes, geprüftes und gelistetes Verfahren zur Abtötung von Mikroorganismen der Resistenzstufen A und B eingesetzt werden, somit sind alle vegetativen Bakterien, Pilze und Viren erfasst. Dazu ist neben einem geänderten Programmablauf, bei dem die Desinfektion vor der Reinigung erfolgt, eine Temperatur von 93 °C und eine Einwirkungszeit von 10 min einzuhalten.

Durch Einbau eines anderen Thermostats zum Erreichen von höheren Temperaturen können theoretisch auch Haushaltsgeschirrspülmaschinen eingesetzt werden. Der Desinfektionserfolg kann bei 75 °C mit einer ungefähren Haltezeit von 5 min erreicht werden. Diese Maschinen können jedoch nicht mit speziellen Einsatzkörben, beispielsweise für Schläuche oder Endoskope bestückt werden und eignen sich daher nur für die Reinigung und Desinfektion von einfachen Medizinprodukten (Gruppe semikritisch A). Da es auch keine Dokumentationsmöglichkeiten bei diesen Maschinen gibt, sind sie streng genommen nach der Medizinprodukte-Betreiberverordnung nicht einsetzbar [Ebner et al. (2000)].

Validierung von Reinigungs- und Desinfektionsautomaten

Gemäß der Medizinprodukte-Betreiberverordnung muss auch die Reinigung und Desinfektion von Medizinprodukten mit validierten Verfahren erfolgen.

Da im Gesundheitswesen nur selten gleiche Beladungen gereinigt, desinfiziert und sterilisiert werden können, wählt man für die Validierung einen anderen Weg als in der Industrie. Man definiert den in der Praxis vorkommenden, am schwierigsten zu reinigenden, zu desinfizierenden bzw. zu sterilisierenden Fall und überprüft, ob dieser Fall im Prozess erfolgreich behandelt wird. Man kann dann davon ausgehen, dass auch alle leichteren Fälle ebenfalls zu einem erfolgreichen Ergebnis führen. Für die maschinelle Reinigung und Desinfektion sucht man sich also die Beladung aus, die die schwierigsten Bedingungen vorgibt (z.B. Spülschatten). Diese Beladung wird dann als Standard für alle Validierungen oder Revalidierungen definiert.

Weiterhin müssen die Prüfkörper zur Validierung ausgewählt werden. Dabei sollen die am schwierigsten zu reinigenden Medizinprodukte simuliert werden.

Für die Überprüfung sollen weiterhin die am schwierigsten zu entfernenden in der Praxis auftretenden Verschmutzungen nachgeahmt werden. Die Anschmutzung kann auch gleich mit Mikroorganismen kontaminiert werden und dient dann auch der mikrobiologischen Überprüfung. Die dafür anzuwendende Standardmethode ist normalerweise nicht in der niedergelassenen Praxis selbst durchführbar. Das heißt also, es müssen entsprechend vorbereitete Instrumente angefordert und zur Analyse in ein qualifiziertes Labor eingesandt werden. Da sich bessere Methoden bisher noch nicht gezeigt haben, empfehlen wir weiterhin die

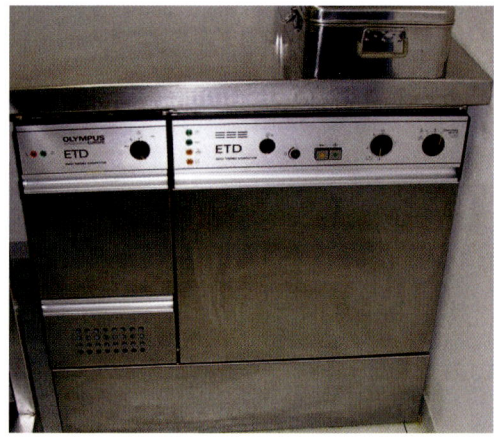

Abb. 7.3   Reinigungs- und Desinfektionsautomat

Vorgehensweise gemäß der alten Empfehlung des Bundesgesundheitsamtes [Bundesgesundheitsamt (1980)].

Dabei werden als Testkörper Schrauben und Schläuche eingesetzt. Für die Validierung einer Beladung werden je 5 kontaminierte Schrauben und Schläuche verwendet. Die Prüfkörper werden mit E. faecium-haltigem Blut kontaminiert, bei den Schrauben liegt die Keimzahl zwischen 10^8 bis 10^9 KBE/ml, bei den Schläuchen bei ca. 10^7 KBE/ml.

Werden in dem Automat keine Schläuche aufbereitet, werden nur die Schrauben eingelegt. Die Schrauben werden am besten mittels eines Siebes in den Einsatzkorb gelegt. Es empfiehlt sich, die Schrauben gleichmäßig auf die ungünstigsten Positionen in der Kammer zu verteilen. Die Schläuche werden auf die Schlauchansatzdüsen der Maschine aufgesteckt. Anschließend wird die Maschine normal betrieben.

Nach Beendigung des Programms werden die Prüfkörper mit einer sterilen Pinzette aus der Maschine entnommen und in Nährbouillon eingelegt. Die weitere Bearbeitung erfolgt im mikrobiologischen Labor.

Eine Überprüfung der Maschinen soll in der Regel mindestens halbjährlich bzw. nach Reparaturen oder Wartungsarbeiten erfolgen.

Ein kritischer Punkt ist noch die Überprüfung des Reinigungserfolgs. Diskutiert werden verschiedene Methoden, die auf dem Prinzip des Proteinnachweises beruhen. Dabei wird angenommen, dass ein positiver Proteinnachweis auf Restverschmutzung durch menschliches Blut oder Gewebe zurückzuführen ist. Zum Zeitpunkt der Erstellung der RKI/BfArM-Empfehlung bestand die Meinung, dass die derzeitig bekannten Methoden zum Proteinnachweis noch unbefriedigend sind. Deswegen

wurde die optische Kontrolle, evtl. unter Zuhilfenahme eines Vergrößerungsglases gefordert.

Zu einer Validierung gehört immer auch die Dokumentation, d.h. erstmalig bei der Validierung und dann anschließend beim Routineprozess müssen für Reinigungs- und Desinfektionsautomaten die Parameter (z.B. Temperatur, Einwirkzeit, Wassermenge, Reinigungs- und ggf. Desinfektionsmittelmenge, Trocknungszeit) erfasst und dokumentiert werden, die für das einwandfreie Prozessergebnis erforderlich sind. Erst, wenn diese Parameter im Routineprozess erreicht wurden, kann die Freigabe für den nächsten Prozessschritt erfolgen. Derzeit gibt es für viele Reinigungs- und Desinfektionsautomaten Nachrüstmöglichkeiten, um eine solche Dokumentation zu ermöglichen. Moderne Maschinen führen den Abgleich der Parameter elektronisch durch und gehen bei Nicht-Erreichen der Parameter auf Störung; auch die Dokumentation erfolgt hier elektronisch.

Alle vorhandenen Reinigungs- und Desinfektionsprogramme sind zu validieren.

7.2.4 Funktionsprüfung

Neben der Prüfung der funktionellen technischen Sicherheit sollte in diesem Prozessschritt auch die Prüfung auf ausreichende Trocknung und Sauberkeit erfolgen. Die Prüfungsschritte sollten schriftlich festgelegt werden, um sicherzustellen, dass alle Mitarbeiter nach den gleichen Regeln prüfen. Die Trocknung wird dabei in der Regel haptisch oder durch Auflegen auf ein Löschpapier oder Tuch überprüft. Die Prüfung auf Sauberkeit erfolgt wie schon erwähnt am besten optisch an Stellen, an denen am ehesten mit einer Restverschmutzung zu rechnen ist (z.B. an Instrumentengelenken und -lumina). Sollte ein ungenügender Reinigungs- oder Trocknungserfolg festgestellt werden, hat eine Rückmeldung an den vorhergehenden Prozessschritt zu erfolgen.

Nach Reinigung und Desinfektion werden die Gegenstände, die sterilisiert werden müssen, zum nächsten Arbeitsplatz weitertransportiert. Dort erfolgt bei Bedarf die Pflege mit speziellen Pflegemitteln (z.B. Öle, Fette, Silikonsprays sind weniger geeignet) sowie gegebenenfalls eine Dichtigkeitsprüfung. Abgenutzte, korrodierte, poröse sowie anderweitig beschädigte Instrumente werden aussortiert (Flugrost, Folgerost). Bei der Überprüfung der Instrumente sollte auf geeignete Arbeitsplätze mit ausreichender Beleuchtung und zusätzlich bei feinen Instrumenten auf Lichtlupen Wert gelegt werden. Bezüglich weiterführender Informationen zur Instrumentenaufbereitung kann die Broschüre „Instrumentenaufbereitung richtig gemacht" des Arbeitskreises Instrumentenaufbereitung empfohlen werden. Sie kann unter www.a-k-i.org im Internet kostenlos heruntergeladen werden.

7.2.5 Verpackung

Das Packen von Instrumentensieben oder auch von Verbandssets sollte nach standardisierten Packlisten erfolgen, die entweder direkt am Arbeitsplatz aushängen oder per Bildschirm aus dem EDV-System abrufbar sind. Die Packtische sollten ausreichend groß und gut beleuchtet sein.

Nach dem Packen wird an jedem Container eine Verschlussplombe befestigt. Bei Beschädigung der Plombe muss der Container erneut sterilisiert werden. Alternativ dazu kann der Verschluss mit einem Indikatorklebeband erfolgen, welches durch Farbumschlag zuverlässig anzeigt, ob es den Sterilisationsprozess durchlaufen hat. Wenn eine kontaminationsfreie Entnahme des Siebes möglich ist, kann in Containern auf eine Innenverpackung verzichtet werden. Sofern keine Einwegfilter verwendet werden, müssen die Filter der Container in regelmäßigen Abständen gewechselt werden.

Die Verpackung muss immer mit spezifischen Materialien erfolgen, die für den jeweiligen Sterilisationsprozess geeignet sind und den Zutritt des Wirkprinzips zum Sterilisiergut gewährleisten. Insbesondere bei Sterilisationsverfahren für thermolabile Medizinprodukte sind nicht alle Verpackungsarten verwendbar.

Das Einschweißen der Einzelinstrumente hat mit geeigneten Schweißgeräten und Folien zu erfolgen. Sterilisationsfolien sind sicher zu verschweißen. Sie dürfen nur einmal verwendet werden. Im in Abb. 7.4 dargestellten Beispiel wurde zwar eine geeignete Sterilgutverpackung gewählt, der Verschluss der Verpackung ist allerdings alles andere als geeignet.

Häufige Fehler beim Verpacken:
▶ Pakete aus Sterilisationspapier sind zu straff gepackt, dadurch ist ein Aufreißen der Kanten möglich,
▶ Sterilisierbeutel sind zu prall gefüllt, weil die Luft nicht ausgestrichen wurde, dadurch entsteht während der Vakuumtrocknung ein zu hoher Beutelinnendruck und die Kleberänder oder Siegelnähte können platzen,
▶ Sterilisierbeutel werden vom (spitzen oder zu schweren) Inhalt beschädigt,
▶ Textilien werden in Sterilisierbeutel verpackt; durch die Feuchtigkeitsaufnahme bei der Dampfeinwirkung besteht dabei die Gefahr, dass die Siegelnähte der Beutel aufplatzen,

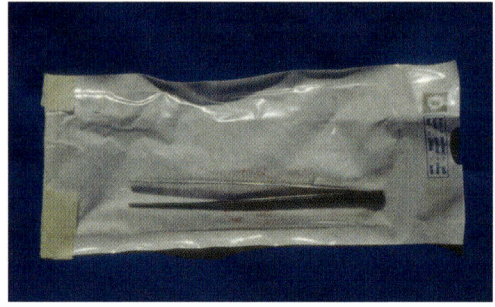

Abb. 7.4   Ungeeignete Medizinprodukteverpackung

▸ Seitenrandfaltenbeutel sind nicht richtig verschlossen, weil die Temperatur des Schweißgeräts falsch gewählt wurde.

7.2.6 Sterilisation

Wasser, Eiweiß und Nukleinsäuren sind die Hauptbestandteile von Zellen und damit auch von Infektionserregern. Zur Abtötung der Erreger können deswegen Methoden verwendet werden, die die Zellen irreversibel schädigen.

Der Erfolg einer Sterilisation ist von mehreren Faktoren abhängig. Je höher die Ausgangskeimzahl ist, umso größer ist die Wahrscheinlichkeit, dass die Sterilisation unwirksam bleibt, weil nicht alle Mikroorganismen abgetötet werden. Ein weiterer Faktor ist die Dauer und die Wirksamkeit der einwirkenden chemischen und/oder physikalischen Agenzien. Ein Produkt gilt als steril, wenn von 1 Million gleicher sterilisierter Objekte nur 1 Objekt mit 1 Keim behaftet ist (Sterility Assurance Level = SAL 10^{-6}) [Färber et al. (1997)].

Bei der Sterilisation gilt grundsätzlich, dass das Sterilisiergut gründlich gereinigt und trocken sein muss. Eiweißreste oder Salzkristalle können als Schutzhülle für Mikroorganismen dienen und damit deren Abtötung erschweren.

Für die Sterilisation von Medizinprodukten gibt es mehrere geeignete Methoden:

Sterilisation mit feuchter Hitze (Dampfsterilisation)

Die Sterilisation mit Wasserdampf ist das am weitesten verbreitete und zuverlässigste Sterilisationsverfahren. Dabei wird gesättigter, gespannter Wasserdampf mit Temperaturen von 121 °C (2,05 bar – Abtötungszeit 15–20 min) oder 134 °C (3,04 bar – Abtötungszeit 5 min) eingesetzt.

Die Sterilisationswirkung beruht auf der Kondensation des Dampfes am Sterilisiergut; dabei wird Energie freigesetzt, welche die Erreger schädigt. Die Dampfsterilisation kann nur dann erfolgreich sein, wenn alle Prozessparameter erfüllt sind (vollständige Luftentfernung, gesättigter, gespannter Wasserdampf, ausreichende Temperatur und Einwirkungszeit).

Häufige Fehler bei der Dampfsterilisation

▸ Durch ungenügende Vorreinigung des Sterilisiergutes wird die Keimzahl nicht genügend reduziert.

▸ Mikroorganismen werden durch Schleim-, Blut- und Serumreste, besonders in englumigen Schläuchen, eingehüllt und können so vom Dampf nicht erreicht werden.

▸ Bei porösem Material (z.B. häufig sterilisierten Textilien) wird der kondensierende Wasserdampf nicht aufgesogen und es bildet sich Wasser. In Wasser wird aber nicht die Temperatur erreicht, die zur Sterilisation notwendig ist.

▸ Bei der Sterilisation von Metallgegenständen kann sich Kondenswasser bilden, wenn das Gewicht von ungefähr 8 kg pro Sieb überschritten wird.

▸ Metallnierenschalen, Schüsseln und andere Gefäße liegen mit der Öffnung nach oben im Sterilisierkorb, so dass das Kondensat nicht ablaufen kann.

▸ Schwere Instrumentensiebe werden im Beschickungswagen oben abgestellt, dadurch tropft das Kondensat auf das darunter befindliche Sterilisiergut.

▸ Papierverpackte Sterilgüter werden in der unteren Ebene abgestellt, so dass von oben abtropfendes Kondensat die Verpackung durchnässen kann.

▸ Sterilisierbehälter werden mit perforiertem Deckel übereinander gestellt; dadurch kann der Dampf nicht durchdringen.

Kleingeräte (< 1 StE), wie sie insbesondere im niedergelassenen Bereich eingesetzt werden, werden in drei Klassen eingeteilt:

Klasse N ermöglicht nur die Sterilisation von unverpackten, unporösen Medizinprodukten ohne Hohlräume.

Klasse S ermöglicht die Sterilisation verpackter und unverpackter Medizinprodukte. Im begrenzten Umfang ist auch die Sterilisation von Hohlräumen möglich, die Herstellerangaben sollten hierbei beachtet werden.

Klasse B ermöglicht die Sterilisation jeglicher thermostabiler Medizinprodukte, sie entspricht den in Krankenhäusern üblicherweise eingesetzten Sterilisatoren. So genannte Blitzsterilisatoren entsprechen in der Regel der Klasse N oder S. Die Blitzsterilisation ist für den Routinebetrieb nicht geeignet, da hierbei ohne Verpackung und ohne Vorvakuumphasen sterilisiert wird. Sie sollte auf den Notfall beschränkt bleiben, bei dem ein seltenes Instrument während der Operation schnell wieder zur Verfügung stehen muss (siehe Tab. 7.4).

Überprüfung von Dampfsterilisatoren

Vakuumtestprogramm

Beim Vakuumtestprogramm wird die Dichtigkeit der Sterilisierkammer geprüft. Eine undichte Kammer führt zu einem geringeren Vakuum und „Luftnestern" in der Kammer, durch die eine sichere Sterilisation nicht gewährleistet werden kann. Bei modernen Dampfsterilisatoren muss dieser Test monatlich durchgeführt werden; bei älteren Modellen kann eine tägliche Ausführung sinnvoll sein.

Dampfdurchdringungstest (Bowie-Dick-Test)

Dieser Test soll feststellen, ob das gesamte Sterilgut ausreichend mit Dampf durchdrungen wird; dies ist eine Voraussetzung für den sicheren Sterilisationserfolg. Moderne Dampfsterilisatoren besitzen ein spezielles Programm für den so genannten Bo-

wie-Dick-Test. Falls möglich sollten ältere Geräte nachgerüstet werden. Bei mangelhaftem Testergebnis können die möglichen Ursachen bei der Dampfqualität oder bei einer undichten Sterilisierkammer liegen. Der Test soll einmal täglich vor dem Routinesterilisationsprogramm in betriebswarmem Zustand nach einer Leersterilisation und dem Vakuumtest durchgeführt werden (nach Herstellerangaben).

Der originale Bowie-Dick-Test besteht aus einem Indikatorpapier, welches in ein spezielles Wäschepaket gepackt wird; bei erfolgreichem Testergebnis erfolgt ein gleichmäßiger Farbumschlag des Indikatorpapiers.

Als Alternative gibt es den so genannten Bowie-Dick-Simulationstest. Er besteht z.B. aus einem Prüfkörper aus Metall mit Teflonschlauch, der den Widerstand des Wäschepakets simuliert. Im Inneren des Prüfkörpers wird als schmaler Streifen ein Indi-

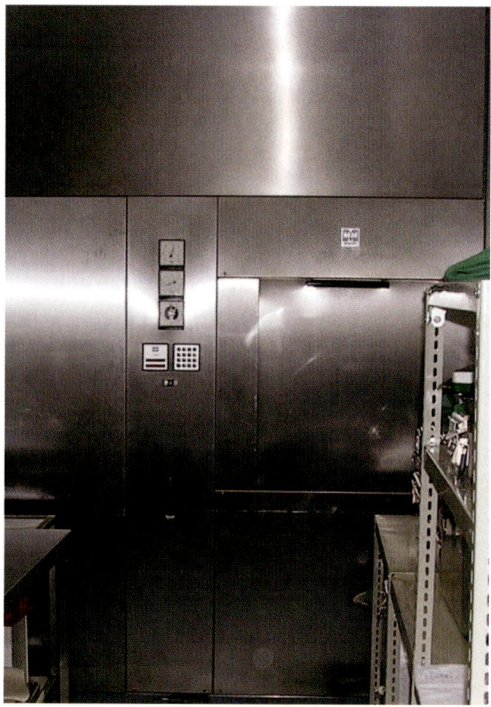

Abb. 7.5   Autoklav

kator eingelegt. Dieser kann anschließend übersichtlich in ein Dokumentationsblatt eingeklebt werden. Es hat sich gezeigt, dass mit diesem Test schon geringste Undichtigkeiten der Sterilisierkammer angezeigt werden können und somit ein mit dem Originaltest vergleichbares Ergebnis erzielt werden kann. Ist im Sterilisator kein Bowie-Dick-Testprogramm vorhanden, kann der Prüfkörper dem Bowie-Dick-Simulationstest angepasst werden.

Indikatoren
Um nachzuweisen, dass Sterilgut einem Sterilisationsprozess unterzogen worden ist, werden verschiedene Indikatoren eingesetzt.

Behandlungsindikatoren
Durch einen einfachen Farbumschlag ermöglichen sie die Unterscheidung zwischen sterilisiertem und nicht sterilisiertem Gut. Sie sollen die Verwechslung mit noch nicht sterilisiertem Gut verhindern. Mit Behandlungsindikatoren können keine Aussagen über den ordnungsgemäßen Ablauf des Sterilisationsprozesses gemacht werden. Auf Einwegsterilisierverpackungen ist in der Regel ein Indikator aufgedruckt, so dass ein zusätzlicher Streifen oder ein Klebeband nicht notwendig ist.

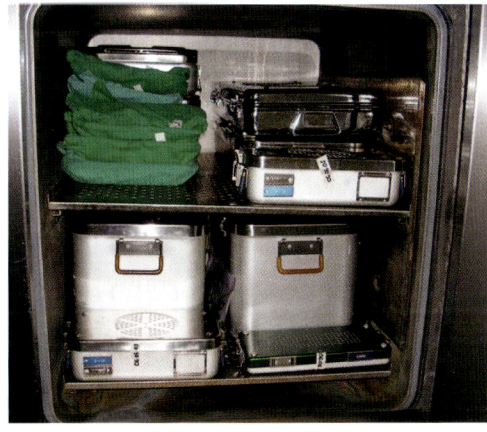

Abb. 7.6   Autoklavenbeladung

Für Behandlungsindikatoren gibt es zunächst einmal das Indikatorklebeband; auf dieses Klebeband ist der Farbindikator aufgedruckt: So ist schon bei Entnahme des Sterilguts aus der Kammer sichtbar, ob das Sterilgut dem Verfahren ausgesetzt war. Außerdem gibt es noch für Sterilisiercontainer spezielle Etiketten, die zusätzlich zum Indikator noch andere Parameter für die Dokumentation enthalten können.

Chargenindikatoren (Prozessindikatoren)
Bei diesen Indikatoren werden Testprüfkörper verwendet, die schwer zu sterilisierende Bedingungen simulieren. In diese wieder verwendbaren Prüfkörper werden Farbkontrollindikatoren eingebracht, die eine „in-line"-Sterilisationskontrolle pro Charge ermöglichen. Das Ergebnis kann sofort abgelesen und der Indikator selbst als Nachweis für die Sterilisationskontrolle im Sterilisationsprotokoll abgeheftet werden. Die Indikatoren sollen nur Reaktionen zeigen, wenn eine geeignete Kombination aus Wasserdampf und Temperatur über eine gewisse Zeit eingewirkt hat und damit alle wesentlichen Bedingungen für den Sterilisationserfolg erfüllt wurden. Die Indikatoren sind auch zur Chargendokumentation bei noch technisch einwandfreien älteren Dampfsterilisatoren einsetzbar, die nicht mit entsprechenden Aufzeichnungseinrichtungen nachgerüstet werden können. Die Dokumentation mit Chargenindikatoren sollte jedoch mittelfristig durch Aufzeichnungsgeräte ersetzt bzw. ergänzt werden.

Validierung von Dampfsterilisationsprozessen
Bei der Validierung sollen die Parameter ermittelt werden, die für einen sicheren Sterilisationserfolg auf das Sterilgut einwirken müssen. Man kann grundsätzlich folgende verschiedenen Methoden der Validierung unterscheiden [Underwood (1999)]:

1. Sterilitätstest, dabei werden sterilisierte Produkte oder Materialien stichprobenartig überprüft, um Mikroorganismen zu entdecken. Dieser Test findet hauptsächlich in der Pharmazeutischen und Medizinprodukte-Industrie Verwendung.
2. Challenge-Test, dabei werden die Produkte mit hitze-resistenten Mikroorganismen kontaminiert und die Absterberate ermittelt. Dieser Test wird vor allem in der Nahrungsmittelindustrie eingesetzt.
3. Bioindikatorentest, dabei werden Bioindikatoren (z.B. Sporenstreifen) der Sterilisation unterzogen und danach auf ihr Überleben untersucht.
4. Physikalischer Test, dabei wird mit Thermoelementen die Einhaltung der Temperatur-/Zeit-Abhängigkeit überprüft.
5. Chemischer Test, dabei wird mit Chemoindikatoren die Einhaltung der Temperatur-/Zeit-Abhängigkeit überprüft.

Durch Einführung neuer Techniken sowie dem vermehrten Einsatz von Qualitätsmanagementsystemen haben sich auch einige der einschlägigen Normen zur Überprüfung von Sterilisationsprozessen dahingehend verändert, dass physikalische Methoden zur so genannten Validierung durchgeführt werden sollen.

Wie oben gezeigt wurde, kann aber auch die frühere Methode zur Überprüfung von Sterilisationsprozessen mittels Sporenträgern in Wäschepaketen als Methode zur Validierung angesehen werden. Der Vorteil der mikrobiologischen Methode ist dabei, dass sie von den Sterilisationseinrichtungen selbst durchgeführt werden kann und nur für die Auswertung i.d.R. die Mithilfe eines externen Labors benötigt. Weiterhin stellt sie eine Überprüfung der Sterilisation dar, bei der direkt Mikroorganismen abgetötet werden müssen, um das gewünschte Ergebnis zu erreichen. Die physikalische Methode ist normalerweise nur mit Hilfe eines externen Dienstleisters durchführbar. Weiterhin ist in Abhängigkeit der eingesetzten Technik eine aufwändige Vorbereitung des Sterilisators mit Installation der Aufzeichnungsgeräte nötig, die zudem wesentlich teurer ist als die mikrobiologische Methode. Ein Vorteil hat die physikalische Methode jedoch: Das Ergebnis liegt sofort vor, während bei der mikrobiologischen Methode eine Bearbeitung im Labor notwendig ist, die eine Woche bis 10 Tage dauern kann. [Daschner et al. (1999); Scherrer (2002)]

Die Methode der mikrobiologischen Validierung hat sich in der Vergangenheit bewährt, und in neuen internationalen Normen wird keine bestimmte Methode der Validierung mehr festgelegt [DIN EN ISO 17665 (2004)]. Deswegen sollte die mikrobiologische Methode beibehalten und höchstens modifiziert werden.

Im Folgenden wird beschrieben, wie eine mikrobiologische Validierung aussehen kann.

Die Überprüfung erfolgt mit Bioindikatoren, in denen als Testsporen Bacillus subtilis und Bacillus stearothermophilus verwendet werden. Die Revalidierung erfolgt regelmäßig alle 400 Chargen bzw. alle sechs Monate, weiterhin nach Aufstellung, falls ein Programm grundsätzlich verändert wurde oder nach Reparaturen.

Als Testobjekt dient ein Wäschepaket (ca. 6 kg hochkant in einem Sterilisierbehälter 30 x 30 x 60 cm), in dem die Bioindikatoren gleichmäßig verteilt werden. Die Testobjekte werden an der ungünstigsten Stelle im Sterilisator platziert, das ist in der Regel der untere Türbereich.

Grundsätzlich werden in jedes Wäschepaket 5 Bioindikatoren eingelegt. Die Anzahl der verwendeten Wäschepakete ist von der Größe des Sterilisators abhängig. Tabelle 7.2 gibt die Anzahl der Wäschepakete in Abhängigkeit von der Sterilisatorgröße an.

Die Testobjekte werden mit einer vorher definierten Prüfbeladung, die die schwierigsten zu sterilisierenden Bedingungen simuliert, dem Sterilisationsprozess unterzogen. Bei dieser Validierungscharge müssen die Bedingungen, wie Betriebsüberdruck, Vakuum, Temperatur, Einwirkzeit dokumentiert werden; dies kann mittels Aufzeichnungsgeräten (Schreiber) erfolgen. Diese Bedingungen müssen im Routineprozess als Mindestparameter für die Freigabe zugrunde gelegt werden.

Nach der Sterilisation werden die Bioindikatoren zusammen mit einer nicht mitsterilisierten Transportkontrolle der gleichen Charge und einem Prüfbericht an das mikrobiologische Labor geschickt. Mit Ausnahme der Kontrolle darf kein Wachstum erfolgen. Es müssen alle im Sterilisator vorhandenen Programme validiert werden. Programme mit unzureichendem Prüfergebnis müssen umgehend gesperrt und eine Problemfindung eingeleitet werden. Alle Wartungs- und Reparaturarbeiten müssen im Gerätebuch dokumentiert werden (siehe auch Tab. 7.4).

Chargendokumentation

Die Chargendokumentation dient dem forensischen Nachweis, dass die betroffene Charge einen einwandfreien Sterilisationsprozess durchlaufen hat. Dazu muss für jede Sterilisationscharge ein Protokoll geführt werden, das alle relevanten Prozessdaten enthält. Zu diesen Daten gehören: das

Fassungsvermögen des Sterilisators [StE]	Anzahl von Sterilisierbehältern (Wäschepakete) mit Bioindikatoren
bis 4	1
6 bis 9	2
12	3

Tab. 7.2   Anzahl der Wäschepakete in Abhängigkeit von der Sterilisatorgröße

Sterilisationsdatum, die Sterilisationszeit, die Chargennummer, Angaben über das Sterilisiergut und der Name des Bedienenden.

Bei modernen Geräten geschieht dies elektronisch und durch Ausdruck direkt am Gerät oder an einem dazugehörigen peripheren Drucker. Sollten keine Schreiber zur automatischen Aufzeichnung des Verfahrensablaufs vorhanden sein, müssen andere Möglichkeiten der Chargendokumentation verwendet werden. Das können die schon erwähnten chemischen Chargenindikatoren sein. Den Aufzeichnungen oder Indikatoren müssen dann noch die beschriebenen Prozessdaten zugeordnet werden.

Die Chargendokumentation muss der jeweiligen Patientenakte zuordenbar sein, um gegebenenfalls den juristischen Nachweis führen zu können.

Sterilisation mit trockener Hitze (Heißluftsterilisation)

Trockene Luft hat eine wesentlich geringere Wärmekapazität als gesättigter Wasserdampf. Deswegen sind bei der Heißluftsterilisation gegenüber der Dampfsterilisation wesentlich höhere Temperaturen und längere Einwirkungszeiten erforderlich (160 °C – 200 min, 180 °C – 30 min, 200 °C – 10 min). Aufgrund dieser hohen Temperaturen können im Heißluftsterilisator nur hitzestabile Materialien wie Metalle, Glas, Porzellan, Öle, Fette oder Pulver, aber keine Tücher oder Papier sterilisiert werden. Grundsätzlich müssen die Sterilisatoren über eine mechanische Luftumwälzung verfügen.

Zwar ist die Heißluftsterilisation sehr einfach zu handhaben, trotzdem bzw. deswegen werden Fehler gemacht. Die häufigsten Fehler sind:

▶ Die Tür wird während des Sterilisiervorgangs geöffnet; dadurch kann die Temperatur unterschritten werden, und die Einwirkzeit für das komplette Sterilgut wird nicht eingehalten.

▶ Instrumente werden in geöffneten Behältern sterilisiert; dadurch wird das Sterilgut bei der Entnahme gleich wieder unsteril.

▶ Es entstehen Windschatten durch größere Gegenstände.

▶ Der Sterilisator wird zu dicht beschickt, und dadurch verbleiben kältere Luftinseln, die dazu führen, dass die Temperatur nicht überall erreicht wird.

Die Heißluftsterilisation gilt im Rahmen der Patientenversorgung in Kliniken und Praxen als nicht konform mit den Anforderungen der MPBetreibV und sollte daher nachdrücklich und unverzüglich abgeschafft werden.

Überprüfung von Heißluftsterilisatoren

Auch Heißluftsterilisatoren müssen geprüft werden. Dies kann durch Einlegen von Bioindikatoren mikrobiologisch geschehen. Die Überprüfung erfolgt mit der ungünstigsten Beschickungsart. Diese besteht aus Sterilisiergut, welches sich nur langsam erwärmt (schlechter Wärmeleiter). Die Beladung wird so vorgenommen, dass die Wärmeübertragung behindert wird. Die Prüfkörper werden so angeordnet, dass sie an den Stellen liegen, bei denen die Erwärmung am langsamsten erfolgt.

Fassungsvermögen des Sterilisators [dm³]	Anzahl der Prüfkörper
bis 6	3
über 6 bis 30	6
über 30 bis 60	9
über 60 bis 250	12

Tab. 7.3   Anzahl der Prüfkörper in Abhängigkeit von der Sterilisatorgröße

Die Anzahl der Prüfkörper richtet sich nach dem Volumen des Nutzraumes des Sterilisators. Tabelle 7.3 gibt die Anzahl der Prüfkörper in Abhängigkeit von der Sterilisatorgröße an.

Die Positionen der Prüfkörper innerhalb des Sterilisators müssen dokumentiert werden (z.B. Nummerierung und Lageskizze).

Als Bioindikator werden hitzeresistente Mikroorganismen (z.B. Bacillus subtilis) verwendet.

Plasmasterilisation (Niedrigtemperatur-Wasserstoffperoxid-Sterilisation)

Nach wie vor müssen noch Medizinprodukte sterilisiert werden, die thermolabil sind. Für diese Sterilisation hat sich in den letzten Jahren immer mehr die Niedrigtemperatur-Plasmasterilisation durchgesetzt. Bei diesem Verfahren wird Wasserstoffperoxid durch Anlegen eines hochfrequenten elektromagnetischen Feldes in den Plasmazustand versetzt, dabei bilden sich hochreaktive Hydroperoxy- und Hydroxyradikale, welche mikrobizid wirken [Geiss et al. (1994), Jordy (1993)].

Poröse Materialien (z.B. aus Papier, Baumwolle, Holz) sind nicht sterilisierbar, da sie sofort das Wasserstoffperoxid aufsaugen, welches dann nicht mehr für den Sterilisationsprozess zur Verfügung steht. Aus diesem Grund muss auch für die Plasmasterilisation spezielles Verpackungsmaterial verwendet werden.

Medizinprodukte mit längeren inneren Hohlräumen sind nur begrenzt gegebenenfalls unter Einsatz eines speziellen Diffusionsverstärkers sterilisierbar. Derzeit ist das Verfahren bei folgenden Größen sicher anwendbar [(Borneff-Lipp et al. (1999), Borneff-Lipp et al. (1997), Borneff et al. (1995)]:

Sterilisator	Temperatur/ Programmdauer	Material	Verpackung	Chargenkontrolle/Dokumentation/ Freigabe	Regelmäßige Routinekontrollen
Dampfsterilisator mit fraktioniertem Vorvakuum Klasse B Entspricht in etwa den in Krankenhäusern üblichen Geräten	121 °C 134 °C Je nach Gerät und Programm ca. 20–45 Minuten	Metall, Glas, Porzellan, Textilien, Papier, Verbandstoffe, thermostabile Kunststoffe	– Sterilisierbehälter aus Aluminium, Edelstahl, mit Filtern – Klarsichtsterilisationsverpackungen – Papierbeutel Versiegeln der Verpackungen mit Behandlungsindikator oder Plomben	Am Programmende: – Kontrolle des Farbumschlags des Behandlungsindikators – Ablesen von Druck, Temperatur und Zeit am Schreiber – Alternativ: Ablesen des Prozessindikators – Überprüfung auf Unversehrtheit der Verpackung – Freigabeentscheidung – Dokumentation vornehmen	Täglich Leercharge und Dampfdurchdringungstest (Bowie-Dick) Mikrobiologische Überprüfung alle 400 Chargen oder mindestens halbjährlich
Dampfsterilisator mit einfachem Vorvakuum/ Überdruckzyklen Klasse S	121 °C 134 °C Je nach Gerät und Programm ca. 20–45 Minuten	Metall, Glas, Porzellan, Textilien, Papier, Verbandstoffe, thermostabile Kunststoffe Nicht für alle Hohlkörper geeignet, Länge und Durchmesser beachten	– Sterilisierbehälter aus Aluminium, Edelstahl, mit Filtern – Klarsichtsterilisationsverpackungen – Papierbeutel Versiegeln der Verpackungen mit Behandlungsindikator oder Plomben	Am Programmende: – Kontrolle des Farbumschlags des Behandlungsindikators – Ablesen von Druck, Temperatur und Zeit am Schreiber – Alternativ: Ablesen des Prozessindikators – Überprüfung auf Unversehrtheit der Verpackung – Freigabeentscheidung – Dokumentation vornehmen	Täglich Leercharge und Dampfdurchdringungstest (Bowie-Dick) Mikrobiologische Überprüfung alle 400 Chargen oder mindestens halbjährlich
Dampfsterilisator mit Strömungs-/ Gravitationsverfahren Klasse N	121 °C 134 °C Je nach Gerät und Programm ca. 20–45 Minuten	Metall, Glas, Porzellan, Textilien, Papier, Verbandstoffe, thermostabile Kunststoffe Keine Hohlkörper	Im Wesentlichen nur für die Sterilisation von unverpackten Produkten geeignet (z.B. Zahnarzt)	Am Programmende: – Kontrolle des Farbumschlags des Behandlungsindikators – Ablesen von Druck, Temperatur und Zeit am Schreiber – Alternativ: Ablesen des Prozessindikators – Überprüfung auf Unversehrtheit der Verpackung – Freigabeentscheidung – Dokumentation vornehmen	Mikrobiologische Überprüfung alle 400 Chargen oder mindestens halbjährlich

Tab. 7.4 Mindestanforderungen bei Sterilisatoren [nach Heudorf (2005)]

Sterilisator	Temperatur/Einwirk-zeit/Programmdauer	Material	Verpackung	Chargenkontrolle/Dokumentation/Freigabe	Regelmäßige Routinekontrollen
Heißluftsterilisator	180 °C 1–3 Stunden in Abhängigkeit vom Gerät, Beladungs-zustand und Verpackung	Metall, Glas, Porzellan	– Sterilisierbehälter aus Aluminium – 3faches Einwickeln in Aluminiumfolie (≥ 30 µm) – Ggf. Sterilisierbehälter aus Edelstahl – Ggf. Polyamidfolienschlauch verschweißt (auf Eignung achten) Versiegeln der Verpackungen mit Behandlungsindikator	Am Programmende: – Kontrolle des Farbumschlags des Behandlungsindikators – Ablesen des Maximalthermometers – Überprüfung auf Unversehrtheit der Verpackung – Dokumentation vornehmen	Mikrobiologische Überprüfung alle 400 Chargen oder mindestens halbjährlich
Plasmasterilisator	50 °C/90 Minuten	Kein Papier, Baum-wolle, Holz oder andere saugende Materialien Lange englumige Produkte auch un-ter Verwendung von Diffusionsver-stärkern nur einge-schränkt sterilisier-bar	Geeignetes, nicht saugfähiges Material	Am Programmende: – Kontrolle des Farbumschlags des Behandlungsindikators – Ablesen des Druckers – Überprüfung auf Unversehrtheit der Verpackung – Freigabeentscheidung – Dokumentation vornehmen	Überprüfung mittels Challenge-Packs alle 200 Chargen oder mindestens halbjährlich

Tab. 7.4 Mindestanforderungen bei Sterilisatoren [nach Heudorf (2005)] (Fortsetzung)

V4A-Stahl:

- ▶ 1 mm Durchmesser bis 10 cm Länge,
- ▶ 2 mm Durchmesser bis 25 cm Länge,
- ▶ 3 mm Durchmesser bis 40 cm Länge,
- ▶ 1 mm Durchmesser bis 50 cm Länge (mit Diffusionsverstärker).

Teflon:

- ▶ 1 mm Durchmesser bis 2 m Länge,
- ▶ 2 mm Durchmesser bis 3 m Länge,
- ▶ 1 mm Durchmesser bis 3 m Länge (mit Diffusionsverstärker).

Die häufigsten Fehler bei der Niedrigtemperatur-Plasmasterilisation sind:

- ▶ H_2O_2 kann Schmutz nicht durchdringen, deswegen müssen die Medizinprodukte absolut sauber sein.
- ▶ H_2O_2 kann nur bei ausreichend hohem Vakuum überall hin diffundieren, deswegen müssen die Medizinprodukte absolut trocken sein.
- ▶ Alle Flächen, einschließlich innerer Oberflächen müssen zugänglich sein.
- ▶ Plasma kann Salzkristalle nicht durchdringen, deswegen darf zur Reinigung kein Leitungswasser verwendet werden.
- ▶ Es wird nicht die geeignete Verpackung verwendet.
- ▶ Die weißen wirkstoffdurchlässigen Seiten der Verpackung liegen nicht aufeinander.
- ▶ Die Verwendung der Diffusionsverstärker erfolgt nicht korrekt: Kurz vor der Sterilisation müssen die Diffusionsverstärker zuverlässig entleert werden.
- ▶ Verwendung von falschen Materialien, z.B. saugendes Material in der Kammer.

Validierung von Niedrigtemperatur-Plasmasterilisatoren (Sterrad®)

Da es derzeit nur ein Niedrigtemperatur-Plasmasterilisationsverfahren auf dem Markt gibt, kann man sich bei der Validierungsmethode sehr gut an den Herstellerangaben orientieren. Zur Validierung wird je ein Challenge-Pack in jeder Ecke des normal beladenen Sterilisators (also vorne oben, vorne unten, hinten oben, hinten unten) platziert. Nach Abschluss der Sterilisation werden die Challenge-Packs entnommen, und anhand der Chemoindikatoren auf der Verpackung wird überprüft, ob ein Farbumschlag von rot nach gelb und damit tatsächlich eine Injektion von Wasserstoffperoxid erfolgt ist. Dann werden die Bioindikatoren aus den Challenge-Packs entnommen und durch Herunterdrücken der oberen Kappe verschlossen. Die Bioindikatoren werden dann zusammen mit dem vollständig ausgefüllten Prüfprotokoll einem mikrobiologischen Labor zur weiteren Bearbeitung überlassen. Diese Tests sollen bei drei aufeinander folgenden Zyklen durchgeführt werden. Die Validierung wird alle 200 Chargen, mindestens jedoch halbjährlich, nach Aufstellung und nach Reparaturen durchgeführt (siehe Tab. 7.4).

7.2.7 Sterilgutfreigabe

Die RKI/BfArM-Empfehlung „Anforderungen an die Hygiene bei der Aufbereitung von Medizinprodukten" sieht die explizite Freigabe des Sterilguts nach der Sterilisation vor. Die Freigabe darf nur nach vorher schriftlich festgelegten Kriterien erfolgen, sie muss schriftlich, z.B. durch Namenskürzel, dokumentiert werden.

Eine Freigabe muss für jeden Prozessschritt erfolgen, die Kontrolle geschieht am besten durch den nachfolgenden Prozessschritt. Nur bei maschinellen Prozessen kann die Freigabe zusätzlich durch die Kontrolle der Maschinenparameter oder von eingesetzten Indikatoren erfolgen. Die abschließende Freigabe zur Anwendung nach der Sterilisation muss dokumentierbar erfolgen.

7.2.8 Lagerung

Bei längerer Lagerzeit ist mit einer höheren Staubbeladung der Verpackungen und auch mit einer höheren Keimzahl auf den Verpackungen zu rechnen. Somit ist theoretisch die Gefahr der bakteriellen Kontamination des Verpackungsinhalts beim Auspacken möglich. Um diese Gefahr so gering wie möglich zu halten, werden für einzeln verpackte Sterilgüter relativ kurze, für mehrfach verpackte Sterilgüter dagegen wesentlich längere Lagerzeiten empfohlen. Tabelle 7.5 gibt Richtwerte für Lagerzeiten an.

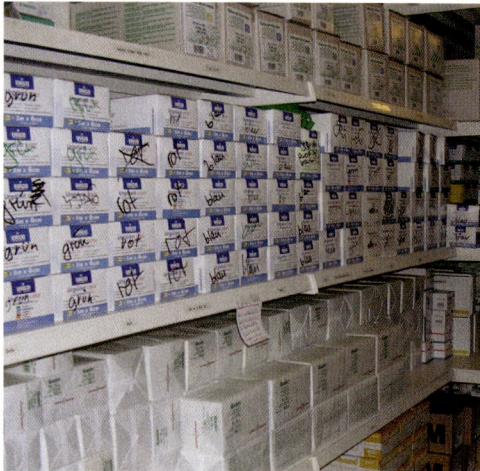

Abb. 7.7   Gebrauchsmittellager

Grundsätzlich müssen Sterilgüter vor Feuchtigkeit, Verschmutzung, extremen Temperaturen, mechanischer Beanspruchung und UV-Strahlen geschützt gelagert werden. Eine geschützte Lagerung bei Raumtemperatur, in Schränken oder in Schubladen, ist zum Schutz vor Staub und Kondenswasser einer offenen Lagerung im Regal immer vorzuziehen. Auf Fensterbänken und am Boden soll das Sterilgut nicht abgestellt werden. Um das Überschreiten von Verfallsdaten zu vermeiden, sollte die Vorratshaltung immer so gering wie möglich sein;

aus dem gleichen Grund sollte das Prinzip „First in – First out" beachtet werden.

Vor der Entnahme aus dem Lager bzw. vor der Anwendung sollten folgende Kontrollen durchgeführt werden:

▶ Die Verpackung darf keine Flecken aufweisen: Dies wäre ein Hinweis darauf, dass eine Nässeeinwirkung stattgefunden hat und damit die Sterilität nicht gewährleistet ist, weil die Möglichkeit besteht, dass Keime mit der Feuchtigkeit die wasserdurchlässige Verpackung durchwandern.

▶ Es darf kein Hinweis darauf bestehen, dass das Sterilgut heruntergefallen ist.

▶ Die Verpackung muss unbeschädigt und verschlossen sein.

▶ Das Sterilisationsdatum muss auf dem Sterilgut vermerkt und das Mindesthaltbarkeitsdatum darf nicht abgelaufen sein.

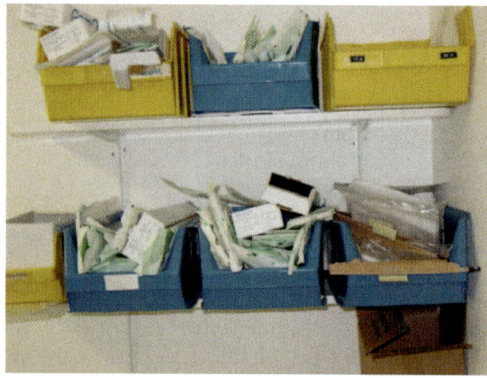

Abb. 7.8   Falsche Sterilgutlagerung

7.2.9 Dokumentation

Alle Prozesse und Arbeitsabläufe bei der Medizinprodukteaufbereitung sollen fortwährend dokumentiert und auf ihre Wirksamkeit überprüft werden. Das so genannte „QM-Handbuch Instrumentenaufbereitung" beschreibt alle relevanten

Verpackungsart	Lagerart	Lagerzeit
Sterilisationsfolie 1fach verpackt	im Regal	1 Monat
	im Regal + Lagerkarton	6 Monate
	in Schrank/Schublade	1 Jahr
Sterilisationsfolie 2fach verpackt	im Regal	6 Monate
	im Regal + Lagerkarton	1 Jahr
	in Schrank/Schublade	3 Jahre
Sterilisationstüte 1fach (aus Sterilisationspapier)	im Regal	1 Monat
	im Regal und Lagerkarton	6 Monate
	in Schrank/Schublade	1 Jahr
Sterilisationsbogenpapier + Tuch	im Regal	1 Woche
	in Schrank/Schublade	1 Monat
Metallbehälter mit losem Deckel		3 Tage
Container mit Duo-save-Deckel und Dichtung		1 Jahr
Container mit perforiertem Deckel und Dichtung		6 Wochen
Kleinset-Container mit perforiertem Deckel ohne Dichtung		4 Wochen
OP-Sets-Verpackungen mit „MAXIsafe"	im Regal	6 Monate

Anmerkungen:
► Nach Kontamination mit potenziell infektiösem Material (z.B. Blut, Sekrete oder Exkrete) muss immer sofort eine gezielte Desinfektion der Fläche durchgeführt werden.
► Beim Umgang mit Flächen- oder Instrumentendesinfektionsmitteln sollte aufgrund des Allergisierungspotenzials immer mit Haushaltshandschuhen gearbeitet werden.
► Zur Vermeidung schleimhautreizender Dämpfe soll die Desinfektionsmittellösung immer nur mit kaltem Wasser angesetzt werden. Aus dem gleichen Grund sind die Desinfektionsmittelbehälter immer abzudecken.
► Die Anwendungskonzentrationen sind zu beachten.
► Die Einwirkzeiten von Instrumentendesinfektionsmitteln sind einzuhalten.
► Die Standzeiten von Instrumentendesinfektionsmitteln nach Herstellerangaben sind zu beachten.
► Wenn Desinfektionsmittel mit Reiniger angesetzt wird, ist diese Lösung täglich zu wechseln.
► Das Verfallsdatum ist auf den Behälter zu schreiben.
► Flächendesinfektionsmittel soll nicht durch Sprühen aufgebracht werden.
► Nach der Wischdesinfektion dürfen die Flächen wieder benutzt werden, sobald das Desinfektionsmittel angetrocknet ist.
► Die Haltbarkeit einer unbenutzten dosierten Flächendesinfektionsmittellösung in einem verschlossenen (Vorrats-)Behälter (z.B. Spritzflasche) richtet sich nach Herstellerangaben (meist 14–28 Tage).

Tab. 7.5   Richtwerte für Sterilgutlagerzeiten [Scherrer et al. (2006)]

Was	Wann	Womit /Wie	
Händereinigung	Kein Schmuck oder Nagellack! Beim Betreten und Verlassen des Arbeitsplatzes	Flüssigseife aus Spender	Hände waschen, mit Einmalhandtuch abtrocknen
Hygienische Hände-desinfektion	Beim Übergang in den Reinen Bereich Vor dem Verpacken von desinfiziertem Material Nach Kontakt mit kontaminiertem Material Nach dem Bestücken von Reinigungs- und Desinfektionsautomaten Nach Husten, Niesen, Schneuzen Nach Ausziehen der Handschuhe	Alkoholisches Händedesinfektionsmittel	Ausreichende Menge entnehmen, damit die Hände vollständig benetzt sind, verreiben, bis die Hände trocken sind Kein Wasser dazugeben!
Handschuhe	Bei möglicher Verletzungsgefahr mit spitzen oder scharfen Gegenständen Bei offenen Wunden an den Händen (flüssigkeitsdichtes Pflaster verwenden)		
Kopfbedeckung	Haube bei allen Arbeiten mit gereinigtem, sauberem bzw. desinfiziertem Material Beim Packen der Siebe und Trommeln		Alle Haare müssen bedeckt sein
Wasserdichte Schürzen	Beim Bestücken von Reinigungs- und Desinfektionsautomaten Bei manueller Reinigung und Desinfektion des gesamten Instrumentariums		
Arbeitsflächen, Regale	Täglich	Umweltfreundlicher Reiniger	Reinigen
	Nach Kontamination (Kontakt mit potenziell infektiösem Material)	Flächendesinfektionsmittel	abwischen
Waschbecken	1-mal täglich	Mit umweltfreundlichem Reiniger reinigen	
Fußboden	Täglich	Umweltfreundlicher Reiniger	Reinigen
	Nach Kontamination (Kontakt mit potenziell infektiösem Material)	Flächendesinfektionsmittel	abwischen
Transport-wagen/-behälter	Nach Benutzung	Thermische Desinfektion oder mit Flächendesinfektionsmittel abwischen	

Tab. 7.6   Reinigungs- und Desinfektionsplan Sterilisationsabteilung/-bereich

Arbeitsschritte und die dabei durchgeführten Dokumentationen. Das QM-Handbuch dient gleichsam als Nachweis, wie und mit welchen Verfahren Medizinprodukte aufbereitet werden. Zusätzlich müssen die Aufzeichnungen zu den einzelnen Prozessen dokumentiert und aufbewahrt werden. Momentan sollen die schriftlichen Aufzeichnungen 30 Jahre aufbewahrt werden. Ebenfalls ist das so genannte QM-Handbuch regelmäßig zu überarbeiten, um Neuerungen oder Veränderungen einzubauen. Das QM-Handbuch zur Medizinprodukteaufbereitung kann ein Teil des Rahmenhygieneplans der Einrichtung sein.

7.3 Organisation

Die Medizinprodukteaufbereitung sollte getrennt von der Patientenbehandlung in einem separaten Raum erfolgen. Dabei wäre es sinnvoll, wenn der Aufbereitungsraum einen direkten Zugang zum Behandlungsraum hat oder sich in direkter Nachbarschaft befindet.

Eine Trennung der verschiedenen Arbeitsbereiche bei der Medizinprodukteaufbereitung ist aus hygienischer Sicht unbedingt notwendig. Im ambulanten Bereich sind getrennte Aufbereitungsräume für unreine und reine Tätigkeiten nicht zwingend erforderlich. Wichtig ist, dass eine funktionelle Trennung erfolgt. Dabei muss sichergestellt werden, dass es zu keiner Kontamination bereits gereinigter oder sogar sterilisierter Instrumente kommt. Bei der funktionellen Trennung hat das mit der Aufbereitung betraute Personal eine besondere Verantwortung; das Wechseln von „unreinen" in „reine" Tätigkeiten und Bereiche sollte unbedingt vermieden werden, da es leicht zu Kreuzkontaminationen kommen kann.

Von besonderer Bedeutung ist eine gute Ausbildung des Personals, damit es seine Aufgaben – auch unter dem Aspekt des Arbeitsschutzes – sorgfältig durchführen kann. Die grundlegend einzuhaltenden persönlichen Hygienemaßnahmen werden am besten in einem übersichtlichen Reinigungs- und Desinfektionsplan für die Sterilisationsabteilung zusammengefasst. Der Plan soll an gut sichtbaren Stellen angebracht werden. Er dient zudem als Grundlage für eine regelmäßige Hygieneschulung der Mitarbeiter. In Tabelle 7.6 ist ein beispielhafter Reinigungs- und Desinfektionsplan für eine Sterilisationsabteilung aufgeführt.

7.4 Personalqualifikation

MitarbeiterInnen, die Medizinprodukte aufbereiten, sollten unbedingt weiter qualifiziert werden. Dazu können Lehrgänge für Sterilgutassistenten zum Erwerb der Fachkunde I bis III besucht werden. Leitende Mitarbeiter von Sterilisationsabteilungen sollten die Fachkunde der Stufe III erfolgreich absolviert haben. Für examiniertes Pflegepersonal, berufsausgebildete Arzt- oder Zahnarzthelferinnen, die in niedergelassenen, operativ tätigen Praxen unter direkter Anleitung und Aufsicht eines Facharztes arbeiten, genügt alternativ der Erwerb der „Sachkunde". Je nach Berufserfahrung der Mitarbeiter kann diese Sachkunde in zwei- oder fünftägigen Kursen erworben werden [DGKH (2003)].

7.5 Medizinprodukteaufbereitung und CJK

Die Creutzfeldt-Jakob-Krankheit (CJK) in ihrer klassischen Form ist bereits seit Jahrzehnten bekannt und eine sehr selten vorkommende Erkrankung (1 Erkrankung pro 1.000.000 Einwohner/Jahr). Seit Mitte der 90er Jahre trat zum ersten Mal eine neue Variante der Creutzfeldt-Jakob-Krankheit auf, die man im internationalen Sprachgebrauch vCJK (v = variance) oder nCJK (n = neu) nennt. Bei der neuen Variante ist die Inkubationszeit wesentlich geringer, so dass auch jüngere Menschen daran erkranken. Ein verändertes Eiweiß, ein so genanntes Prionprotein, gilt sowohl bei der klassischen Form der CJK als auch bei der neuen Variante vCJK als der Krankheitserreger.

Das Prion ist gegenüber den üblichen Sterilisations- und Desinfektionsverfahren extrem resistent. Eine iatrogene Übertragung ist bisher jedoch nur vereinzelt beschrieben worden. Möglicherweise ist dies durch nicht wirksam aufbereitete Elektroden oder chirurgische Instrumente bei Eingriffen am Gehirn, durch Hornhaut-Transplantation und Tympanoplastik, durch unzureichend sterilisierte Duramater-Präparate (bis 1987) verursacht worden. Eine gesicherte Übertragung bei Ärzten oder Pflegepersonal wurde noch nie beschrieben, das Risiko für Ärzte und Pflegepersonal scheint extrem gering zu sein.

Zu den Risikopatientengruppen bei der Creutzfeld-Jakob-Krankheit gehören Empfänger von Hypophysenhormonen bis 1987, Empfänger von Trommelfell-, Cornea- oder Hirnhaut-Transplantaten, Personen, die mit CJK-Patienten oder an CJK Verstorbenen in einem Verwandtschaftsverhältnis ersten Grades stehen und Patienten mit klinischen Verdachtssymptomen für CJK.

Menschliches Gewebe kann unterschiedlich stark mit CJK-Erregern kontaminiert sein und hat somit auch ein stark unterschiedliches Infektionsrisiko. Tabelle 7.7 gibt einen Überblick über die verschiedenen Infektionsrisiken.

Eingriffe, die das Gehirn, Rückenmark und das Auge (vor allem den hinteren Abschnitt) betreffen, sind Risikoeingriffe, ebenso Lumbalpunktionen, Eingriffe im Gesichts-, Rachen- oder HNO-Bereich, falls dabei Teile des ZNS (inkl. Hirnnerven) berührt oder freigelegt werden. Dabei können Instrumente mit CJK-Erregern kontaminiert werden, und deswegen sind besondere Vorsichtsmaßnahmen erforderlich:

Bei Kontakt mit als „frei von CJK-Infektiosität" klassifizierten Körperflüssigkeiten oder Exkrementen (Blut, Serum, Stuhl, Speichel und Urin) sind keine besonderen Vorsichtsmaßnahmen bei Eingriffen zu treffen. Bei vCJK kommen zu den o.g. Eingriffen noch alle Eingriffe im HNO-Bereich und im Magen-Darm-Trakt (einschl. Endoskopien) hinzu.

Um das Risiko der iatrogenen Übertragung durch Medizinprodukte zu verringern, hat das RKI spezifische Empfehlungen erarbeitet [Tasc Force vCJK (2002)].

Bei der Aufbereitung von Medizinprodukten hinsichtlich der Übertragung von vCJK ist ein abgestuftes Vorgehen notwendig. Dabei sollte unterschieden werden, ob bei einem Patienten eine vCJK-Erkrankung möglich oder klinisch wahrscheinlich ist, also ein erkennbares Risiko besteht oder ob bei einem Patienten eine vCK-Erkrankung nicht wahrscheinlich ist, also kein unmittelbar erkennbares Risiko besteht.

> **MEMO** Bei einem erkennbaren vCJK/CJK-Risiko sollen alle kritischen und semikritischen Medizinprodukte nach Anwendung bei diesen Patienten entsorgt werden.

Bei einem nicht unmittelbar erkennbaren Risiko sollen bei der Routineaufbereitung von Medizinprodukten wenigstens zwei auch für die Dekontamination/Inaktivierung von Prionen geeignete Verfahren kombiniert werden. Dafür kommt für thermostabile (dampfsterilisierbare) Medizinprodukte eine nicht fixierende Vorbehandlung/Vorreinigung mit einem alkalischen Reiniger (> pH 10,5), vorzugsweise maschinell, und eine anschließende Dampfsterilisation bei 134 °C mit einer Haltezeit von 5 Minuten in Frage. Sollte, beispielsweise im Bereich der Ophthalmologie oder Neurochirurgie, eine alkalische Reinigung nicht möglich sein, so ist gegebenenfalls auch eine Dampfsterilisation bei 134 °C mit einer Haltezeit von 18 Minuten bzw. bei 121 °C mit einer Haltezeit von 20 Minuten möglich.

Thermolabile Medizinprodukte sollen ebenfalls einer nicht fixierende Vorbehandlung/Vorreinigung unterzogen werden und falls erforderlich mit einem geeigneten Verfahren sterilisiert werden. Bei Medizinprodukten der Risikoklasse „Kritisch C", die in direktem Kontakt mit ZNS, Augenhintergrund, eröffnetem lymphatischem Gewebe und Ileum in Kontakt gekommen sind, ist eine erneute Anwendung im Detail zu klären. Es sollte jedoch nur dann aufbereitet werden, wenn keine operationstechnisch gleichwertigen Einwegprodukte verfügbar sind.

Für Patienten mit möglicher oder wahrscheinlicher CJK-Erkrankung besteht ein Endoskop-Gerätepool für Gastroskope und Koloskope in der Uniklinik Göttingen (Adresse: Institut für Neuropathologie der Universität Göttingen, Dr. Schulz-Schaeffer, Robert Koch-Str. 40, 37075 Göttingen, Tel.: 05 51/39 27 00, Fax: 05 51/39 84 72). Von dort erfolgen Verschickung und die Aufbereitung nach speziellen Vorgaben, gegebenenfalls die Entsorgung.

Hohes Infektionsrisiko	Gehirn, Rückenmark, Auge bei vCJK auch: lymphatische Organe (Lymphknoten, Tonsillen, Milz, Thymus, mukoseassoziiertes lymphatisches Gewebe des Magen-Darm-Traktes, Lymphe)
Mittleres Infektionsrisiko	Liquor, Dura mater, Hypophyse, Zirbeldrüse, Nebenniere, peripheres Nervensystem sowie nur bei CJK: lymphatische Organe (s.o.) bei vCJK möglicherweise auch: Blut und Knochenmark
Geringes Infektionsrisiko	Nasenschleimhaut, Lunge, Leber, Pankreas sowie nur bei CJK: Thymus, Knochenmark
Kein Infektionsrisiko	Skelettmuskulatur, Herz, Brustdrüse, Milch, Schilddrüse, Speicheldrüsen, Speichel, Ovarien, Uterus, Hoden, Samen, fetales Gewebe, Kolostrum, Galle, Knochen, Sehnen, Bindegewebe, Haare, Haut, Niere, Kot, Urin, Serum sowie nur bei CJK: Blut

Tab. 7.7   Infektiöses Material bei CKJ und vCJK [Scherrer et al. (2006)]

LITERATUR

Borneff M, Ruppert J, Okpara J, Bach A, Mannschott P, Amreihn P, Sonntag H-G (1995): „Wirksamkeitsprüfung der Nieder-Temperatur-Plasmasterilisation (NTP) anhand praxisnaher Prüfkörpermodelle". Zentral-Sterilisation 3: 361–371

Borneff-Lipp M, Okpara J, Bodendorf M, Sonntag H-G (1997): „Validation of Low-Temperature-Plasma (LTP) Sterilization Systems – Comparison of Two Technical Versions, the SterradTM 100". Hygiene und Mikrobiologie 3: 21–27

Borneff-Lipp M, Okpara J (1999): „Die Sterilisation mit Niedertemperatur-Plasma-Sterilisationsverfahren". Aseptica 5: 14–18

Bundesgesundheitsamt (1980): „Richtlinie des Bundesgesundheitsamtes zur Prüfung von thermischen Desinfektionsverfahren in Reinigungsautomaten" Bundesgesundheitsblatt 23: 364–367

Daschner F, Rüden H (1999): „Ist eine Validierung von Dampfsterilisationsprozessen notwendig?". Das Krankenhaus 9: 609–612

DGKH – Deutsche Gesellschaft für Krankenhaushygiene, Berufsverband der deutschen Hygieniker, DGSV – Deutsche Gesellschaft für Sterilgutversorgung (2003): „Gemeinsame Erklärung zum Erwerb der Sachkunde für die Instandhaltung von Medizinprodukten in der ärztlichen Praxis". Hygiene und Medizin 28: 408

DGSV – Deutsche Gesellschaft für Sterilgutversorgung e.V.: „Flussdiagramm zur Einstufung von Medizinprodukten". http://www.dgsv-ev.de/data/allgemein-kritisch.pdf

DIN EN ISO 15883 1 (1999): „Reinigungs-/Desinfektionsgeräte – Teil 1: Allgemeine Anforderungen, Definitionen und Prüfungen". Entwurf Dezember 1999

DIN EN ISO 15883 2 (2003): „Reinigungs-/Desinfektionsgeräte – Teil 2: Anforderungen und Prüfverfahren für Reinigungs-/Desinfektionsgeräte mit thermischer Desinfektion für chirurgische Instrumente, Anästhesiegeräte, Gefäße, Utensilien, Glasgeräte usw." Entwurf Februar 2003

DIN EN ISO 17665 (2004): „Sterilisation von Produkten für die Gesundheitsfürsorge – Sterilisation mit feuchter Hitze – Anforderungen an die Entwicklung, Validierung und Routineüberwachung eines Sterilisationsverfahrens für Medizinprodukte". Entwurf Oktober 2004

Ebner W, Eitel A, Scherrer M, Daschner F (2000): „Can household dishwashers be used to disinfect medical equipment?" Journal of Hospital Infection 45: 155–159

Geertsma RE, van Asten JAAM (1995): „Sterilisation von Prionen – Anforderungen, Problematik, Konsequenzen". Zentral-Sterilisation 3: 385-393

Geiss HK, Heid H, Hirth R, Sonntag H-G (1994): „Plasmasterilisation – ein alternatives Niedertemperatur-Sterilisationsverfahren". Zentral-Sterilisation 2: 263–269

Heudorf U, Hofmann H, Kutzke G, Otto U (2003): „Hygiene beim ambulanten Operieren". Bundesgesundheitsblatt 46: 756–764

Heudorf U (2005): „Kleinsterilisatoren-Mindestanforderungen" http://www.frankfurt.de/sixcms/media.php/1924/Kleinsterilisatoren%20%20Mindestanforderungen%2C%20Stand%20April%2020%85.pdf

Jordy A (1993): „Die Bewertung der NTP-Sterilisation im Krankenhaus aufgrund der Gutachtenlage". Zentral-Sterilisation 1: 45–54

(RKI-Kommission) Kommisssion für Krankenhaushygiene und Infektionsprävention beim Robert Koch-Institut; Bundesinstitut für Arnzeimittel und Medizinprodukte (2001): „Empfehlung: Anforderungen an die Hygiene bei der Aufbereitung von Medizinprodukten" – Bundesgesundheitsblatt 44: 1115–1126, http://www.rki.de/gesund/hygiene/anfordhygmed.PDF

Rheinisches Ärzteblatt (2003): „Vertrag über die Förderung ambulant durchgeführter Katarakt-Operationen in der Vertragsärztlichen Versorgung". Rheinisches Ärzteblatt 12/2003: 73–83

Scherrer M (2002): „Zu viel Aufwand bei der Sterilisation?". Klinikmanagement aktuell 4: 86–87

Scherrer M (2005): „Aufbereitung von Medizinprodukten – was ist notwendig?" ambulant operieren 12: 108–113

Scherrer M, Bauer M, Zinn G-C (2006): „Umweltschonende Aufbereitung von Medizinprodukten" – In: Daschner F,

Dettenkofer M, Frank U, Scherrer M (Hrsg.): „Praktische Krankenhaushygiene und Umweltschutz". 3. Auflage, 141–161, Berlin Springer

Schoenemann B, Bauer T (2005): „Modellprojekt Praxisbegehung". ambulant operieren 12: 17–22

Task Force vCJK (2002): „Die Variante der Creutzfeldt-Jakob-Krankheit (vCJK) – Epidemiologie, Erkennung – Diagnostik und Prävention unter besonderer Berücksichtigung der Risikominimierung einer iatrogenen Übertragung durch Medizinprodukte, insbesondere chirurgische Instrumente – Abschlussbericht der Task Force vCJK zu diesem Thema". Bundesgesundheitsblatt 45: 376–394, http://www.rki.de/GESUND/HYGIENE/VCJK1.PDF

Underwood E (1998): „Good Manufacturing Practice" – In: Russell AD, Hugo WB, Ayliffe GAJ (Hrsg.): „Principles and Practice of Disinfection, Preservation and Sterilization". 3. Auflage, 376–394 Blackwell Science Oxford

Infektionserfassung beim Ambulanten Operieren

Mit Inkrafttreten des Infektionsschutzes im Jahre 2001 ist nicht nur die Erfassung nosokomialer Infektion in allen medizinischen Einrichtungen zur Pflicht geworden, sondern auch die Bewertung der erhobenen Daten. Die Umsetzung wird überprüft. Ein geeignetes und effektives Instrument zur Qualitätssicherung ist mit dem Krankenhaus-Infektions-Surveillance-System (KISS) gegeben. Ziele, Definitionen und praktische Umsetzungsmöglichkeiten werden hier ausführlich erläutert.

Die Erfassung von nosokomialen Infektionen im Sinne einer Surveillance ist einerseits gesetzliche Auflage, andererseits aber auch ein wesentlicher Baustein der Qualitätssicherung und nicht zuletzt wirksames Instrument zur Infektionsprävention. Entscheidend ist dabei eine gezielte Datenerfassung mit adäquaten Methoden sowie die Analyse, Präsentation und sinnvolle Interpretation der Daten. Für ambulant operierende Ärzte bietet sich im deutschsprachigen Raum besonders die Teilnahme an einem Infektionserfassungsprogramm, orientiert an AMBU-KISS, an, einem Surveillance-Modul im Rahmen des Krankenhaus-Infektions-Surveillance-Systems (KISS) des „Nationalen Referenzzentrums für Surveillance von nosokomialen Infektionen". In Kooperation mit den Berufsverbänden und krankenhaushygienisch versierten Partnern sollten auch gezielt eine Verbesserung der Hygienestandards und gegebenenfalls Interventionsmaßnahmen eingeleitet werden, um ein hohes Präventionsniveau zu erreichen bzw. auch unter einer hohen Arbeitsbelastung beizubehalten. Die Surveillance wird so auch im ambulanten Sektor zu einem effektiven Instrument modernen Hygienemanagements.

8.1 Ziele der Infektionserfassung (Surveillance) und Methoden

Surveillance bedeutet die fortlaufende, systematische Erfassung, Analyse und Interpretation von Gesundheitsdaten, die für die Planung, Einführung und Evaluation von medizinischen Maßnahmen notwendig sind. Dies schließt die aktuelle Übermittlung der Daten an den Personenkreis ein, der diese Informationen benötigt, d.h. die behandelnden Ärzte und das Pflegepersonal [Gastmeier et al. (2000); Gastmeier (2004)]. Die Surveillance nosokomialer Infektionen ist ein wichtiges Element des Qualitätsmanagements im Gesundheitswesen. Probleme sollen zeitnah erkannt werden, um darauf reagieren zu können und letztlich zur Prävention beizutragen. Auf der Basis des Infektionsschutzgesetzes (IfSG, seit 1.1.2001 in Kraft) besteht sowohl für Krankenhäuser als auch für Einrichtungen für ambulantes Operieren die Verpflichtung zur gezielten Erfassung und Bewertung bestimmter nosokomialer Infektionen. Zudem müssen Erreger mit besonderen Resistenzen und Multiresistenzen erfasst werden [§ 23; RKI (2001)]. Dadurch sollen die Voraussetzungen geschaffen werden, eigene Schwächen im Hygienemanagement zu erkennen und gegebenenfalls die notwendigen Präventionsmaßnahmen zu verstärken oder zu etablieren bzw. der Verbreitung multiresistenter Erreger möglichst schnell Einhalt zu gebieten. Diese Surveillance ist somit Teil des Qualitätsmanagements im Sinne des § 137 SGB V.

Die Surveillance basiert besonders auf zwei Mechanismen:

1. Erfassung der Ist-Situation, d.h. Beurteilung, gezielte Analyse und entsprechende Schlussfolgerungen für die Prävention (dafür müssen zuverlässige Daten erhoben werden).

2. Beitrag der Datenerfassung zur Infektionsprävention: bereits dadurch, dass die Problematik nosokomialer Infektionen zum Thema gemacht wird, kommt es zu einer intensiveren Auseinandersetzung und schließlich zu einer Verbesserung der Situation („Hawthorne"-Effekt). Voraussetzung ist die Einbindung des medizinischen Personals.

Je nachdem, welcher Aspekt im Vordergrund steht, sollten angepasste Surveillance-Methoden angewendet werden; eine Übersicht gibt Tabelle 8.1.

Methode	Beschreibung	Beispiel
Prävalenz (Querschnitt-Untersuchung)	Prävalenz = Anzahl der infizierten Patienten zu einem bestimmten Untersuchungszeitpunkt, bezogen auf alle zu diesem Zeitpunkt anwesenden Patienten. Gut geeignet für orientierende Untersuchungen zum Vorkommen einzelner Infektionen oder zur allgemeinen Sensibilisierung für Infektionsprävention; jeder Patient muss nur einmal erfasst werden. Der wesentliche Nachteil von Prävalenz-Untersuchungen ist die Beeinflussung durch zufällige Effekte (nur durch wiederholte Untersuchungen auszugleichen); Risikofaktorenanalysen sind nur begrenzt möglich.	Prävalenz der nosokomialen Pneumonien in einem Klinikum an einem Stichtag
Inzidenz (Longitudinal-Untersuchung)	Inzidenz = Anzahl der in einem Beobachtungszeitraum aufgetretenen nosokomialen Infektionen, bezogen auf die Anzahl der in diesem Zeitraum neu aufgenommenen Patienten (oder entlassenen Patienten). Inzidenzdichte: Sonderform, Bezugnahme auf 1.000 Patiententage. Erfassung der Infektionen von der Aufnahme bis zur Entlassung (zeitaufwendig); vollständige Verlaufsbeobachtung einschließlich Risikofaktorenanalyse möglich.	Harnwegsinfektionen einer Klinik pro 100 Patienten oder pro 1.000 Patiententage mit Katheter (= Kathetertage)
prospektiv	Durch regelmäßige Untersuchungen werden von einem Starttermin an alle auftretenden nosokomialen Infektionen erfasst; verschiedene Informationsquellen können benutzt und gegebenenfalls zusätzliche Untersuchungen veranlasst werden; auch Interventionen sind möglich. Nachteil ist der hohe zeitliche Aufwand.	Surveillance postoperativer Wundinfektionen nach Hüftgelenks-Endoprothesen-OP

Tab. 8.1 *Surveillance-Methoden (Zusammenstellung nach P. Gastmeier, 2006)*

© VERLAG FÜR MEDIZINISCHE PRAXIS

Die längerfristige Surveillance nosokomialer Infektionen ermöglicht bereits die Beurteilung der zeitlichen Entwicklung. Es können aber Infektionsprobleme unerkannt bleiben, wenn sich bereits ein hohes Infektionsniveau herausgebildet hat und die Beteiligten sich daran „gewöhnt" haben. Um die Situation der eigenen Einrichtung in Bezug auf nosokomiale Infektionen vergleichend beurteilen zu können, müssen einheitliche Definitionen angewendet und die Infektionsraten auf dieselbe Art berechnet werden. Ein Vergleich ist nur mit solchen Stationen oder Abteilungen sinnvoll, bei denen sich die Zusammensetzung der Patienten von der eigenen möglichst wenig unterscheidet. Etablierte Referenzdatenbanken bieten solche Vergleichsmöglichkeiten (in den USA National Nosocomial Infections Surveillance – NNIS-System [Emori et al. (1991); NNIS (2004)]; in Deutschland Krankenhaus-Infektions-Surveillance-System – KISS [Gastmeier et al. (2003)]; www.nrz-hygiene.de). Die Standardisierung (und im stationären Bereich auch die Stratifizierung) ist dabei ein entscheidender Faktor für möglichst gut mit den Referenzwerten vergleichbare Daten.

In den letzten Jahren wurden KISS-Module für verschiedene Risikogruppen und verschiedene nosokomiale Infektionen entwickelt. Das KISS-Modul für Intensivstationen (ITS-KISS) fokusiert z.B. auf

Methode	Beschreibung	Beispiel
retrospektiv	Zurückschauend werden für einen bestimmten Beobachtungszeitraum alle aufgetretenen Infektionen einschließlich Risikofaktoren erfasst (Qualität v.a. von der Güte der Patientenakten abhängig); der zeitliche Aufwand ist in der Regel geringer – besonders geeignet zur Ausbruchsaufklärung.	Untersuchung einer Häufung postoperativer Wundinfektionen (Analyse eines Ausbruchs)
aktiv	Die Surveillance wird durch Hygienefachpersonal durchgeführt; Rücksprache mit behandelnden Ärzten: eher objektives Herangehen.	Dokumentation postoperativer Wundinfektionen durch Hygienefachkraft
passiv	Die Surveillance wird durch klinisch tätiges Personal durchgeführt: Es können auch Befunde und Informationen berücksichtigt werden, die nicht dokumentiert sind; in Studien wurde für diese Form der Surveillance nur eine Sensitivität von max. 40 % beobachtet (Tendenz zur geringeren Beachtung).	Dokumentation der postoperativen Wundinfektionen durch operierende Ärzte
kontinuierlich	Fortlaufende Erfassung; daher lückenloser Überblick und hohe Genauigkeit der Infektionsraten; Trends können analysiert werden; hoher Zeitaufwand.	MRSA-Fälle in einem Klinikum
diskontinuierlich	Zeitlich begrenzte Erhebungsperioden, z.B. Evaluation nach Problembehebung oder rotierend zur wiederholten Sensibilisierung für das Thema; auch bei begrenzten Ressourcen wird dadurch Surveillance möglich; nachteilig sind v.a. zufällige Effekte wegen zu kurzer Beobachtungsperioden.	Inzidenz der Venenkatheterinfektionen bis zur Reduktion einer erhöhten Infektionsrate

Tab. 8.1   Surveillance-Methoden (Zusammenstellung nach P. Gastmeier, 2006) (Fortsetzung)

die wichtigsten nosokomialen Infektionen in der Intensivmedizin: (beatmungsassoziierte) Pneumonie und (primäre) Sepsis. Zusätzlich werden Bronchitiden und Harnwegsinfektionen erfasst. Die nosokomialen Infektionen werden dabei auf 1.000 Anwendungstage der jeweiligen „devices" bezogen (Beatmung, zentrale Venenkatheter – ZVK – und Harnwegskatheter). Zusätzlich zu den Infektionsraten werden „device"-Anwendungsraten berechnet, die einen Orientierungspunkt für das Qualitätsmanagement liefern können (siehe www.nrz-hygiene.de).

Entscheidend für das Feedback der Surveillance-Daten ist der vertrauliche Umgang mit ihnen. Die Art und Weise der Vorstellung der Daten kann entscheidend für die Effektivität der Surveillance sein; die Ergebnisse müssen sorgfältig diskutiert und interpretiert werden, auch vor dem Hintergrund, dass zufällige Effekte anfangs noch einen großen Einfluss auf die Infektionsraten haben können. Auch die Erfassungsqualität spielt hier eine große Rolle.

Die Auswertung der wissenschaftlichen Literatur zeigt, dass etwa 10–30 % der nosokomialen Infektionen durch adäquate Hygienemaßnahmen vermeidbar sind [Harbarth et al. (2003)]. Beispiel: In Bezug auf die Prävention der ZVK-assoziierten Sepsis konnte für den Durchschnitt von 84 mindestens zwei Jahre an KISS teilnehmenden Intensivstationen eine signifikante Reduktion von 28,6 % gezeigt werden [Zuschneid et al. (2003)].

Bei den postoperativen Wundinfektionen betrug diese Reduktion 20 %. Dies ist die wissenschaftliche Absicherung des großen Erfolgs von KISS [Gastmeier et al. (2005 und 2003)].

8.2 Definitionen für nosokomiale Infektionen

Für den Vergleich der Infektionssituation verschiedener Zentren (Kliniken oder ambulanter OP-Zentren) ist es notwendig, dass diese einheitliche Definitionen für nosokomiale Infektionen anwenden. Von den Centers for Disease Control and Prevention (CDC, Atlanta, USA) wurden bereits vor über 30 Jahren solche Definitionen erarbeitet und herausgegeben, die inzwischen mehrfach modifiziert und ins Deutsche übersetzt wurden [Horan und Gaynes (2004), RKI/NRZ (2005), s.a. Anhang]. Diese Definitionen eignen sich nicht zur Steuerung des therapeutischen Vorgehens. Zugunsten der Praktikabilität wird in Kauf genommen, dass bei Anwendung der CDC/NRZ-Definitionen einzelne Patienten, die wahrscheinlich nicht infiziert sind, als infiziert gewertet werden und andere, wahrscheinlich infizierte, nicht erfasst werden können.

Grundsätzliche Voraussetzung für die Diagnose einer nosokomialen Infektion ist, dass als Reaktion auf das Vorhandensein von Mikroorganismen (oder ihrer Toxine) lokale bzw. systemische Infektionszeichen beim Patienten vorliegen. Es dürfen keine Hinweise existieren, dass die Infektion bereits bei der Aufnahme in das Zentrum/Krankenhaus vorlag oder sich in Inkubation befand. Nosokomiale Infektionen können durch endogene oder exogene Infektionserreger hervorgerufen werden. Auch Infektionen, die während eines Krankenhausaufenthaltes oder bei einer ambulanten Operation erworben wurden und die erst nach Entlassung bzw. zu Hause evident werden, gelten als nosokomial. Eine reine Kolonisation, d.h. die Anwesenheit von Erregern auf Haut, Schleimhaut, in offenen Wunden oder Sekreten ohne klinische Symptome, ist keine Infektion. Die Vermeidbarkeit bzw. Unvermeidbarkeit einer nosokomialen Infektion ist in Bezug auf die Diagnose übrigens nicht relevant.

8.3 Module des Krankenhaus-Infektions-Surveillance-Systems (KISS) für die Surveillance bei operierten Patienten

8.3.1 OP-KISS

Für die Surveillance von postoperativen Wundinfektionen im Rahmen von OP-KISS erfolgt eine Konzentration auf ausgewählte Indikator-Operationen, die möglichst häufig in der jeweiligen ambulant operierenden Einrichtung durchgeführt werden, um sinnvolle Infektionsraten zu bestimmen (http://www.nrz-hygiene.de/surveillance/op.htm). Die teilnehmenden Abteilungen wählen eine oder mehrere OP-Gruppen aus einem Katalog von etwa 25 aus fast allen operativen Fachgebieten aus. Die Indikator-OP-Gruppen sind über ihre OPS-301-Prozeduren-Codes und z.T. über die ICD-10-Diagnose-Codes definiert. Die Patienten sollten soweit möglich bis zum 30. postoperativen Tag weiterverfolgt werden, ob sich eine Wundinfektion entwickelt (bei Implantaten sogar über einen Zeitraum von einem Jahr). Bei der Berechnung der Wundinfektionsraten werden die wichtigsten Risikofaktoren für die Entwicklung von Wundinfektionen berücksichtigt. Wenn der Patient einen ASA-Score von 3 oder höher hat (Score der 'American Society of Anaesthesiologists' zur präoperativen Beurteilung der Patienten), wenn die Wundkontaminationsklasse als kontaminiert oder septisch eingestuft wird oder wenn die Operation länger gedauert hat, als 75 % der jeweiligen Art dauern, wird jeweils ein Risikopunkt vergeben [NNIS-Risiko-Index) Emoril et al. (1991); RKI (2001)]. Für die möglichen Gruppierungen mit 0, 1, 2 und 3 Risikopunkten werden jeweils separat Wundinfektionsraten bei den erfassten Operationen bestimmt. Zur Beurteilung der Wundinfektionssituation ist es auch möglich, eine standardisierte Wundinfektionsrate (SIR) zu berechnen, d.h. den Quotienten aus den beobachteten und den nach der Patientenzusammensetzung in der jeweiligen Klinik zu erwartenden Wundinfektionen. Eine Übersicht gibt Tabelle 8.2.

8.3.2 AMBU-KISS

Das ambulante Operationsspektrum unterscheidet sich vom stationären Spektrum. Zudem ist die Art der Nachverfolgung unterschiedlich. Für ambulant operierte Patienten wurde daher ein eigenes KISS-Modul entwickelt und es werden separate Referenzdaten generiert (AMBU-KISS: http://www.nrz-hygiene.de/surveillance/ambu.htm). Auf eine Stratifizierung nach Risikofaktoren kann bei den ambulant operierten Patienten verzichtet werden, da sich bei diesen vergleichsweise selten Risikopunkte ergeben würden [RKI (2001); Gastmeier et al. (2003)].

Im Rahmen von AMBU-KISS werden folgende Indikatoroperationen angeboten:

▶ arthroskopische Kniegelenkseingriffe
▶ Leistenhernien/kombinierte Leisten-Hoden-Operationen (mit/ohne Implantate)
▶ Hodenoperationen
▶ Lumbale Bandscheibenoperationen
▶ Lokale Exzisionen an der Mamma
▶ Brustvergrößerungen
▶ Nasenseptum-Operationen
▶ Venöses Stripping

Für jedes ambulante OP-Zentrum ist für die Teilnahme eine Indikatoroperation ausreichend, bei der die Anzahl der Wundinfektionen erfasst wird. Um aussagekräftige Daten zu erhalten, sollte eine Operation gewählt werden, die im jeweiligen OP-Zentrum häufig durchgeführt wird (mindestens 30 Eingriffe/Jahr). Der Teilnehmer erfasst alle Patien-

Indikatorinfektionen	Infektionsraten	Jeweils stratifiziert nach Indikator-Operationen
Postoperative Wund-infektionen	▶ Wundinfektionen pro 100 Indikator-Operationen ▶ Stratifiziert nach NNIS-Risiko-Index (0, 1, 2, 3 Risikopunkte) ▶ Standardisiert (Quotient aus beobachteten und nach der Patientenzusammensetzung zu erwartenden Wundinfektionen)	z.B. ▶ Cholecystektomie ▶ Colorektale OP ▶ Coronare Bypass-OP ▶ Hüftendoprothese ▶ Sectio Cesarea
http://www.nrz-hygiene.de/surveillance/op.htm		

Tab. 8.2   Surveillance-Modul OP-KISS

ten, die sich der ausgewählten Operation unterziehen. Diese werden bis zum 30. postoperativen Tag beobachtet und es wird jede Wundinfektion, die in diesem Zeitraum auftritt, erfasst. Die Anzahl der durchgeführten Indikatoroperationen und die aufgetretenen postoperativen Wundinfektionen werden registriert. Diese Daten werden pro Quartal in anonymisierter Form an das Projekt-Zentrum (Institut für Umweltmedizin und Krankenhaushygiene des Universitätsklinikums Freiburg) gemeldet.

Folgende Vorgehensweisen bei der Erfassung im Rahmen von AMBU-KISS sind möglich (siehe auch Abb. 8.1):

Variante 1

Patienten werden zur Nachuntersuchung in die teilnehmende Einrichtung einbestellt. Kommt ein Patient nicht zur Nachuntersuchung, wird telefonisch oder schriftlich beim Patienten oder beim behandelnden Arzt nachgefragt.

Variante 2

Patienten werden zur Nachuntersuchung einbestellt. Kommt ein Patient nicht zur Nachuntersuchung, wird nicht nachgefragt. Es stehen folgende Vorgehensweisen zur Verfügung:

▶ Alle Patienten werden bei der OP informiert, dass sie sich melden müssen, falls die OP-Wunde entzündet oder auffallend ist.
▶ Die einweisenden Ärzte werden über AMBU-KISS informiert und gebeten, die Patienten bei allfälligen Komplikationen zurück zu überweisen.
▶ Alle Patienten erhalten routinemäßig einen Rücksendebogen für Komplikationen im Rahmen von Qualitätssicherungsmaßnahmen.
▶ Es bestehen sehr gute Kontakte zu den nachbehandelnden Ärzten.

Variante 3

Patienten werden nicht zur Nachuntersuchung einbestellt.

Den nachbehandelnden Ärzten werden Listen mit den an AMBU-KISS beteiligten Patienten zugesandt mit der Bitte um Rückantwort, ob es zu einer Wundinfektion gekommen ist. Damit solche Infektionen nach den gleichen Kriterien erfasst werden, müssen auch die nachbehandelnden Kollegen die CDC-Definitionen der Wundinfektionen kennen (diese sind im Internet abrufbar unter www.nrz-hygiene.de).

Ambulante Operateure müssen für die Surveillance eine enge Kooperation mit weiterbehandelnden

Ärzten aufbauen, um die postoperativen Wundinfektionen möglichst vollständig zu erfassen. Tabelle 8.3 gibt eine Übersicht zum Modul AMBU-KISS.

Derzeit (Stand: Januar 2006) nehmen 117 ambulant operierende Ärzte bzw. Zentren an AMBU-KISS teil.

In halbjährlichen Abständen erfolgt durch das Projekt-Zentrum eine Rückmeldung der durchschnittlichen Wundinfektionsrate der einzelnen Indikatoroperationen an alle Teilnehmer, wobei nur das jeweilige OP-Zentrum selbst seine eigenen Daten erfährt, die dann mit den Referenzdaten der übrigen Teilnehmer verglichen werden können (im Internet unter http://www.nrz-hygiene.de/dwnld/AMBU_Referenzdaten_200506.pdf abrufbar, s. Tab. 8.4).

Bei einer deutlich erhöhten Infektionsrate, die sich nicht durch andere Gründe erklären lässt, sollten in Kooperation mit erfahrenen Fachkräften Maßnahmen zur Verbesserung der Hygiene eingeleitet werden.

Die Teilnahme an AMBU-KISS steht allen ambulanten OP-Zentren in Deutschland bzw. im deutschsprachigen Raum offen und ist nach vorheriger Anmeldung zu jedem Zeitpunkt möglich. Es fallen derzeit keine Kosten an, und durch die Teilnahme an AMBU-KISS wird dem Infektionsschutzgesetz genügt. Das Erfassungsprotokoll kann beim Pro-

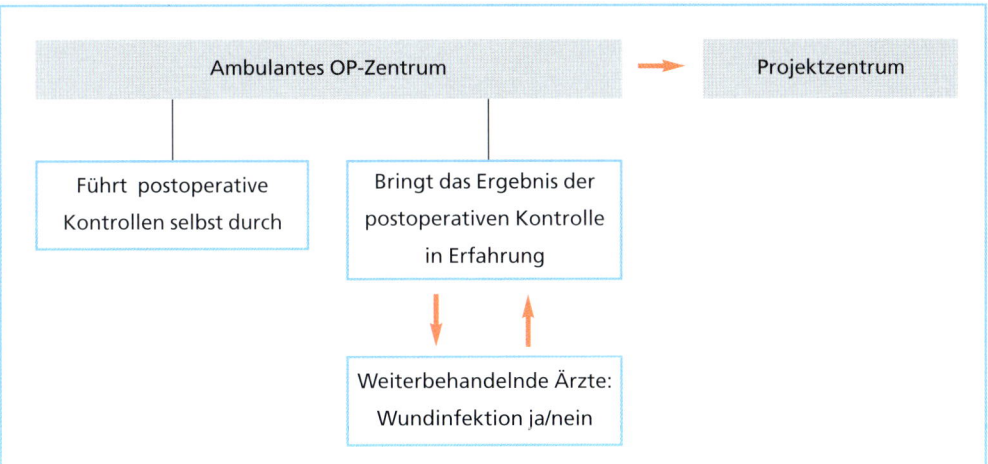

Abb. 8.1 Kommunikationsstruktur bei AMBU-KISS

Indikatorinfektionen	Infektionsraten	Jeweils stratifiziert nach Indikator-Operationen
Postoperative Wundinfektionen	▶ Wundinfektionen pro 100 Indikator-Operationen	z.B. ▶ Herniotomie ▶ Varizen-Stripping ▶ Arthroskopische Eingriffe am Knie

http://www.nrz-hygiene.de/surveillance/op.htm

Tab. 8.3 Surveillance-Modul für ambulante Operationen: AMBU-KISS

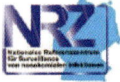

AMBU-KISS – Krankenhaus-Infektions-Surveillance-System zur Erfassung von postoperativen Wundinfektionen in Einrichtungen für Ambulantes Operieren
Berechnungszeitraum: Oktober 2002 bis Juni 2005

Referenzdaten für Einrichtungen Ambulanten Operierens

Art der Infektion	OP-Art	Anzahl Teilnehmer	Anzahl OP	Anzahl Infektionen	Infektionsrate Gepoolt**	25%-Quantil	50%-Quantil	75%-Quantil
arthroskopische Knieoperationen	ART	80	38.243	36	0,09	0,00	0,00	0,00
Leistenhernien (Leisten/Hoden-OP)	HERN*	81	12.834	52	0,41	0,00	0,00	0,45
Hodenoperationen	HODEN	17	351	0	0,00	0,00	0,00	0,00
Lumbale Bandscheiben-OP	LUMB	1	67	0	0,00	0,00	0,00	0,00
Mamma-OP / Excisionen	MAMMA_EX	6	35	0	0,00	0,00	0,00	0,00
Nasenseptum-OP	SEPTUM	2	68	0	0,00	0,00	0,00	0,00
Venöses Stripping	STRIP	76	21.568	59	0,27	0,00	0,00	0,35

* mit und ohne Netz
** gepoolter arithmetischer Mittelwert

Tab.8.4   AMBU-KISS-Referenzdaten (bis 6/2005)

jekt-Zentrum in Freiburg angefordert oder im Internet unter http://www.nrz-hygiene.de/dwnld/2005_11_AMBU_KISS_Protokoll.pdf abgerufen werden. Das Spektrum der Indikatoroperationen wird laufend erweitert, um repräsentative Daten zu erhalten und weitere medizinische Disziplinen zu berücksichtigen.

Neben der Anwendung der Methode von AMBU-KISS gibt es andere mögliche Surveillance-Optionen. Für die Auswahl entscheidend ist es, inwieweit sich für die spezifischen Patientengruppen und gegebenenfalls für besondere Fragestellungen geeignete Methoden finden, die zu einer hohen Akzeptanz und im Hinblick auf die jeweilige Fragestellung präzisen Aussagen führen.

8.4 Ausblick

Die engagierte Teilnahme an AMBU-KISS zeigt die hohe Motivation vieler Operateure zum aktiven Einsatz des Qualitätssicherungs-„Werkzeugs" Surveillance. Für die Zukunft sollten schon bestehende EDV-Systeme und Datenbanken vermehrt genutzt und optimiert werden, um die Effektivität zu steigern und den Aufwand für die Erfassung bei hoher

Sensitivität und Spezifität zu begrenzen. Auf wissenschaftlicher Ebene wird es die Verbindung des Qualitätssicherungs-Gedankens mit den vielfältigen Forschungsaspekten sein, die der Surveillance nosokomialer Infektionen auch zukünftig eine zentrale und interessante Rolle sichern kann.

ANHANG: CDC-/NRZ-Definitionen für Postoperative Wundinfektionen

A1 Postoperative oberflächliche Wundinfektion

Infektion an der Inzisionsstelle innerhalb von 30 Tagen nach der Operation, die nur Haut oder subkutanes Gewebe mit einbezieht,

und

eines der folgenden Kriterien trifft zu:

1. Eitrige Sekretion aus der oberflächlichen Inzision.
2. Kultureller Nachweis von Erregern aus einem aseptisch entnommenen Wundsekret oder Gewebe von der oberflächlichen Inzision.
3. Eines der folgenden Anzeichen: Schmerz oder Berührungsempfindlichkeit, lokalisierte Schwellung, Rötung oder Überwärmung, und Chirurg öffnet die oberflächliche Inzision bewusst. Dieses Kriterium gilt jedoch nicht bei Vorliegen einer negativen mikrobiologischen Kultur von der oberflächlichen Inzision.
4. Diagnose des behandelnden Arztes.

A2 Postoperative tiefe Wundinfektion

Infektion innerhalb von 30 Tagen nach der Operation (innerhalb von 1 Jahr, wenn Implantat[1)] in situ belassen),

und

Infektion scheint mit der Operation in Verbindung zu stehen

und

erfasst Faszienschicht und Muskelgewebe, und eines der folgenden Kriterien trifft zu:

1. Eitrige Sekretion aus der Tiefe der Inzision, aber nicht aus dem operierten Organ bzw. der Körperhöhle, da solche Infektionen dann zur Kategorie A3 gehören würden.
2. Spontan oder vom Chirurgen bewusst geöffnet, wenn der Patient mindestens eines der nachfolgenden Symptome hat: Fieber (> 38 °C), lokalisierter Schmerz oder Berührungsempfindlichkeit. Dieses Kriterium gilt jedoch nicht bei Vorliegen einer negativen mikrobiologischen Kultur aus der Tiefe der Inzision.
3. Abszess oder sonstige Zeichen der Infektion, die tieferen Schichten betreffend, sind bei der klinischen Untersuchung, während der erneuten Operation, bei der histopathologischen Untersuchung oder bei radiologischen Untersuchungen ersichtlich.
4. Diagnose des behandelnden Arztes.

A3 Infektion von Organen und Körperhöhlen im Operationsgebiet

Infektion innerhalb von 30 Tagen nach der Operation (innerhalb von 1 Jahr, wenn Implantat[1] in situ belassen),

und

Infektion scheint mit der Operation in Verbindung zu stehen

und

erfasst Organe oder Körperhöhlen, die während der Operation geöffnet wurden oder an denen manipuliert wurde, und eines der folgenden Kriterien trifft zu:

1. Eitrige Sekretion aus einer Drainage, die Zugang zu dem Organ bzw. der Körperhöhle im Operationsgebiet hat.

[1)] Definition Implantat:
Unter einem Implantat versteht man einen Fremdkörper nicht-menschlicher Herkunft, der einem Patienten während einer Operation auf Dauer eingesetzt wird und an dem nicht routinemäßig für diagnostische oder therapeutische Zwecke manipuliert wird (Hüftprothesen, Gefäßprothesen, Schrauben, Draht, künstl. Bauchnetz, Herzklappen (vom Schwein oder synthetisch)). Menschliche Spenderorgane (Transplantate) wie z.B. Herz, Niere und Leber sind ausgeschlossen.

2. Kultureller Nachweis von Erregern aus einem aseptisch entnommenen Wundsekret oder Gewebe aus einem Organ bzw. der Körperhöhle im Operationsgebiet.

3. Abszess oder sonstiges Zeichen einer Infektion des Organs bzw. der Körperhöhle im Operationsgebiet ist bei klinischer Untersuchung, während der erneuten Operation, bei der histopathologischen Untersuchung oder bei radiologischen Untersuchungen ersichtlich.

4. Diagnose des behandelnden Arztes.

LITERATUR

Brandt C, Hansen S, Sohr D, Daschner F, Rüden H, Gastmeier P (2004): „Finding a method for optimizing risk adjustment when comparing surgical-site infection rates". Infect Control Hosp Epidemiol 25: 313–318

Dettenkofer M, Wenzler-Rottele S, Babikir R, Bertz H, Ebner W, Meyer E, Rüden H, Gastmeier P, Daschner FD, Hospital Infection Surveillance System for Patients with Hematologic/Oncologic Malignancies Study Group (2005): „Surveillance of nosocomial sepsis and pneumonia in patients with a bone marrow or peripheral blood stem cell transplant: a multicenter project". Clin Infect Dis 40: 926–931

Emori TG, Culver DH, Horan TC, Jarvis W, White J, Olson D, Banerjee S, Edwards J, Martone W, Gaynes R, Hughes J (1991): „National Nosocomial Infection Surveillance System (NNIS): Description of surveillance methodology". Am J Infect Control 19: 19–35

Gastmeier P, Geffers C, Sohr D, Dettenkofer M, Daschner F, Rüden H (2003): „Five years working with the German nosocomial infection surveillance system (Krankenhaus Infektions Surveillance System)". Am J Infect Control 31: 316–321

Gastmeier P, Sohr D, Just HM, Nassauer A, Daschner F, Rüden H (2000): „How to survey nosocomial infections". Infect Control Hosp Epidemiol 21: 366–370

Gastmeier P, Geffers C, Rüden H, Daschner F, Hansis M, Kalbe P, Schweins M, Mielke M, Nassauer A (2003): „Erläu-

terungen zu den Empfehlungen der Kommission für Krankenhaushygiene und Infektionsprävention zur Surveillance von postoperativen Wundinfektionen in Einrichtungen für das ambulante Operieren". Bundesgesundheitsbl 46: 765–769

Gastmeier P (2004): „Nosocomial infection surveillance and control policies". Curr Opin Infect Dis 17: 295–301

Gastmeier P, Brandt C, Sohr D, Babikir R, Mlageni D, Daschner F, Rüden H (2004): „Surgical site infections in hospitals and outpatient settings. Results of the German nosocomial infection surveillance system (KISS)]". Bundesgesundheitsblatt Gesundheitsforschung Gesundheitsschutz 47: 339–344

Gastmeier P, Daschner F, Rüden H (2005): „Reduktion nosokomialer Infektionen durch Surveillance". Dtsch Ärztebl 102: A 2098–2101

Harbarth S, Sax H, Gastmeier P (2003): „What proportion of nosocomial infections is preventable? A tentative evaluation of published reports." J Hosp Infect 54: 258–266

Hirsemann S, Sohr D, Gastmeier K, Gastmeier P (2005): „Risk factors for surgical site infections in a free-standing outpatient setting". Am J Infect Control 33: 6–10

Horan T, Gaynes R (2004): „Surveillance of nosocomial infections". In: Mayhall C (ed): Hospital Epidemiology and Infection Control. Lippincott Williams & Wilkins, Atlanta, GA: 1659–1689

Mlangeni D, Babikir R, Dettenkofer M, Daschner F, Gastmeier P, Rüden H (2005): „AMBU-KISS: quality control in ambulatory surgery". Am J Infect Control 33: 11–14

Mlangeni D, Babikir R, Dettenkofer M, Daschner FD, Gastmeier P (2004): „AMBU-KISS: Hygienisches Qualitätsmanagement beim Ambulanten Operieren. ambulant operieren: 50–52

National Nosocomial Infections Surveillance System (2004): „National Nosocomial Infections Surveillance (NNIS) System Report, data summary from January 1992 through June 2004, issued October 2004". Am J Infect Control 32: 470–485

RKI (2001): „Mitteilung der Kommission für Krankenhaushygiene und Infektionsprävention zur Surveillance (Erfassung und Bewertung) von nosokomialen Infektionen (Umsetzung von § 23 IfSG". Bundesgesundhbl 44: 523–536

RKI/NRZ (Nationales Referenzzentrum für Surveillance von nosokomialen Infektionen): „Definitionen nosokomialer Infektionen (CDC-Definitionen)". Stand 11/2005; www.nrz-hygiene.de

Wenzel RP (1995): „The economics of nosocomial infections". J Hosp Infect 31: 79–87

Zuschneid I, Schwab F, Geffers C, Rüden H, Gastmeier P (2003): „Reduction of central venous catheter associated bloodstream infection through surveilance". Infect Control Hosp Epidemiol 24: 501–505

Raumlufttechnische Anlagen in ambulanten OP-Abteilungen

Die Luft galt lange Zeit als maßgeblicher Weg für Infektionsübertragungen. Daher wurden und werden vielerorts übertriebene Forderungen aufgestellt, die einen wesentlichen Anteil an den Investitions- und Betriebskosten ausmachen können. Im Folgenden sollen die verschiedenen Möglichkeiten der Belüftung von Eingriffs- und OP-Räumen und die hygienischen Anforderungen aufgezeigt werden.

Vorbemerkungen

„As regards the spray, I feel ashamed that I should ever have recommended it for the purpose of destroying the microbes in the air … (which) cannot possibly have been deprived of their vitality … the floating particles of the air may be disregarded in our surgical work … (if) we can trust ourselves and our assistants to avoid the introduction into the wound of septic defilement from other than atmospheric sources." Sir Joseph Lister 1890

„Was das Versprühen angeht. Ich schäme mich, es jemals empfohlen zu haben, um Mikroben in der Luft abzutöten … (die) dadurch unmöglich ihrer Vitalität beraubt worden wären … in der Chirurgie können schwebende Partikel in der Luft außer Acht gelassen werden … (wenn) wir darauf vertrauen können, dass wir und unsere Assistenten keine septischen Verschmutzungen aus anderen Quellen in die Wunde hineintragen." Sir Joseph Lister 1890

Raumlufttechnische (RLT-)Anlagen sollen in erster Linie zu einer Verbesserung der Innenraumluftqualität führen. Dies kann dauerhaft nur durch gut gewartete Anlagen gewährleistet werden. Aus diesem Grunde und auch aus Gründen der Energieeinsparung ist es sinnvoll, RLT-Anlagen ausschließlich dort zu installieren, wo es aufgrund der hygienischen bzw. der klimaphysiologischen Anforderungen tatsächlich notwendig ist. Neuere evidenzgestützte Empfehlungen lassen weite Spielräume bei der Gestaltung der RLT-Anlagen in medizinischen Einrichtungen zu, die vor allen Dingen auch in ambulanten Operationszentren (AOZ) genutzt werden sollten.

Einfluss der Luft auf postoperative Wundinfektionen in der wissenschaftlichen Literatur

Postoperative Wundinfektionen (Surgical Site Infection, SSI) gehören mit einem Anteil von 20 % (nach den Harnwegsinfektionen und Pneumonien) zu den dritthäufigsten der im Krankenhaus erworbenen Erkrankungen [Rüden et al. (1996)]. Die Mehrzahl dieser Wundinfektionen entsteht ursächlich während der Eingriffe. Der Anteil der Infektionen, welche auf dem Luftweg übertragen werden, ist in der Gegenüberstellung zu Infektionen, welche durch direkten Kontakt erworben werden, gering [Ruef et al. (2001)]. Das Risiko, eine SSI zu erwerben, variiert sehr stark und ist maßgeblich abhängig von der Art des chirurgischen Eingriffs.

Die meisten postoperativen Infektionen werden durch die patienteneigene Flora (der Haut oder anderer natürlicherweise mikrobiell besiedelter Organe wie z.B. Darm), d.h. endogene Faktoren verursacht. Der größte exogene Keimeintrag findet durch die Hände des Operationsteams und die verwendeten OP-Instrumente statt. Der Luft als Infektionsquelle des Operationsgebietes fällt dabei eine relativ untergeordnete Rolle zu. Von entscheidender Bedeutung ist die Asepsis am OP-Tisch.

Raumlufttechnische (RLT-)Anlagen mit entsprechenden Filtern können nachweislich die Bakterienkonzentration in der Luft senken. Welche Bedeutung ihnen bei der Prävention postoperativer Infektionen im OP-Gebiet tatsächlich zukommt, ist nach wie vor ein ungeklärtes Thema der Krankenhaushygiene. Die Anfang der 80er Jahre in Grossbritannien von Lidwell (1982) auf dem Gebiet der orthopädischen Chirurgie durchgeführte Studie wird diesbezüglich immer wieder zitiert, lässt jedoch keine Verallgemeinerung der Schlussfolgerungen auf andere Eingriffe zu. In der internationalen Fachliteratur sind – außer bei strikt aseptischen Eingriffen mit Implantationen großer Fremdkörper – keine Hinweise dafür vorhanden, dass die Luft als Kontaminationsweg für endemische postoperative Infektionen im Operationsgebiet (im Gegensatz zu epidemischen) eine relevante Infektionsgefährdung darstellt [DGKH (2002)].

Wesentlich schwieriger als bei der Frischluft ist die Kontrolle des Keimeintrags in das Operationsgebiet über eine sekundäre Kontamination der Luft, vor allem bei Eingriffen in sterilem Gewebe (sog. clean surgery). Für diesen Keimübertragungsweg muss als wichtigste Ursache das OP-Personal genannt werden. Verschiedene Studien haben eine erhöhte Partikelfreigabe nachgewiesen, falls OP-Kleidung aus reiner Baumwolle an Stelle neuer synthetischer Kleidung getragen wird [ECRI (1986), Werner und Feltgen (1998)]. Gleichzeitig ist nicht speziell ausgerüstetes Baumwollgewebe für keimtragende Hautpartikel in der Regel frei passierbar [Whyte (1988)]. Folglich kann bei Verwendung dieses Materials mit einer erhöhten Keimbelastung der Luft gerechnet werden.

Aus der Auflistung möglicher Quellen einer operativ erworbenen Wundinfektion geht hervor, dass das Konzept der Infektionsprävention im Operationssaal nicht auf das Sicherstellen einer optimalen Lüftung reduziert werden kann.

Raumlufttechnische Anlagen in OP-Abteilungen haben verschiedene Aufgaben zu erfüllen. Zunächst sollen sie ein angenehmes Raumklima erzeugen, damit ein konzentriertes Arbeiten im OP möglich ist. Dabei entsteht das Problem, dass im OP-Saal mit unterschiedlich starker körperlicher Aktivität der vertretenen Berufsgruppen zu rechnen ist. Mit der Höhe des Aktivitätsgrades geht aber auch eine höhere Anforderung an die Raumklimatisierung einher. So bedeutet eine für den Operateur optimal eingestellte Klimaanlage, dass beispielsweise für den Anästhesisten oder aber den Patienten in aller Regel keine angenehmen Klimabedingungen mehr vorherrschen. Diesen Personengruppen ist es dann folglich zu kalt.

Aufgrund der Tatsache, dass die OP-Tisch-fernen Personen andere Möglichkeiten haben, sich ein angenehmes Raumklima zu schaffen als die Operateure, sollte eine raumlufttechnische Anlage im OP auf den Operateur spezifiziert werden. Dies bedeutet für Anästhesie und Assistenzpersonal u.U. zusätzliche Kleidung, und beim Patienten den Einsatz von so genannten Wärmedecken oder -Gelkissen. Bei mit Warmluft betriebenen Wärmedecken muss allerdings berücksichtigt werden, dass eine Rückwirkung auf die sichere Funktion der Raumlufttechnik nicht ausgeschlossen werden kann [Scherrer (2003)].

Üblicherweise werden z.Z. gerne so genannte Zuluftdecken in die OPs eingebaut. Dies entspricht weitgehend den aktuellen Normen und Richtlinien [DGKH 2002, SWKI 99-3 2001, VDI 2167, DIN1946-6]. Neben der Bezeichnung „Zuluftdecke" sind auch noch die Begriffe „Laminar Airflow" (LAF) oder „Turbulenzarme Verdrängungsströmung" (TAV) üblich. Die theoretische Überlegung über die Funktionsweise einer solchen Zuluftdecke beruht darauf, dass partikel- und damit keimarme Luft mit einer laminaren Strömung über das Deckenfeld eingeblasen wird und somit eine turbulenzarme Verdrängungsströmung von sauberer Luft von oben nach unten erzeugt. Damit soll das eigentliche OP-Feld von potenziell kontaminierter Luft freigehalten werden. Alle Objekte (z.B. OP-Leuchten, aber auch die Köpfe der Operateure), die sich innerhalb dieser Verdrängungsströmung befinden, erzeugen mit ihrem Strömungswiderstand oder ihrer Thermik Turbulenzen, stören so die gewünschte gleichmäßige laminare Strömung über dem Schutzbereich und schränken folglich die Funktion einer Zuluftdecke ein [Liu et al. (2003)] (siehe Abb. 9.1).

Lediglich für einige wenige implantationschirurgische Eingriffe konnte durch evidenzbasierte Studien der Nachweis einer Reduktion der Wundinfektionsraten durch den Einsatz von Zuluftdecken erbracht werden [Lidwell et al. (1982)]. Die Empfehlung zur „Anforderung der Hygiene bei Operationen und anderen invasiven Eingriffen" der Kommission für Krankenhaushygiene und Infektionsprävention beim Robert Koch-Institut fordert die Verwendung von Zuluftdecken nur bei der Implantation großer Fremdkörper wie beispielsweise Hüft-, Schulter- und Knie-TEP [RKI-Kommission (2000)]. Diese Auffassung wird von den Empfehlun-

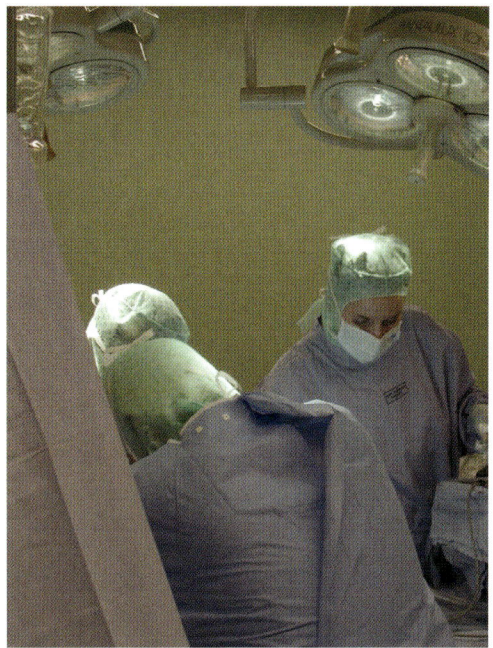

Abb. 9.1 *Leuchten und Köpfe als Hindernisse für eine turbulenzarme Verdrängungsströmung*

gen der amerikanischen CDC bestätigt [Mangram et al. (1999); Geffers et al. (2001)].

TAV in ambulanten Operationszentren?

Da die Evidenz für den infektionspräventiven Nutzen einer laminaren Luftführung für die meisten chirurgischen Eingriffe nicht vorliegt, sind Zweifel an der Notwendigkeit für den Einbau solcher Anlagen für ambulante Operationszentren berechtigt, in denen keine Implantatchirurgie vorgenommen wird [Weist et al (2000)]. Bereits vor 30 Jahren wurde für operative Eingriffe mit geringem Infektionsrisiko der oft große raumlufttechnische Aufwand kritisiert, da die Rolle der Luft als Erregerreservoir damals bereits umstritten war. Nachdem es bis heute keinen Beleg für eine (positive) Auswirkung dieser Maßnahmen auf das postoperative Infektionsrisiko bei Eingriffen ohne Implantation großer

Fremdkörper gibt, ist es nicht gerechtfertigt, einen relativ hohen Aufwand an Investitions- und Betriebskosten für die Raumlufttechnik von OP-Räumen zu fordern, in denen lediglich operative Eingriffe vorgenommen werden, bei denen die raumlufttechnischen Bedingungen aus krankenhygienischer Sicht von untergeordneter Bedeutung sind. Auch die Option einer flexibleren Nutzung der OP-Säle und Erweiterungsmöglichkeit des Eingriffspektrums, ist i.d.R. für ambulant chirurgisch tätige Ärzte entbehrlich.

Ausführungsmöglichkeiten einer RLT-Anlage in ambulanten OP-Abteilungen

Zur Versorgung mit Frischluft und zum Abtransportieren von Luftfeuchte, Wärme, Gerüchen und Schadstoffen (z.B. Narkosegasen) kann mit Einschränkungen eine Fensterlüftung durchgeführt werden. Bei Fensterlüftung mit einem halb geöffneten Fenster kann beispielsweise in einem Patientenzimmer ein etwa 5 bis 10-facher Luftwechsel pro Stunde erreicht werden [Meierhans et al. (2001)]. Bei einer natürlichen Belüftung über Fenster müssen auf jeden Fall fugendichte, feinmaschige Fliegengitter angebracht werden.

Eine regelmäßige Lüftung über Fenster ist nicht oder nur eingeschränkt möglich, wenn sich direkt vor den Fenstern der OP-Räume eine viel befahrene Verkehrsstraße, eine Baustelle, dichter Baumbestand oder Büsche in den Vegetationszeiten, ein stark frequentierter Parkplatz, Abfallcontainer, eine Tankstelle oder ein Betriebshof befinden. Ebenfalls einschränkend wirken sich Keller- oder Souterrainlagen der OP-Räume aus.

Bei Einsatz einer dreistufig filternden RLT-Anlage muss im OP-Bereich nur der eigentliche OP-Saal mit endständigen Schwebstofffiltern ausgerüstet werden. Weitere Räume der OP-Abteilung wie Einleitung, Ausleitung, Wasch- und Aufwachraum, Flure, Schleusen, Aufenthaltsräume und Toiletten können, sofern sie überhaupt eine mechanische Lüftung haben, ohne aufwändige (mehrstufige) Filterung betrieben werden. Innenliegende Räume, bei denen eine natürliche Belüftung nicht möglich ist, müssen über eine aktive Belüftung verfügen (sog. Zwangsbelüftung)

Man kann bei der Nutzung der OP-Räume unterscheiden zwischen Operationen, die in einem OP-Saal innerhalb der OP-Abteilung durchzuführen sind, und kleinen invasiven Eingriffen und Untersuchungen, die in einem Eingriffraum ausgeführt werden können. Eine Einteilung wurde in der gemeinsamen Empfehlung der Kommission für Krankenhaushygiene und Infektionsprävention beim Robert Koch-Institut und des Berufsverbandes der deutschen Chirurgen vorgenommen [RKI-Kommission (1997)]. Eine weitere, sehr praxisnahe Einteilung hat die Arbeitsgruppe Krankenhaushygiene des LGA Mecklenburg-Vorpommern vorgenommen [LGA M-V (2004)]. Nur bei den hier in die Kategorie „Operationen" eingeteilten operativen Eingriffen ist aus infektionspräventiver Sicht der Einsatz einer RLT-Anlage mit Schwebstofffiltern überhaupt zu erwägen. Bei Eingriffen, die im „Eingriffsraum" erfolgen können, kann i.d.R. auf eine RLT-Anlage verzichtet werden. Aber auch die Mehrzahl der im OP-Saal durchzuführenden Eingriffe kann aus hygienischer Sicht unter Berücksichtigung einiger Vorraussetzungen ohne mechanisch zugeführte und über Filter aufbereitete Luft ausgeführt werden. So kann beispielsweise praktisch bei allen operativen Eingriffen aus dem Bereich der Ophthalmochirurgie vollständig auf den Einsatz von raumlufttechnischen Anlagen als infektionsprophylaktische Maßnahme verzichtet werden.

Oft stoßen die Meinungen von Verfechtern eines theoretischen Ansatzes, die in der Luft durchaus einen potentiellen Keimüberträger vermuten, aneinander mit den eher praktischen Ansätzen mancher Operateure, die empirische Argumente entgegen halten und vornehmlich in der Vorbereitung des Patienten und des OP-Teams sowie der Ausführung der Operation den wesentlichen Faktor einer Keimbesiedlung des Wundgebietes sehen. Doch Rechenmodelle belegen, dass die Luft beim Infektionsgeschehen rein statistisch weit weniger bedeutsam ist, als oft (und fälschlich) angenommen, wie schon der eingangs zitierte Begründer der modernen OP-Hygiene Joseph Lister erkannt hat. Experimentellen Daten zufolge befinden sich in der Regel selbst in einem natürlich über Fenster belüfteten OP-Saal nicht mehr als 10^3 Keime pro Kubikmeter Luft. Um eine für ein manifestes Infektionsgeschehen benötigte Keimkonzentration von 10^5 [Krizek (1975)] ausschließlich über den Lufteintrag zu realisieren, wären rein rechnerisch OP-Zeiten von über 10 Stunden erforderlich [Weist und Rüden (2000)], die allerdings bei ambulant durchgeführten Operationen nicht erreicht werden. Das Risiko einer postoperativen Wundinfektion wird nicht so sehr durch den Keimgehalt der Luft bestimmt, sondern ist abhängig von der Dauer des Eingriffs, der Größe und Art des OP-Gebiets, der Erregerart und -virulenz sowie der Disposition des Patienten (siehe Abb. 5.1 in Kap. 5).

Raumlufttechnische Ausstattung von OP-Räumen in Deutschland

Raumlufttechnische Anlagen in Operationsräumen werden häufig mit der Begründung der Wundinfektionsprophylaxe gefordert und eingebaut. Bei einer Umfrage im Rahmen des Krankenhausinfektionssurveillance Systems (KISS) wurde deutlich, dass die Ausstattung mit RLT-Anlagen in Deutschland sehr unterschiedlich ist.

Bei der Gelenkendoprothetik beispielsweise wird in jeder 4. OP-Abteilung keine Zuluftdecke eingesetzt. In jeder 8. OP-Abteilung erfolgt der Einsatz der Raumlufttechnik nicht unter Verwendung von endständigen Schwebstofffiltern und immerhin in jeder 30. OP-Abteilung ist überhaupt keine Raumlufttechnik vorhanden. Die in diesem Zusammenhang interessanteste Frage lautet daher:

Führen derart unterschiedliche raumlufttechnischen Bedingungen zu unterschiedlichen Wundinfektionsraten?

Bei der Hüftgelenksendoprothetik beträgt nach den Referenzdaten von KISS die durchschnittliche Wundinfektionsrate 1,72 % (N = 33.921). Bei Vorhandensein einer RLT-Anlage konnte eine Wundinfektionsrate von 1,70 % (N = 31.783), bei Fehlen eine Rate von 2,01 % (N = 2.138) ermittelt werden. Bei turbulenter Luftführung beträgt die Wundinfektionsrate 1,52 % (N = 11.151), bei Verwendung einer Zuluftdecke 1,80 % (N = 20.524) (siehe Tab. 9.1).

Die Aussagekraft dieser Erhebung ist aufgrund der sehr unterschiedlichen Fallzahlen statistisch zwar nicht eindeutig, jedoch kann die Tendenz aufgezeigt werden, dass weder das Vorhandensein noch die technische Ausführung von raumlufttechnischen Anlagen im OP signifikante Auswirkungen auf die Wundinfektionsrate besitzen. [Brandt (2005)]

Eine weitere Erfassung im Rahmen des Surveillance-Programms zur Erfassung post-operativer Wundinfektionen bei ambulanten Operationen (AMBU-KISS), welches nur bei ambulanten Operati-

	Infektionsrate in %	Anzahl der Eingriffe	Referenzwert KISS in %
Ohne RLT-Anlage	2,01	2.138	
Mit RLT-Anlage	1,7	31.783	1,72
LAF	1,8	20.524	
Turbulente Luftführung	1,52	11.151	

Tab. 9.1 *Infektionsraten bei unterschiedlicher raumlufttechnischer Ausstattung im Vergleich zum Referenzwert der KISS-Datenbank*

OP-Art	RLT-Anlage			
	Ja		Nein	
	Wundinfektionsrate [%]	N	Wundinfektionsrate [%]	N
Arthroskopie	0,08	21	0,12	39
Herniotomie	0,40	19	0,36	39
Venenstripping	0,31	19	0,25	38

Tab. 9.2 *Wundinfektionsraten und RLT-Anlagen beim ambulanten Operieren*

onseinrichtungen durchgeführt wurde, zeigt eine ähnliche Tendenz. Hierbei wurden 3 Operationsarten hinsichtlich des Vorhandenseins einer raumlufttechnischen Anlage und ihrer Wundinfektionsraten miteinander verglichen. Das Ergebnis ist in Tabelle 9.2 dargestellt. Auch hier ist aufgrund der geringen und sehr unterschiedlichen Fallzahlen eine statistisch signifikante Aussage nicht möglich, aber eine deutliche Tendenz zu erkennen.

Aufbau einer Raumlufttechnischen Anlage

RLT-Anlagen für OP-Säle unterscheiden sich nicht wesentlich von RLT-Anlagen für andere Räume. Ihr Unterschied besteht im Wesentlichen darin, dass u.U. endständige Schwebstofffilter und ein spezielles Luftzuführungssystem verwendet werden.

Unter dem Oberbegriff der raumlufttechnischen (RLT-)Anlagen werden verschiedene Anlagentypen mit ganz unterschiedlicher Funktion zusammengefasst. Dabei unterscheidet man Lüftungsanlagen, die lediglich Luft in Räume hineinblasen bzw. aus Räumen absaugen von Klima- bzw. Teilklimaanlagen. Bei Lüftungsanlagen wird die Luft grundsätzlich nicht behandelt. Teilklimaanlagen führen eine Teilbehandlung der Luft durch; es wird also entweder erhitzt oder gekühlt oder befeuchtet. Maximal werden zwei dieser Behandlungsfunktionen installiert.

Bei Vollklimaanlagen wird die Luft in allen Funktionen behandelt, das heißt es wird sowohl erhitzt als auch befeuchtet und – falls erforderlich – gekühlt. Bei Klimaanlagen ist es üblich, dass verschiedene Filterstufen eingebaut werden. Dabei erfolgt die Installation der ersten Filterstufe vor den Anlagenbauteilen, um sie vor grober Verschmutzung zu schützen. Hierbei finden Taschenfilter der Klassen F5, (besser noch) F6 oder F7 Verwendung. Hierbei steht das „F" für „Feinfilter", die Zahl dahinter gibt die Filterleistung, d.h. den Abscheidegrad wieder.

Direkt nach den Anlagenteilen und vor dem Luftkanalsystem wird die 2. Filterstufe eingebaut. Sie dient zum Schutz des Kanalsystems vor Verunreinigungen. Hier werden Filter der Klassen F7, F8 oder (besser) F9 verwendet.

Für besonders kritische Bereiche, wie beispielsweise OP-Räume wird abschließend noch ein Schwebstofffilter der Klassen H12, H13 oder H14 installiert. Der Schwebstofffilter soll endständig angebracht werden, d. h. er sitzt direkt am Lufteinlass im OP-Raum. „H" steht für HEPA (High Efficiency Particulate Air) und bezeichnet Schwebstofffilter.

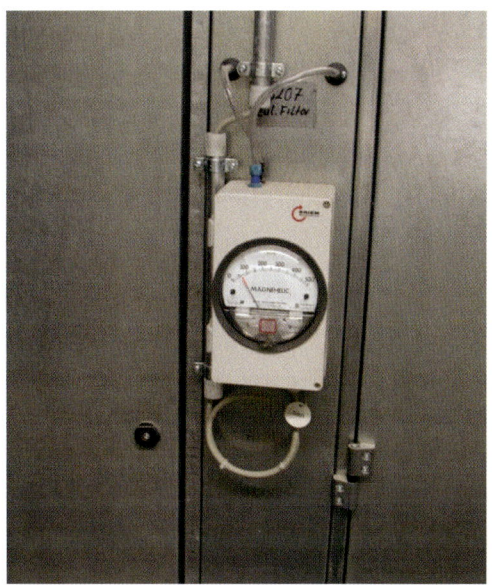

Abb. 9.2   Differenzdruckmanometer

Die Standzeit, d.h. die Zeit zwischen dem Auswechseln der Filter ist sehr unterschiedlich. Während bei den beiden Vorfilterstufen der Differenzdruck, d.h. die Differenz zwischen dem Luftdruck vor und nach der Filterstufe, als Maß für die Schmutzbelastung der Filter und damit für das Wechselintervall gemessen werden kann, ist dies bei Schwebstofffiltern nicht möglich. Bei diesen Filtern kann lediglich der Differenzdruck zwischen Luftkanal und Raum bestimmt werden (siehe Abb. 9.2).

Die Standzeit eines Schwebstofffilters in modernen RLT-Anlagen kann 4 bis 5 Jahre betragen. Die anderen Filterstufen müssen in kürzeren Abständen gewechselt werden [Scherrer et al. (2006)]. Als Kriterium für die Notwendigkeit eines Wechsels der Schwebstofffilter kann die Stellung des so genannten Volumenstromreglers benutzt werden. Der Volumenstrom dient dazu, den Luftvolumenstrom der in den Raum hineingefördert wird, konstant zu halten. Mit zunehmender Schmutzbeladung des

Schwebstofffilters muss die Luftmenge erhöht werden, d. h. der Volumenstromregler lässt eine immer größere Luftmenge passieren. Nähert sich der Volumenstromregler seiner Endstellung, ist dies ein Zeichen, dass der Schwebstofffilter gewechselt werden sollte.

Die ordnungsgemäße Funktionsweise der Schwebstofffilter muss nicht nur bei der Installation überprüft werden, sondern auch noch in regelmäßigen periodischen Abständen.

Bei der Installation (Wechsel) der Filter wird der dichte Sitz in der Zuluftöffnung mittels einer sogenannten Dichtsitzrille überprüft. Weiterhin wird durch eine Partikelmessung über die gesamte Filterfläche die Dichtigkeit des Filters kontrolliert. Um die sichere Funktion des Schwebstofffilters sicherzustellen sollte diese Messung in regelmäßigen Abständen (min. 2 Jahre) wiederholt werden. Grenzwerte für die Partikelzahlen, wie in Tab. 9.3 dargestellt, wurden erstmals und ausschließlich durch eine Kommission der Deutschen Gesellschaft für Hygiene und Mikrobiologie herausgegeben [DGHM (1989)].

Die Interpretation dieser Ergebnisse sollte aber immer durch einen erfahrenen Experten vorgenommen werden, da es konstruktionsbedingt je nach Anlage zu Unterschieden kommen kann.

Zusätzliche Messungen von Luftkeimzahlen werden nicht empfohlen; sie bringen über die Funktion der Filter keine zusätzlichen Aussagen [Scherrer et al. (2006)]

Filterklasse	Partikelkonzentration [Partikel (0,5 μm]	
	Richtwert	Grenzwert
H 13	400 000	1 000 000
H 14	4000	10.000

Tab. 9.3   Richt- und Grenzwerte für Partikel-konzentrationen (DGHM 1989)

Es ist für die Luftqualität von entscheidender Bedeutung, wo die Luft angesaugt wird. Durch die Klimaanlage kann die Luftqualität nur begrenzt verbessert werden. Unangenehme Gerüche, beispielsweise durch Verkehr oder Müllcontainer können nicht beseitigt werden. Um das Ansaugen von bakteriellen Erdsporen und Schimmelpilzen zu vermeiden, sollte die Außenluftansaugung mindestens 3 m über Erdniveau bzw. einem potenziellen Bewuchs erfolgen. Selbst bei Einhaltung dieser Mindesthöhe muss noch die Umgebung der Außenluftansaugung beachtet werden. Eine viel befahrene Verkehrsstraße, ein stark frequentierter Parkplatz, eine Baustelle, eine Abluftöffnung, dichter Baumbestand oder Büsche in den Vegetationszeiten oder ein Betriebshof können die Qualität der Zuluft stark einschränken.

Ein aus Sicht der Krankenhaushygiene kritisches Bauteil einer Klimaanlage stellt der Befeuchter dar. Zwar erzeugen so genannte Umlaufsprühbefeuchter eine gute Luftqualität; allerdings wird bei ihnen

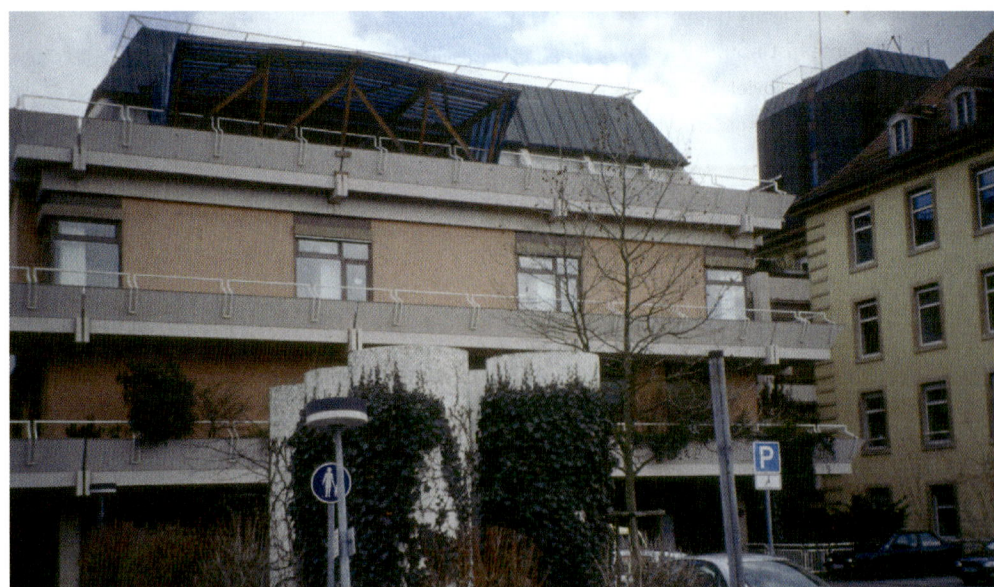

Abb. 9.3   Beispiel für ungünstig angeordnete Außenluftansaugungen

Wasser in eine Wanne gegeben und von dort zu Düsen gepumpt, die das Wasser in die Luft versprühen. Das überschüssige Wasser gelangt wieder in das Reservoir. Dies führt dazu, dass sich das Wasserreservoir verkeimen kann. Umlaufsprühbefeuchter bergen deswegen ein hohes Risiko in sich und bedürfen eines hohen Wartungsaufwandes. Für OP-Einrichtungen empfiehlt sich aufgrund des Verkeimungsrisikos die Verwendung von Dampfbefeuchtern. Hierbei wird Wasserdampf in die Luft versprüht. Da Dampf eine Temperatur von über 100 °C besitzt, ist hier das Verkeimungsrisiko weitgehend ausgeschlossen [Scherrer et al. (2006)].

Eine Luftfeuchtigkeit von 30 % bis 65 % r.F wird im allgemeinen als behaglich empfunden.. Gelegentliche Unter- bzw. Überschreitungen von 20 % r.F. bzw. 75 % r.F. gelten als unbedenklich.

In unseren Breiten kann für die meisten Räume auf eine Befeuchtung verzichtet werden. Nur an ganz wenigen Tagen sind die Luftfeuchten so niedrig oder hoch, das eine Be- bzw. Entfeuchtung wirklich sinnvoll wäre. Es ist wenig wirtschaftlich für diese Extremsituationen die entsprechenden Einrichtungen vorzuhalten. Bei RLT-Anlagen mit hohem Umluftanteil ist normalerweise in der verwendeten Raumluft soviel Feuchtigkeit vorhanden, dass eine Befeuchtung nicht notwendig ist.

Auch raumlufttechnische Anlagen in OPs müssen nicht 24 Stunden am Tag und 365 Tage im Jahr ununterbrochen betrieben werden. Es besteht zum einen die Möglichkeit, in Nicht-Betriebszeiten die Luftbehandlungsfunktionen abzuschalten und den Volumenstrom abzusenken. Dies führt schon einmal zu erheblichen Energieeinsparungen. Weiterhin kann natürlich die gesamte Klimaanlage während Nichtbetriebszeiten abgeschaltet werden. Wie Untersuchungen gezeigt haben, besteht dabei kein erhöhtes Risiko der Verkeimung des OPs. Einzige Bedingung ist allerdings, dass die raumluft-

technische Anlage in einem ausreichenden Zeitraum vor OP-Beginn wieder angeschaltet wird. Dazu genügt eine halbe bis eine Stunde vor OP-Beginn. In einem OP-Saal üblicher Bauweise konnte nach einer Viertelstunde nach Einschalten bzw. Umschalten kein Unterschied mehr in der Partikel- und Keimzahl festgestellt werden [Dettenkofer et al. (2003)].

Neben der Ausführung einer Klimaanlage in konventioneller Bauweise, die normalerweise einen eigenen Raum erforderlich macht, gibt es für kleinere OP-Einrichtungen noch die Möglichkeiten eines Klimaschrankgerätes (siehe Abb. 9.4). Diese sind kleine Klimaanlagen in der Größe eines Wandschranks, die direkt im OP oder in einem direkt angrenzenden Nebenraum untergebracht werden

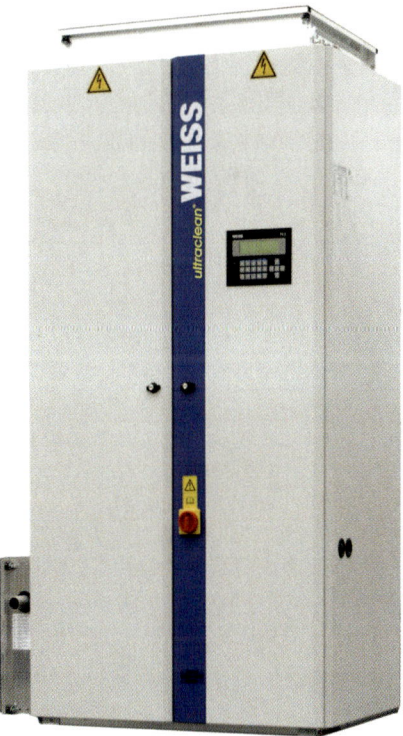

Abb. 9.4   Klimaschrankgerät

können und alle notwendigen Funktionen wie Temperierung und Filterung in einem Gerät vereinen. Obgleich diese Geräte nicht für größere Luftmengen entwickelt wurden und ihre Ventilatorenkapazität aufgrund der Baugröße beschränkt ist, sind sie für kleinere OP-Räume geeignet.

Kleine mobile Systeme, wie man sie aus dem Privathaushalt als Kleinklimageräte kennt und in Baumärkten erwerben kann, stellen keine (vollständige) RLT-Anlage dar. Bei ihnen wird i.d.R. die Luft aus dem Raum angesaugt und lediglich gekühlt bzw. u. U. erwärmt. Es findet, wenn überhaupt nur eine sehr ungenügende Filterung der Luft statt. Z.T. wird das regelmäßig anfallende Kondenswasser nicht geschlossen abgeführt, sondern tropft in eine Auffangschale oder in den Raum. Es werden zwar nicht selten Schwebstofffilter eingebaut, jedoch können diese durch das Kondenswasser feucht werden und verkeimen. In diesen Fällen führen die Geräte zu einem erhöhten Keimeintrag der Raumluft und stellen dann zuweilen ein echtes Hygieneproblem dar. Weiterhin sind die Luftmengen im Allgemeinen nicht dazu geeignet, einen Raum von der Größe eines OPs nachhaltig zu klimatisieren [Weidenfeller (2004)]. Der Einsatz solcher Geräte wird daher sehr kritisch gesehen und kann aus hygienischer Sicht nur unter Beachtung folgender Voraussetzungen erfolgen:

▸ Es muss sichergestellt sein, dass das durch den Kühlungsprozess entstehende Kondenswasser nicht in den Raum freigesetzt, sondern kontinuierlich und sicher über eine geschlossene Rohrleitung nach außen befördert wird.

▸ Es soll keine Raumluftbefeuchtung erfolgen. Insbesondere darf keine sogenannte Umluftsprühbefeuchtung vorgenommen werden.

▸ Insgesamt muss das Gerät regelmäßig in kurzen Zeitabständen und sorgfältig gewartet werden. Durch verschmutzte oder verstaubte Luftleitungen und -auslasse kann es zu einer erhöhten Staub- und Partikelfreisetzung durch das Gerät kommen, d.h. die Qualität der abgegebenen Luft ist in diesem Falle krankenhaushygienisch schlechter als die der angesaugten Luft. Um dies sicher auszuschließen, müssen die Geräte technisch konsequent gewartet und stets nur im gereinigten Zustand eingeschaltet werden. Dazu gehören sowohl die äußerliche Reinigung einschließlich der Lüftungslamellen, wie auch die Wartung, Kontrolle und der Austausch der eingesetzten Filtereinheiten. Es müssen hierbei stets die Herstellerangaben befolgt werden.

▸ Die Einstellung des Kühleffekts sollte so gewählt werden, dass unangenehme Zugscheinungen für das Personal und v.a. die Patienten vermieden werden.

	Keimzahl (KBE/m³)		
Ort/Umstände	Gesamtkeimzahl	S. aureus	C. perfrigens
Operationsaal			
Sauber und leer	2,2		
Operation mit normaler Aktivität	253	0,15	0,26
Operation mit mittlerer und hoher Aktivität	342	0,37	0,54
Flur außerhalb des OPs	565	1,04	1,17

Tab. 9.4   Keimzahlen in der Luft eines Operationssaals [Ayliffe (1991)]

► Generell sollen die Geräte nur dann in Betrieb genommen werden, wenn tatsächlich Bedarf besteht, d.h. wenn die Temperatur über das erträgliche Maß ansteigt.

Zusammenfassung

Die Hauptquelle für postoperative Wundinfektionen ist die körpereigene Flora des Patienten (endogene Infektion) sowie exogene Quellen, zu denen auch die körpereigene Flora des Operationsteams gehört [Kappstein (2001)]. Zu den entscheidenden Maßnahmen im OP gehört deswegen die Disziplin [Taboril (2005)]. Wie Tabelle 9.4 zeigt, steigt mit der zunehmenden Aktivität im OP auch die Anzahl der Keime. Deswegen gilt der Grundsatz, dass nur so viele Personen im OP anwesend sein sollen wie für die Durchführung des Eingriffs notwendig sind. Außerdem sollten die Aktivitäten im OP ebenfalls auf das notwendige Maß beschränkt werden [Ayliffe (1991)].

Dazu gehört auch das Verlassen und Betreten der Operationsräume während des laufenden OP-Betriebs. In einer Untersuchung konnte eine Bewegungsrate der Türen von 0,34 bis 0,7 pro Minute (durchschnittlich 0,45/Minute) ermittelt werden [Bischoff et al. (1994)]. Das würde also heißen, dass ca. alle 2 Minuten eine Person den OP-Raum betreten oder verlassen hat. Durch jede Türöffnung entsteht nicht nur Unruhe im OP; es wird auch jedes Mal ein Schwall „unreiner" Luft aus den Vorräumen in den OP eingetragen. Dies schränkt die Funktionsweise einer raumlufttechnischen Anlage ein.

Trotz aller technischen Möglichkeiten muss abschließend auf einige im Alltag relevante Aspekte hingewiesen werden, welche angegangen werden müssen, um eine optimale Infektionsprävention im OP zu erzielen. Dazu gehören: Wahl des Materials für Abdeckung und Kleidung, Disziplin der Mitarbeitenden bezüglich Händedesinfektion, Sprechen während des Eingriffes, offene Türen, häufiges Betreten und Verlassen des Saales durch das Personal, Operationstechnik, insbesondere Blutstillung und anderes mehr [Mangram et al. (1999)].

Das multifaktorielle Problem der „surgical site infection" erfordert somit eine interdisziplinäre Strategie, die auch diese Punkte aufgreift. Die Festlegung der Lüftung im OP ist somit nur eines unter mehreren wichtigen Elementen der Infektionsprävention.

Die Entscheidung, ob und welche Art von Klimatisierung in einem Operativen Zentrum im niedergelassenen Bereich oder in der ambulanten OP-Einheit eines Krankenhauses erforderlich ist, sollte jeweils individuell mit Beratungshilfe eines bauhygienisch Erfahrenen erfolgen.

LITERATUR

Ayliffe GAJ (1991): „Role of the environment of the operating suite in surgical wound infection". Reviews of Infectious Diseases, 13, Suppl 10: 800–804

Bischoff WE, Sander U, Sander J (1994): „Raumlufttechnische Anlagen im Operationsalltag – eine praxisnahe Untersuchung". Zentralblatt für Hygiene 195: 306–318

Brandt (2005) persönliche Mitteilung. „Institut für Hygiene und Umweltmedizin", Charité – Universitätsmedizin Berlin

DGHM-Kommission für Krankenhaus- und Praxishygiene der Sektion Hygiene und Gesundheitswesens (III) (1989): „Hygienische Abnahmeprüfung und hygienische Kontrollen nach DIN 1946 Teil 4 Raumlufttechnische Anlagen in Krankenhäusern". Bundesgesundheitsblatt 6: 239–241

DGKH – Deutsche Gesellschaft für Krankenhaushygiene, SGSH Schweizerische Gesellschaft für Spitalhygiene, ÖGHMP Österreichische Gesellschaft für Hygiene, Mikrobiologie und Präventivmedizin (2002): Leitlinienentwurf: „Ausführung und Betrieb von raumlufttechnischen Anlagen (RLT-Anlagen) in Krankenhäusern". Hygiene und Medizin 27: 106–113

Dettenkofer M, Scherrer M, Hoch V, Glaser H, Schwarzer G, Zentner J, Daschner F (2003): „Shutting down operating theatre ventilation when the theater is not in use: Infection Control and Environmental aspects". Infection Control and Hospital Epidemiology 24: 596–600

Emergency Care Research Institute ECRI (1986): „Surgical Drapes", Health Devices 15: 111

Geffers C, Gastmeier P, Daschner F, Rüden H (2001): „Prävention postoperativer Wundinfektionen". Zentralblatt Chirurgie 126: 84–92

Kappstein I (2001): „Literaturübersicht über die Bedeutung der Luft als Erregerreservoir im OP-Gebiet." http://www.dgkh.de/cgi-local/byteserver.pl/pdfdata/leitlinie_kh.pdf

Krizek TJ, Robson MC (1975): „Evaluation of quantitave bakteriology in wound management". Am J Surg 130: 579–584

LGA M-V – Landesgesundheitsamt Mecklenburg-Vorpommern – Arbeitsgruppe Krankenhaushygiene (2004): „Raumanforderungen und Umgebungsbedingungen für die Durchführung invasiver Maßnahmen in Gesundheitseinrichtungen". http://www.mkk.de/cms/media/pdf/aemter/gesundheitsamt/hygiene/rahmenhygieneplaene/invMassnahmen.pdf

Lidwell OM, Lowbury EJL, Whyte W, Blowers R, Stanley SJ, Lowe D (1982): „Effect of ultraclean air in operating rooms on deep sepsis in the joint after total hip or knee replacement: a rondomised study". Br Med J 285: 10–14

Mangram AJ, Horan TC, Pearson ML, Silver LC, Jarvis WR and the Hospital Infection Control Practies Advisory Committee (1999): „Guideline for prevention of surgical site infection". Infection Control and Hospital Epidemiology 20: 247–80

Liu Y, Moser A, Harimoto K (2003): „Numerical Study of Airborne Particle Transport in an Operating Room". International Journal of Ventilation 2: 103–110

Meierhans R et al (2001): „Heizung, Lüftung, Kühlung". In Kramer et al. (Hrsg.): „Krankenhaus- und Praxishygiene". Urban & Fischer-Verlag

RKI-Kommission (2000): Kommission für Krankenhaushygiene und Infektionsprävention beim Robert Koch-Institut: „Anforderungen der Hygiene bei Operationen und anderen invasiven Eingriffen". Bundesgesundheitsblatt 43: 644–648

RKI-Kommission (1997): Kommission für Krankenhaushygiene und Infektionsprävention beim Robert Koch-Institut, Berufsverband der Deutschen Chirurgen: Anhang zur Anlage zu Ziffern 5.1 und 4.3.3 „Anforderungen der Hygiene beim ambulanten Operieren in Krankenhaus und Praxis der Richtlinie für Krankenhaushygiene und Infektionsprävention". Bundesgesundheitsblatt 40: 361–365

Ruef CH, Troillet N (2001): „Lüftung im Spital – spitalhygienische Aspekte: I. Operationsabteilungen". Swiss-Noso 8

Rüden H, Gastmeier P, Daschner F, Schumacher M (1996): „Nosokomiale Infektionen in Deutschland. Epidemiologie in den alten und neuen Bundesländern". Deutsche medizinische Wochenschrift 121: 1281–1287

Scherrer M. (2003): „Hygiene and room climate in the operating room". Min Invas Ther & Allied Technol 12(6): 293–299

Scherrer M, Rüden H (2006): „Technische Hygiene" – In: Daschner F, Dettenkofer M, Frank U, Scherrer M (Hrsg.): „Praktische Krankenhaushygiene und Umweltschutz", 3. Auflage, 218–232, Berlin Springer

Taboril E (2005): „Der hygienische Maßanzug – welche Hygienemaßnahme sind beim ambulanten Operieren sinnvoll?" ambulant operieren 2: 1–6

Weidenfeller P, Waschko D (2004): „Hygiene in der Arztpraxis und beim Ambulanten Operieren". Leitfaden des Landesgesundheitsamtes Baden-Württemberg, Stuttgart

Weist K, Rüden H (2000): „RLT-Anlagen für ambulante Operationen?" ambulant operieren 4: 154–156

Werner H-P, Feltgen M (1998): „Qualität von OP-Abdeckmaterialien und OP-Mänteln". Hyg Med 23 (Suppl 1): 1

Whyte W (1988): „The role of clothing and drapes in the operating rooms". J Hosp Infect 11 (Suppl C): 2

Abfallwirtschaft

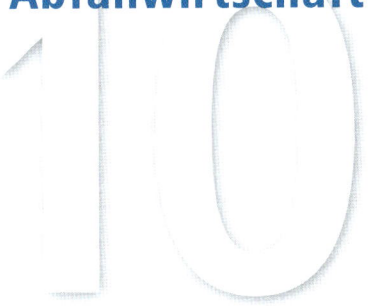

Die Abfallentsorgung in Deutschland zeichnet sich durch zunehmende Komplexität aus, insbesondere in Einrichtungen des Gesundheitswesens. Eine maßgebende Grundlage stellt dabei die Richtlinie zur Entsorgung von Abfällen der LAGA dar. Im folgenden Kapitel werden die einzelnen Abfälle erläutert und ihre Entsorgungsmöglichkeiten aufgezeigt.

Die Abfallwirtschaft in Deutschland ist in den letzten Jahren zunehmend gekennzeichnet von knapper werdenden Entsorgungsmöglichkeiten und dadurch bedingte z.T. erhebliche Kostensteigerungen bei den Abfallgebühren. Schon seit vielen Jahren wird versucht, den begrenzten Entsorgungskapazitäten durch die Schaffung einer Kreislaufwirtschaft entgegenzuwirken. Im Idealfall sollen dadurch so viele Abfälle wie möglich verwertet und erneut dem Herstellungs- und Gebrauchsprozess zugeführt werden. Der Gesetzgeber versucht, diese Kreislaufwirtschaft durch eine Vielzahl von Gesetzen und Verordnungen zu unterstützen. Zu nennen sind dabei die Verpackungsverordnung, die Batterieverordnung sowie ganz aktuell das Elektro- und Elektronikgerätegesetz.

Im Kreislaufwirtschaftsgesetz wurden auch die Grundsätze der Abfallwirtschaft deutlich festgelegt. So hat die Vermeidung von Abfällen Vorrang vor der Verwertung und diese wiederum Vorrang vor der endgültigen Entsorgung. Eine Entsorgung von Abfällen ist immer, unabhängig von der Entsorgungsmethode, mit Umweltbelastungen verbunden. Bei der bisher üblichen Methode der Deponierung war dies hauptsächlich die Gefährdung des Grundwassers und damit unseres Trinkwassers durch schadstoffbelastete Sickerwässer, die dadurch entstehen, dass Regen auf Deponien fällt und dieser, während er langsam durch die Abfälle sickert und diese ins Grundwasser trägt [Wissenschaftlicher Beirat der Bundesärztekammer (1995)]. Neben dem erheblichen Landschaftsverbrauch von Deponien war dies einer der Hauptgründe, warum durch die technische Anleitung Siedlungsabfall (TASi) Deponierung in der herkömmlichen Form nicht mehr zulässig ist. Nach Auslaufen der sehr großzügigen Übergangsfristen müssen Abfälle in Deutschland nunmehr vor der Deponierung behandelt werden. Diese Behandlung kann durch mechanisch-biologische Vorbehandlung oder durch Müllverbrennung geschehen. Ziel der Behandlung ist es, die Abfälle zu inerten Stoffen zu machen, aus denen keine Schadstoffe mehr frei werden können. Nachdem die Müllverbrennungstechnologie in den letzten Jahren erhebliche Fortschritte gemacht hat, setzt sich diese Technologie immer mehr als Standardmethode durch [Wissenschaftlicher Beirat der Bundesärztekammer (1993)]. Ab 1.6.2005 hat damit die Deponierung von Abfällen ihr Ende gefunden [TASi (1993)]. Damit verbunden war nicht nur eine weitere Kostensteigerung bei der Abfallentsorgung, sondern auch eine weitere Verknappung der Entsorgungskapazitäten. Dies merken neben den normalen Bürgern auch Unternehmen und Dienstleistungsbetriebe wie Krankenhäuser oder Arztpraxen. Aufgrund der Entsorgungsengpässe versuchen viele Entsorgungsunternehmen so viel Abfälle wie möglich aus dem üblichen Entsorgungsweg herauszuhalten. Dabei kommt es zu den Versuchen, Abfälle aus Krankenhäusern oder Arztpraxen grundsätzlich als besondere Abfälle zu deklarieren und eine besondere, meist auch kostenintensivere Entsorgung zu fordern. Dies entbehrt für die meisten Abfälle jeglicher Grundlage.

Für die Entsorgung von Abfällen aus dem Gesundheitsdienst wurde im Jahr 2002 eine Richtlinie der Länderarbeitsgemeinschaft (LAGA) veröffentlicht, die den derzeitigen Stand des Wissens bei der Entsorgung von Abfällen aus Einrichtungen des Gesundheitsdienstes zusammenfasst [LAGA (2002), bzw. Scherrer (2003) und Scherrer (2004)]. Diese Richtlinie sollte Grundlage für alle kommunalen Satzungen, aber auch für Unternehmen sein, die Abfälle aus dem Gesundheitsdienst entsorgen. In der LAGA-Richtlinie werden die Abfälle in verschiedene Gruppen eingeteilt. Die Richtlinie orientiert sich dabei an der Abfallverzeichnisverordnung, die jeder Abfallgruppe eine sechsstellige Schlüsselnummer zuweist, deren Aufbau folgendermaßen strukturiert ist. Durch die ersten beiden Ziffern wird der Herkunftsbereich benannt. Für Abfälle aus dem Gesundheitsdienst ist dies die Nummer 18, für normale Siedlungsabfälle die Nummer 20. Durch die nächsten beiden Ziffern werden nochmals sinnvolle Untergruppen gebildet. Für das Gesundheitswesen unterscheidet man dabei zwischen der Humanmedizin (Ziffer 01) und der Veterinärmedizin (Ziffer 02). Durch die letzten beiden Ziffern werden dann letztendlich die verschiedenen Abfallgruppen durchnummeriert. Eine Übersicht über die Abfallgruppen in Einrichtungen des Gesundheitsdienstes zeigt Abbildung 10.1.

Im Folgenden werden die einzelnen Abfallgruppen näher erläutert, wobei der Schwerpunkt auf Abfallgruppen gelegt wird, die für das ambulante Operieren relevant sind.

Abfallschlüsselnummer 18 01 01: spitze oder scharfe Gegenstände

Durch den Umgang mit spitzen oder scharfen Gegenständen ist grundsätzlich eine Verletzungsgefahr gegeben. Dieses gilt auch für die Entsorgung, also auch für die Reinigungskräfte und Müllwerker. Deswegen sind diese Abfälle in geeigneten stichfesten und bruchsicheren Behältnissen zu sammeln. Bei der Entsorgung ist darauf zu achten, dass ein unbefugter Zugriff zu solchen Abfällen nicht möglich ist. Die Abfälle müssen nicht unter allen Umständen separat von anderen Abfällen entsorgt werden. Sie können zusammen mit der Abfallgruppe 18 01 04 aber auch mit der Abfallgruppe 20 03 01 entsorgt werden. Aus Gründen des Arbeitsschutzes ist nicht nur der sichere Verschluss und die Durchstichsicherheit der Behältnisse zu beachten, sondern auch dass beim Transport und Entsorgungsvorgang die spitzen und scharfen Gegenstände nicht wieder frei werden. Aus diesem Grund ist eine Verdichtung dieser Abfälle nur dann zulässig, wenn die Anforderungen des Arbeitsschutzes bis zur endgültigen Beseitigung gewährleistet werden können. Dabei muss die sichere Umhüllung des Entsorgungsbehältnisses bis zur Übergabe des Sammelbehältnisses zur Entsorgung der Abfälle gewährleistet sein. Dieses Sammelbehältnis kann für Arztpraxen auch der Presscontainer oder ein Müllsammelfahrzeug sein. Wichtig ist dabei, dass Unbefugte und Nichtfachkundige keinen Zugriff mehr erhalten können.

Da eine sichere Desinfektion von Kanülen und Ähnlichem nicht gewährleistet werden kann, ist eine Verwertung dieser Abfälle auch nach Desinfektion nicht zulässig.

Für eine sichere Entsorgung müssen dabei nicht unbedingt teure gekaufte Behältnisse eingesetzt

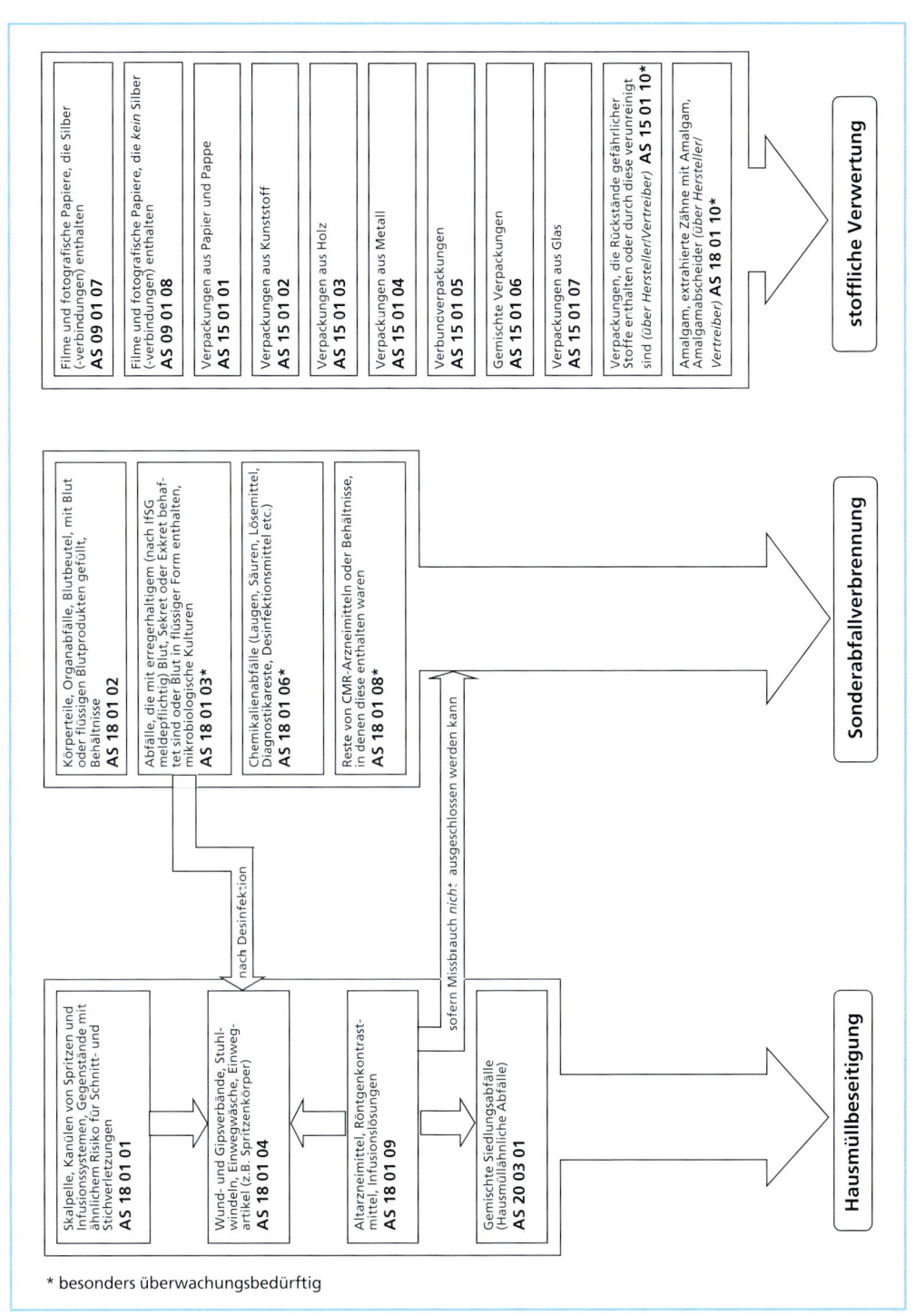

stoffliche Verwertung

Filme und fotografische Papiere, die Silber (-verbindungen) enthalten
AS 09 01 07

Filme und fotografische Papiere, die *kein* Silber (-verbindungen) enthalten
AS 09 01 08

Verpackungen aus Papier und Pappe
AS 15 01 01

Verpackungen aus Kunststoff
AS 15 01 02

Verpackungen aus Holz
AS 15 01 03

Verpackungen aus Metall
AS 15 01 04

Verbundverpackungen
AS 15 01 05

Gemischte Verpackungen
AS 15 01 06

Verpackungen aus Glas
AS 15 01 07

Verpackungen, die Rückstände gefährlicher Stoffe enthalten oder durch diese verunreinigt sind *(über Hersteller/Vertreiber)* **AS 15 01 10***

Amalgam, extrahierte Zähne mit Amalgam, Amalgamabscheider *(über Hersteller/ Vertreiber)* **AS 18 01 10***

Sonderabfallverbrennung

Körperteile, Organabfälle, Blutbeutel, mit Blut oder flüssigen Blutprodukten gefüllt, Behältnisse
AS 18 01 02

Abfälle, die mit erregerhaltigem (nach IfSG meldepflichtig) Blut, Sekret oder Exkret behaftet sind oder Blut in flüssiger Form enthalten, mikrobiologische Kulturen
AS 18 01 03*

Chemikalienabfälle (Laugen, Säuren, Lösemittel, Diagnostikareste, Desinfektionsmittel etc.)
AS 18 01 06*

Reste von CMR-Arzneimitteln oder Behältnisse, in denen diese enthalten waren
AS 18 01 08*

nach Desinfektion

sofern Missbrauch *nicht* ausgeschlossen werden kann

Hausmüllbeseitigung

Skalpelle, Kanülen von Spritzen und Infusionssystemen, Gegenstände mit ähnlichem Risiko für Schnitt- und Stichverletzungen
AS 18 01 01

Wund- und Gipsverbände, Stuhlwindeln, Einwegwäsche, Einwegartikel (z. B. Spritzenkörper)
AS 18 01 04

Altarzneimittel, Röntgenkontrastmittel, Infusionslösungen
AS 18 01 09

Gemischte Siedlungsabfälle (Hausmüllähnliche Abfälle)
AS 20 03 01

* besonders überwachungsbedürftig

Abb. 10.1   Schematische Darstellung der Abfallgruppen und Entsorgungswege gemäß LAGA-Richtlinie

werden. Genauso gut können leer gewordene Behältnisse wie Seifenspender, Flaschen oder Desinfektions- oder Reinigungsmittelkanister eingesetzt werden. Bei Verwendung von solchen Behältnissen sind eine deutliche Kennzeichnung und ein ordnungsgemäßes Verschließen extrem wichtig. Grundsätzlich sollen Kanülenentsorgungsbehältnisse nicht überfüllt werden, da dabei eine Gefahr der Penetration der Behältnisse und einer Verletzung besteht. Dies ist eine der häufigsten Verletzungsursachen bei der Kanülenentsorgung. Auf gekauften Behältnissen angebrachte Markierungen sollen daher unbedingt beachtet werden. Ist eine solche Markierung nicht vorhanden, soll das Behältnis bis maximal 80 % seines Volumens befüllt werden. Ein Nachstopfen zur besseren Ausnutzung ist aus denselben Gründen nicht sinnvoll [Scherrer et al. (2002)].

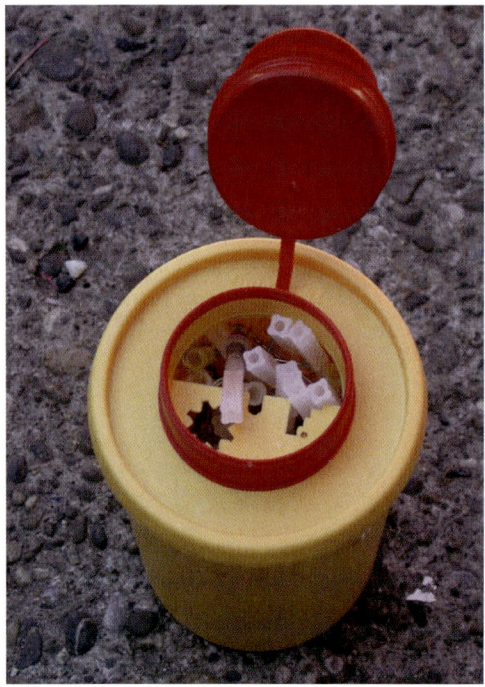

Abb. 10.2   Überfüllter Kanülenentsorgungs-
behälter

Abfallschlüsselnummer 18 01 02: Körperteile und Organe einschließlich Blutbeutel und Blutkonserven

Unter Körper- und Organabfällen versteht man Abfälle, die makroskopisch noch als vom menschlichen Körper stammend erkennbar sind und aus ethischen bzw. ästhetischen Gründen gesondert entsorgt werden sollen. Nicht dazu zählen beispielsweise Schnitte aus der Histologie und extrahierte Zähne oder Haare.

In der LAGA-Richtlinie werden zu dieser Gruppe auch mit Blut oder flüssigen Blutprodukten gefüllte Behältnisse (z.B. nicht verwendete und verfallene Blutkonserven) gefasst. Dies ist geschehen, da es immer wieder Schwierigkeiten bei der Entsorgung von mit Blut gefüllten Abfällen gekommen ist, da diese von Entsorgungseinrichtungen als infektiös zurückgewiesen wurden. Die Körper- und Organabfälle bzw. Blutabfälle sind in der Regel von der normalen Entsorgung ausgeschlossen und müssen einen separaten Entsorgungsweg nehmen. Die Abfälle sollen bereits am Entstehungsort in geeigneten Behältnissen getrennt erfasst werden. Die Behältnisse müssen sicher verschlossen werden können. Am sinnvollsten ist es, diese Abfälle in Einwegbehältnissen zu entsorgen. Ein Umfüllen oder Sortieren dieser Abfälle sollte nicht durchgeführt werden.

Auch bei diesen Abfällen sollte darauf geachtet werden, dass Unbefugte keinen Zugriff haben. Bei der Lagerung ist darauf zu achten, dass es durch Hitzeeinwirkung zu Gasbildung in den Sammelbehältnissen kommen kann, die zur Zerstörung der Behältnisse führen kann. Empfohlen wird bei einer Lagerungstemperatur unter +15 °C eine Lagerdauer von längstens einer Woche. Bei einer Lagerungstemperatur unter +8 °C kann die Lagerdauer verlängert werden.

Einzelne mit Blut oder flüssigen Blutprodukten gefüllte Behältnisse (z.B. Absaugsysteme) können unter Beachtung von hygienischen und infektions-präventiven Gesichtspunkten und des Arbeits-schutzes in dafür vorgesehene Ausgüsse entleert werden. Der Inhalt kann dem Abwasser zugeführt werden, wobei die kommunalen Abwassersatzungen zu beachten sind. Üblicherweise stellt die Entsorgung dieser Abfälle kein Problem für die Abwasserreinigung dar, da die Mengen nicht so relevant sind. Allerdings besteht bei Vollblut die Gefahr der Verstopfung der Abwasserleitungen. Falls also Vollblut nicht durch sowieso entstehendes Abwasser verdünnt wird, ist dafür die Abfallentsorgung vorzusehen.

Abfallschlüssel Nr. 18 01 03*: Infektiöse Abfälle

Üblicherweise entstehen in einer niedergelassenen Praxis keine infektiösen Abfälle. Da es jedoch immer öfter zu Diskussionen mit Entsorgern oder kommunalen Behörden darüber kommt, was infektiös ist, soll hier auch auf diese Abfallgruppe eingegangen werden. Infektiöse Abfälle sind Abfälle, an deren Sammlung und Entsorgung aus infektionspräventiven Gründen besondere Anforderungen gestellt werden müssen. Dabei spielen sowohl der Arbeitsschutz als auch die Seuchenhygiene eine Rolle. Die Infektiösität von Abfällen ergibt sich aus der bekannten oder der aufgrund medizinischer Erfahrung zu erwartenden Kontamination der Abfälle mit Krankheitserregern, sofern dadurch eine Verbreitung der Krankheit zu erwarten ist. Zur Einschätzung der Infektiösität soll dabei berücksichtigt werden:

- die Ansteckungsgefährlichkeit (Kontagiosität, Infektionsdosis, epidemisches Potenzial)
- die Überlebensfähigkeit des Erregers
- der Übertragungsweg
- das Ausmaß und die Art der Kontamination
- die Menge des kontaminierten Abfalls und

- die Schwere der gegebenenfalls ausgelösten Erkrankung und deren Behandelbarkeit

Infektiöse Abfälle sind besonders überwachungsbedüftige Abfälle und unterliegen neben dem Abfallrecht auch noch dem § 17 des Infektionsschutzgesetzes. Um das Infektionsrisiko konkret beurteilen zu können, sind detaillierte Kenntnisse der örtlichen Gegebenheiten und Voraussetzungen nötig. Daher sollten die notwendigen Maßnahmen bzw. die Abfälle, die als infektiös zu entsorgen sind, im Einzelfall mit einem Hygieneexperten sowie einem Experten für Arbeitssicherheit festgelegt werden.

Aufgrund der oben geschilderten Kriterien kann man Krankheiten benennen, bei denen nach dem gegenwärtigen Stand des Wissens infektiöse Abfälle entstehen können. Dies wurde schon in der LAGA-Richtlinie durchgeführt und hat zu der unten aufgeführten Aufzählung geführt, in Klammern ist dabei die für die Übertragung relevante erregerhaltige Ausscheidung bzw. Körperflüssigkeit benannt:

Übertragung durch unmittelbaren Kontakt mit verletzter oder nicht-intakter Haut oder Schleimhaut (z.B. durch Inokulation):
- AIDS-/HIV-Infektion (Blut)
- Virushepatitis (Blut)
- TSE (Transmissible spongiforme Encephalopathie) (Gewebe, Liquor)
- CJK, vCJK (Creutzfeldt-Jakob-Krankheit) (mit TSE-Erregern kontaminierte Abfälle sind immer zu verbrennen)

Fäkal-orale Übertragung (Schmierinfektion):
- Cholera (Stuhl, Erbrochenes)
- Ruhr, HUS (enterophatisches hämolytisch-urämisches Syndrom) (Stuhl)
- Typhus/Paratyphus (Stuhl, Urin, Galle, Blut)

Aerogene Übertragung/Tröpfcheninfektion; Schmierinfektion:

▸ Aktive Tuberkulose (Sputum, Urin, Stuhl)

▸ Meningitis/Enzephalitis (insbesondere Meningokokken-Meningitis) (Sputum/Rachensekret)

▸ Brucellose (Blut)

▸ Diphtherie (Sputum/Rachensekret, Wundsekret)

▸ Lepra (Nasensekret, Wundsekret)

▸ Milzbrand (Sputum/Rachensekret, Wundsekret)

▸ Pest (Sputum/Rachensekret, Wundsekret)

▸ Pocken (Rachensekret, Pustelsekret)

▸ Poliomyelitis (Sputum/Rachensekret, Stuhl)

▸ Psittacose (s. Vet. Med., keine Übertragung durch den Menschen)

▸ Q-Fieber (s. Vet. Med., keine Übertragung durch den Menschen)

▸ Rotz (Sputum/Rachensekret, Wundsekret)

▸ Tollwut (Sputum/Rachensekret)

▸ Tularämie (Wundsekret, Eiter)

▸ virusbedingte-haemorrhagische Fieber (einschl. Hanta (renale Symptomatik/HFRS; pulmonale Symptomatik/HPS)) (Blut, Sputum/Rachensekret, Wundsekret, Urin)

Wie schon erwähnt, spielt auch die Menge des kontaminierten Abfalls eine Rolle, dies ist insbesondere bei Abfällen von Hepatitis- oder HIV-Patienten der Fall. In der LAGA-Richtlinie wird explizit erwähnt, dass kontaminierte trockene (nicht tropfende) Abfälle von erkrankten Patienten (AIDS, Virus-Hepatitis) aus der Einzelfallbehandlung nicht zu den infektiösen Abfällen gerechnet werden müssen. Dazu zählen Abfälle wie z.B. kontaminierte Tupfer im Rahmen der Blutentnahme, nicht tropfende Wundverbände oder OP-Abdeckungen oder Watterollen aus der zahnärztlichen Praxis. Im Gegensatz dazu zählen spitze und scharfe Gegenstände, blutgefüllte Gefäße sowie blutgetränkter Abfall aus Operationen entsprechender Patienten

aus Schwerpunktpraxen und Laboren, die schwerpunktmäßig Hepatitis- oder HIV-Patienten behandeln, genauso zu infektiösen Abfällen wie gebrauchte Dialysesysteme aus der Behandlung bekannter Virusträger.

Grundsätzlich zählen alle nicht inaktivierten oder desinfizierten mikrobiologischen Kulturen zu den infektiösen Abfällen.

Infektiöse Abfälle können vor der Entsorgung desinfiziert werden, wodurch sie ihr Gefährdungsmerkmal verlieren und einer entsprechenden unproblematischeren Abfallgruppe (18 01 04) zugeben werden können. Für die Desinfektion dürfen allerdings nur anerkannte Verfahren, die in der Liste der vom Robert Koch-Institut anerkannten Desinfektionsmittel und Verfahren aufgeführt sind, verwendet werden [Robert Koch-Institut (2003)]. Weiterhin sind Abfälle, die TSE-Erreger enthalten, nicht durch Desinfektion zu inaktivieren und müssen auf jeden Fall verbrannt werden. Der übliche Entsorgungsweg für infektiöse Abfälle ist die Verbrennung. Da es sich dabei um besonders überwachungsbedürftige Abfälle handelt, müssen sie gemäß Gefahrgutrecht transportiert werden. Für niedergelassene Arztpraxen ist es am sinnvollsten, sich mit ihrem für die kommunale Entsorgung zuständigen Abfallberater in Verbindung zu setzen, um den besten und sichersten Entsorgungsweg festzulegen.

Abfallschlüsselnummer 18 01 04: Krankenhausspezifischer Abfall, nicht infektiös

In dieser Abfallschlüsselnummer sind alle Abfälle zusammengefasst, die erkennbar aus dem Gesundheitswesen stammen, möglicherweise auch mit Blut oder Stuhl kontaminiert sind, allerdings nicht unter der Definition der infektiösen Abfälle fallen und damit bei der Entsorgung keine besonderen Anforderungen benötigen. Es handelt sich hier um mit Blut, Sekreten oder Exkreten behafteten Abfäl-le wie Wundverbände, Gipsverbände, Einwegwä-sche, Stuhlwindeln, Einwegartikel und vieles mehr aus der Krankenversorgung. Auch diese Abfälle werden am besten am Entstehungsort in reißfes-ten, feuchtigkeitsbeständigen und dichten Behält-nissen gesammelt, ohne Umfüllen oder Sortieren der Entsorgung zur Verfügung gestellt. Selbstver-ständlich gilt auch hier, dass ein Zugriff von Unbe-fugten ausgeschlossen werden muss. Bei größeren Mengen von Körperflüssigkeiten muss sicherge-stellt werden, dass diese Flüssigkeiten nicht austre-ten können. Falls dies nicht gegeben ist, müssen diese Abfälle als Körper- und Organabfall (Abfall-schlüsselnummer 18 01 02) entsorgt werden. Diese Abfälle sollten getrennt von den gemischten Sied-lungsabfällen entsorgt werden. Auf jeden Fall soll jegliche außerbetriebliche Vorbehandlung wie z.B. Sortieren, Sieben, Zerkleinern etc. unterbleiben. Je nach Zusammensetzung der Abfälle kann eine Entsorgung mit gemischten Siedlungsabfällen (20 03 01) vereinbart werden. Hierbei sollte auf je-den Fall Rücksprache mit dem für die kommunale Entsorgung zuständigen Abfallberater genommen werden.

Abfallschlüssel Nr. 18 01 06* und 18 01 07: Chemikalienabfälle

Bei diesen Abfallschlüsselnummern unterscheidet man grundsätzlich zwischen gefährlichen Chemi-kalien, die als Sonderabfall entsorgt werden müssen (Abfallschlüsselnummer 18 01 06*) und Chemikalien ohne gefährliche Inhaltsstoffe (Abfall-schlüsselnummer 18 01 07). Unterscheidbar sind diese Abfälle am besten durch die auf der Verpa-ckung aufgebrachten Gefahrensymbole. Sind ent-sprechende Symbole aufgebracht, handelt es sich um gefährliche Abfälle. Befinden sich keine Sym-bole auf der Verpackung, handelt es sich mit Si-cherheit um ungefährliche Abfälle. Gefährliche

Abfälle sind die üblichen bekannten Chemikalien, also Säuren, Laugen, Lösemittel, Fixier- und Ent-wicklungsbäder aus der Röntgenfilmentwicklung, Desinfektions- und Reinigungsmittelkonzentrate und Ähnliches. Bei diesen Abfällen handelt es sich nicht nur um Gefahrstoffe, sondern auch um Son-derabfälle, die entsprechend getrennt entsorgt werden müssen. Normalerweise können haushalts-übliche Mengen im kommunalen Recyclinghof ab-gegeben werden. Bei größeren Mengen empfiehlt sich die Rücksprache mit dem für die kommunale Entsorgung zuständigen Abfallberater.

Chemikalienabfälle ohne Gefährdungspotenzial haben entweder kein Gefahrensymbol auf ihrer Verpackung oder sie werden bei ihrer Nutzung so stark verdünnt, dass eine Gefährdung nicht mehr gegeben ist bzw. wie z.B. bei Händedesinfektions-mitteln werden die Verpackungen so weit entleert, dass die Verpackungen nicht mehr gesondert ent-sorgt werden müssen. Zu diesen Abfällen gehören z.B. chemische Reagenzien aus diagnostischen Ap-paraten, Atemkalk, Reinigungsmittel oder eben auch Händedesinfektionsmittel.

Abfallschlüsselnummer 18 01 08*: Zytostatikaabfälle

Immer häufiger werden Zytostatikatherapien auch ambulant durchgeführt. Damit ist auch mit dem Entstehen von Zytostatikaabfällen in Arztpraxen immer mehr zu rechnen. Der Begriff Zytostatika-abfälle wird in der LAGA-Richtlinie weiter gefasst und umfasst alle so genannten CMR-Arzneimittel (krebserzeugend, erbgutverändernd, reprodukti-onstoxisch). Die Abfälle sind für den nicht kranken Menschen, der mit ihnen umgeht, eine potenzielle Gefahr und deswegen ist nicht nur ein besonderer Umgang mit den Arzneimitteln, sondern auch mit den bei der Zubereitung und Applikation entste-henden Abfällen notwendig. Grundsätzlich gehö-ren zu dieser Abfallgruppe alle Abfälle, die aus

Resten oder Fehlchargen bestehen oder die deutlich erkennbar mit CMR-Arzneimitteln verunreinigt sind. Dazu gehören:

- ▶ nicht vollständig entleerte Originalbehältnisse (z.B. bei Therapieabbruch angefallene oder nicht bestimmungsgemäß angewandte Zytostatika),
- ▶ verfallene Arzneimittel in Originalpackungen,
- ▶ Reste an Trockensubstanzen und zerbrochene Tabletten,
- ▶ Spritzen und Infusionsflaschen/-beutel mit deutlich erkennbaren Flüssigkeitsspiegeln/Restinhalten (> 20 ml),
- ▶ Infusionssysteme und sonstiges mit Zytostatika kontaminiertes Material (> 20 ml), z.B. Druckentlastungssysteme und Überleitungssysteme,
- ▶ nachweislich durch Freisetzung mit großen Flüssigkeitsmengen oder Feststoffen bei der Zubereitung oder Anwendung der vorgenannten Arzneimittel kontaminiertes Material (z.B. Unterlagen, stark kontaminierte persönliche Schutzausrüstung).

Im Gegensatz zu den oben aufgeführten stark kontaminierten Abfällen gehören gering kontaminierte Abfälle in der Regel nicht dazu. Dazu gehören u.a. Tupfer, Ärmelstulpen, Handschuhe, Atemschutzmasken, Einmalkittel, Aufwischtücher, leere Zytostatikabehältnisse nach bestimmungsgemäßer Anwendung, Luftfilter von Sicherheitswerkbänken. Diese Abfälle können der Abfallschlüsselnummer 18 01 04 zugeordnet werden. Zytostatikaabfälle müssen auf jeden Fall verbrannt werden, wobei sichergestellt werden muss, dass die Temperatur über 1.000 °C liegt, um eine sichere Inaktivierung der Substanzen zu gewährleisten [Eitel et al. (2004)].

Abfallschlüsselnummer 18 01 09: Altarzneimittel

In den meisten Arztpraxen dürften auch Abfälle aus weniger gefährlichen oder ungefährlichen Arzneimitteln, z.B. unverbrauchte Röntgenkontrastmittel, unverbrauchte Infusionslösungen, verfallene Tabletten oder Kapseln entstehen. Sofern ein missbräuchlicher Zugriff durch Dritte ausgeschlossen werden kann, ist eine gemeinsame Entsorgung dieser Abfälle mit der Abfallschlüsselnummer 18 01 04 oder 20 03 01 möglich [Scherrer (2000)].

Abfallschlüsselnummer 20 03 01: Gemischter Siedlungsabfall

Neben den oben geschilderten für den Betrieb einer Einrichtung des Gesundheitsdienstes typischen Abfällen entstehen in einer Arztpraxis auch noch ganz normale Siedlungsabfälle wie sie jeder Privathaushalt verursacht. Diese Siedlungsabfälle werden unter der Abfallschlüsselnummer 20 03 01 zusammengefasst und können auch zusammen mit der kommunalen Abfallentsorgung entsorgt werden. Nach Rücksprache mit der kommunalen Abfallentsorgungsbehörde können dieser Abfallgruppe auch einige der spezifischen Abfälle (18 01 01, 18 01 04, 18 01 07 oder 18 01 09) zugeordnet werden.

Verpackungsabfälle

Neben den gemischten Siedlungsabfällen entstehen in Arztpraxen wie in jedem Privathaushalt Verpackungsabfälle, die als Wertstoffe getrennt gesammelt und einer Verwertung zugeführt werden können. Auch hier gelten die Regelungen, wie sie für den Privathaushalt üblich sind. In der Regel wird dabei unterschieden zwischen Papier, Pappe, Weißglas, Grünglas, Braunglas und der Leichtverpackungsfraktion. Einrichtungen des Gesundheitsdienstes sind dabei gut beraten, auf die Trenndisziplin insbesondere bei den Leichtverpackungen zu achten, da es öfter zu Problemen auf Sortieranlagen für Leichtverpackungen kommt, wenn kontaminierte oder auch nicht kontaminierte Einwegspritzen oder Ähnliches über die gelben Säcke entsorgt werden.

Batterien

Im Rahmen der Kreislaufwirtschaft werden auf europäischer und nationaler Ebene zunehmend Verordnungen und Gesetze erlassen, die schadstoffbehaftete Abfälle aus dem normalen Siedlungsabfall entfernen und einer getrennten Entsorgung bzw. Verwertung zuführen. Eines dieser Beispiele ist die Batterieverordnung. Hierbei ist geregelt, dass Batterien nicht mehr über den kommunalen Abfall entsorgt werden dürfen sondern separat gesammelt und entsorgt werden müssen. Dazu gibt es eine Rücknahmeverpflichtung der Hersteller und auch entsprechende Sammelsysteme, bei denen Batterien in entsprechenden Behältnissen gesammelt werden und per Post zu einer zentralen Sammelstelle zurückgeschickt werden können. Auch

die Entsorgung über den kommunalen Recyclinghof ist bei haushaltsüblichen Mengen möglich. In Arztpraxen können erhebliche Mengen an Altbatterien durch den Einsatz von Langzeit-EKG oder Langzeit-Blutdruckmessgeräten entstehen. Dies hängt allerdings sehr vom Gerätetyp ab. Bei neueren Geräten ist auch die Verwendung von Akkus üblich, durch die dann die Menge an Altbatterien drastisch gesenkt werden kann. Zu beachten ist auch, dass nicht nur einzelne Batterien und Akkus unter die Batterieverordnung fallen, sondern auch Geräte, die Batterien und Akkus enthalten und bei denen die Batterien nicht entfernt werden können [BattV (2001)].

Elektro- und Elektronikgeräte

Zu der Abfallgesetzgebung neu hinzugekommen ist im Jahr 2005 das Elektro- und Elektronikgerätegesetz (ElektroG), welches u.a. eine Rücknahme und getrennte Entsorgung von Elektrogeräten vorschreibt. Dieses Gesetz trat zum 24. März 2006 in Kraft und verpflichtet Hersteller und Vertreiber

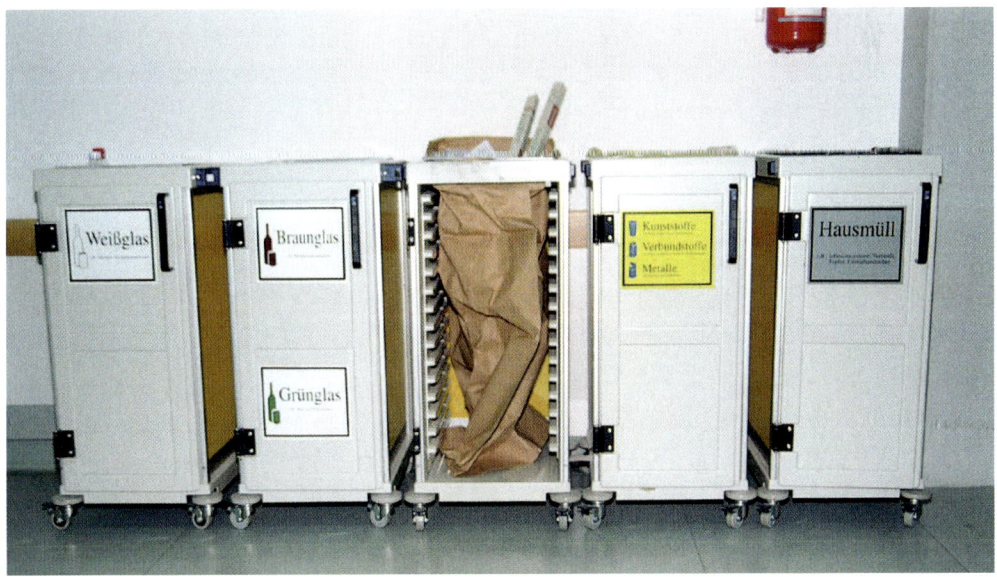

Abb. 10.3   Abfalltrennsystem

von Elektrogeräten zur Rücknahme ihrer Geräte [ElektroG (2005)].

Leider ist die Definition in diesem Gesetz etwas unscharf geraten und es wird eine Vielzahl von besonderen Kriterien und Ausnahmen gemacht, so dass es insgesamt schwer ist, festzustellen, ob ein bestimmtes Gerät unter diese Rücknahmeverpflichtung fällt oder nicht. Bei Unklarheiten ist es deswegen grundsätzlich sinnvoll, den entsprechenden Hersteller zu fragen. Für den Gesundheitsdienst gibt es zwei Ausnahmen, die eine Rücknahme schwierig machen könnten.

Zum einen fallen implantierte Produkte nicht unter den Geltungsbereich des Gesetzes. Gemäß der Begründung zu diesem Gesetz fallen damit Produkte, die dafür bestimmt sind, implantiert zu werden, auch nicht unter die Rücknahmeverpflichtung der Hersteller.

Bei der zweiten Ausnahme handelt es sich um so genannte infektiöse Produkte, wobei der Begriff infektiös im Gesetz nicht mehr definiert wird, sondern nur in einer so genannten EAR-Regel erläutert wird. Die Stiftung Elektroaltgeräteregister (EAR) wurde zeitgleich mit dem Gesetz gegründet und ist mit der Umsetzung des ElektroG hoheitlich betraut. Sie gibt allen betroffenen Kreisen nähere Informationen bei der Umsetzung des Gesetzes. Nach der EAR-Regel gelten Produkte als infektiös, wenn Blut, Urin und andere biologische Kontaminanten in das Gerät gelangen können, wobei nach dieser Auslegung schon allein die Kontamination mit Blut ein Gerät infektiös macht. Wie weiter oben bei den infektiösen Abfällen ausgeführt, müssten aber weitere Kriterien eine Rolle spielen. In der Begründung zum Gesetz werden beispielsweise Blutzuckermessgeräte von der Rücknahmeverpflichtung ausgeschlossen, da sie potenziell infektiös sein könnten. Grundsätzlich ist eine Dekontamination von so genannten infektiösen Geräten möglich, danach muss sie der Hersteller auch

wieder zurücknehmen. Allerdings muss eine sichere Dekontamination gegeben sein.

Aufgrund dieser unklaren Definitionslage sind bei der Umsetzung des Gesetzes erhebliche Diskussionen zu erwarten, wann eine Rücknahmeverpflichtung des Herstellers gegeben ist und wann nicht. Dies erfolgt insbesondere auch vor dem Hintergrund, dass bei Geräten, die vor dem 24. März 2006 in Verkehr gebracht wurden, der Verbraucher die Kosten für die Rücknahme tragen muss. Nach diesem Stichtag muss der Hersteller entweder die Kosten tragen oder eine zumutbare Möglichkeit zur Rückgabe schaffen. Bei der Rückgabeverpflichtung hat der Hersteller zwei Möglichkeiten: Zum einen kann er die Geräte direkt zurücknehmen, zum anderen kann er sich kollektiver Rücknahmesysteme bedienen. Für den medizinischen Bereich kommen beide Systeme in Frage, das heißt, Geräte können sowohl an den Hersteller zurückgegeben werden, indem man sie zurückschickt oder sie vom Hersteller abgeholt werden oder es können Systeme, vergleichbar mit dem System des Verpackungsrecyclings etabliert werden, in denen man seine Elektrogeräte entsorgen kann. Welche konkreten Möglichkeiten gegeben sind, ist herstellerspezifisch, d.h. es muss vom jeweiligen Hersteller erfragt

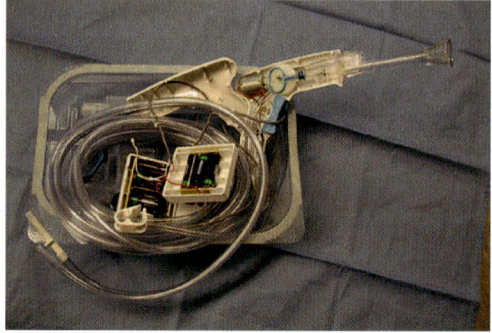

Abb. 10.4 *Entsorgungsproblem nach der Batterieverordnung und dem Elektro- und Elektronikgerätegesetz?*

werden. Da sich dieses System noch im Aufbau befindet, werden sicher Problematiken bei der Umsetzung noch entstehen [Scherrer (2005)].

LITERATUR

BattV (2001): „Batterieverordnung – Verordnung über die Rücknahme und Entsorgung gebrauchter Batterien und Akkumulatoren". Bundesgesetzblatt Nr. 33 vom 9.7.2001 S. 1486 und vom 9.9.2001: 2331)

Eitel A, Scherrer M, Metz L, Kümmerer K (2004): „Umgang mit Zytostatika", 5. Auflage, IUK-Schriftenreihe 1, Freiburg

ElektroG (2005): „Elektro- und Elektronikgerätegesetz – Gesetz über das Inverkehrbringen, die Rücknahme und die umweltverträgliche Entsorgung von Elektro- und Elektronikgeräten vom 16. März 2005". Bundesgesetzblatt I Nr. 17 vom 23.3.2005: 762

LAGA Länderarbeitsgemeinschaft Abfall (2002): „Richtlinie über die ordnungsgemäße Entsorgung von Abfällen aus Einrichtungen des Gesundheitsdienstes". Erich Schmidt Verlag GmbH & Co., Berlin

Robert Koch-Institut (2003): „Liste der von Robert Koch-Institut geprüften und anerkannten Desinfektionsmittel und -verfahren". Bundesgesundheitsblatt 46: 72–95

Scherrer M (2000): „Geringes Reste-Risiko. Müllmagazin", 2: 24–25

Scherrer M, Kowalska M (2002): „Praxis der Kanülenentsorgung". Müllmagazin, 2: 53

Scherrer M (2005): „Alles Schrott – oder was?" Klinikmanagement aktuell Supplement September: 28–27

Scherrer M (2004): „Abfallentsorgung in Einrichtungen des Gesundheitsdienstes". In: Hofmann F, Reschauer G, Stößel U (Hrsg.): „Arbeitsmedizin im Gesundheitsdienst". Edition FFAS Freiburg: 96–106

Scherrer M (2003): „LAGA-Richtlinie: Wieder Ordnung im Müll", Klinikmanagement aktuell, 80: 84–85

TASI (1993): „TA Siedlungsabfall – Dritte Allgemeine Verwaltungsvorschrift zum Abfallgesetz, Technische Anleitung zur Verwertung, Behandlung und sonstigen Entsorgung von Siedlungsabfällen vom 14. Mai 1993". Bundesanzeiger:4967 und Beilage

Wissenschaftlicher Beirat der Bundesärztekammer (1993): „Potentielle Gesundheitsgefahren durch Emissionen aus Müllverbrennungsanlagen". Deutsches Ärzteblatt 90: A-2188-A-2202

Wissenschaftlicher Beirat der Bundesärztekammer (1995): „Gesundheitsgefährdung der Bevölkerung durch Mülldeponien (Siedlungsabfall)". Deutsches Ärzteblatt 92: A-3633-A-3640

Qualitätsmanagement im ambulanten Bereich

Das folgende Kapitel gibt einen Überblick über die rechtlichen Hintergründe der verbindlichen QM-Einführung. Zusätzlich werden die wesentlichen Inhalte des Qualitätsmanagements sowie die wichtigsten praxisrelevanten Systeme vorgestellt.

Seit 1.1.2006 schreibt das Sozialgesetzbuch V vor, dass Vertragsärzte Qualitätsmanagement (QM) betreiben müssen. Das heißt, seit diesem Zeitpunkt ist die Einführung eines Qualitätsmanagementsystems praktisch Pflicht.

Am 18. Oktober 2005 hat der gemeinsame Bundesausschuss (G-BA) vorbehaltlich der Prüfung durch das Bundesministerium für Gesundheit und Soziale Sicherung (BMGS) die „Qualitätsmanagement-Richtlinie vertragsärztliche Versorgung" beschlossen. Die Richtlinie sieht vor, dass ein einrichtungsinternes Qualitätsmanagement innerhalb von 4 Jahren einzuführen ist. Die ersten 2 Jahre werden als Planungszeit angesehen, die 2 folgenden als Umsetzungszeit. In den Kassenärztlichen Vereinigungen werden so genannte „QM-Kommissionen" eingerichtet, um die Umsetzung zu überprüfen. Pro Jahr sollen 2,5 % der zufällig ausgewählten Vertragsärzte überprüft werden. Sollte das einrichtungsinterne Qualitätsmanagement nicht dem vorgeschlagenen Zeitrahmen entsprechen, so werden die Praxen von der QM-Kommission beraten [KBV 2006].

Die jeweiligen QM-Kommissionen sollen den G-BA über den jeweiligen Stand der QM-Systeme berichten. 5 Jahre nach Inkrafttreten der gemeinsamen Qualitätsmanagement-Richtlinien soll der G-BA dann über die Akkreditierung von QM-Systemen und gegebenenfalls über Sanktionsmaßnahmen bei Nichteinführung der Systeme entscheiden.

Welches Qualitätsmanagementsystem eingeführt werden soll, ist nicht festgelegt. Eine Zertifizierung ist momentan noch nicht zwingend vorgeschrieben. Bundesweit gibt es aber eine Reihe von KV-spezifischen, bzw. nationalen QM-Systemen, die den ambulanten Einrichtungen angeboten werden.

MEMO Seit Januar 2006 sind alle Vertragsarztpraxen verpflichtet, ein einrichtungsinternes Qualitätsmanagementsystem vorzuweisen. Die Einführungs und Umsetzungsphase soll 4 Jahre dauern. Jährlich sollen 2,5 % aller Vertragsarztpraxen überprüft werden. Konkrete Sanktionen bei Nichteinführung der QM-Systeme sind noch nicht vorgesehen.

Grundlagen des Qualitätsmanagements

Der kontinuierliche Verbesserungsprozess (KVP) ist die Grundlage aller Qualitätsmanagementsysteme. Der so genannte Demming-Zyklus (Abbildung 1) fasst diesen Prozess unter den Begriffen „Plan-Do-

Check-Act" zusammen. Dies heißt nichts anderes als Planen, Ausführen, Überprüfen und Verbessern der Abläufe innerhalb der Praxis, einhergehend mit einer stetigen Aktualisierung der entsprechenden Dokumentation. Der Begriff der „Dokumentation" im Qualitätsmanagement unterscheidet sich dabei wesentlich von der im ärztlichen und pflegerischen Alltag gebräuchlichen Definition.

Die Dokumentation im Qualitätsmanagement bedeutet die Festlegung von Strukturen, Abläufen und Beschreibung der bestehenden Organisation. Der Nachweis der Einhaltung dieser Abläufe erfolgt durch Aufzeichnungen. Beispiele hierfür sind ausgefüllte Checklisten, die Durchführung von mikrobiologischen Überprüfungen des Sterilisationsergebnisses oder die Protokollierung der Ergebnisse von Hygienebegehungen oder internen Audits.

Beim Qualitätsmanagement unterscheidet man zusätzlich zwischen drei verschiedenen Qualitätsbegriffen:

- ▶ Strukturqualität betrifft z.B. Infrastrukturen, Ressourcen, Personal etc.
- ▶ Prozessqualität bezieht sich auf die Arbeitsabläufe, die in die so genannte Kernprozesse wie Diagnose und Therapie sowie Nebenprozesse (Hygiene, Bestellwesen, Apotheke etc.) und Un-

terstützungsprozesse, z.B. Verwaltung und EDV unterteilen
- ▶ Ergebnisqualität (Patientenzufriedenheit, Rate nosokomialer Infektionen)

MEMO Grundlage aller Qualitätsmanagementsysteme ist der kontinuierliche Verbesserungsprozess und die systematische Analyse, Bewertung und Bearbeitung von Fehlern und Fehlermöglichkeiten. Alle im medizinischen Bereich verwendeten Modelle beziehen sich auf die DIN EN ISO 9001:2000 und/oder auf das EFQM-Modell.

Unabhängig von dem ausgewählten QM-System einer Praxis gleichen sich die Inhalte, welche im System bearbeitet (bzw. verbessert) werden sollten. Wesentliche Inhalte eines Praxis-QM-Systems sind:

- ▶ Patientenversorgung
- ▶ Mitarbeiterorientierung
- ▶ Praxismanagement
- ▶ Informationswesen
- ▶ Kooperation und Management von weiteren Schnittstellen (Zusammenarbeit mit Anästhesie)
- ▶ Integration bestehender Qualitätssicherungsmaßnahmen (z.B. Infektionserfassung)

Innerhalb der verschiedenen Qualitätsmanagementsysteme gibt es eine Reihe von QM-Werkzeugen, welche sich in allen Modellen gleichen [Badura B., Strodtholz S., 1999]. Diese Werkzeuge dienen dazu, das Qualitätsmanagementsystem schlank und praxisnah umzusetzen. Folgende Werkzeuge kommen zur Anwendung:

- ▶ Festlegung konkreter Ziele
- ▶ Überprüfung, ob und in welchem Maß die Ziele schon erreicht sind
- ▶ Prozessanalyse und -beschreibung
- ▶ Qualitätszirkel

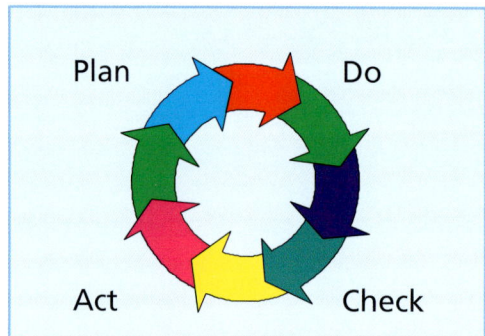

Abb. 11.1   Demming-Zyklus

- Befragungen (z.B. Patienten)
- Beschwerdemanagement
- Organigramme, Checklisten
- Fehlermanagement
- Notfallmanagement
- Erstellung und Lenkung von Dokumenten und Aufzeichnungen
- Evaluierung des Managementsystems und der getroffenen Maßnahmen (Kennzahlen)
- Dokumentation

Da die Dokumentation einen wesentlichen Baustein der Qualitätsmanagementsysteme darstellt, ist darauf natürlich besonderer Wert zu legen. Eine Reihe von Anweisungen bzw. schriftlichen Unterlagen sind vorzuhalten. Dazu gehören vor allem:

- Hygienepläne mit Arbeitsanweisungen
- Reinigungs- und Desinfektionspläne
- Gefahrstoffmerkblätter
- Transfusionshandbuch
- Gerätebücher/Wartungslisten
- Produkt- und/oder patientenbezogene Chargendokumentationen

Dabei ist zu beachten, dass die meisten Unterlagen in der Praxis bereits vorhanden sind.

Mittlerweile existiert eine Vielzahl von Qualitätsmanagementsystemen für den ärztlichen Tätigkeitsbereich. Da zur Zeit keines der Systeme für den Praxisbereich vorgeschrieben ist, sollen im Folgenden die gängigsten Modelle vorgestellt werden.

DIN EN ISO 9001:2000

DIN EN ISO 9001:2000 ist eine prozessorientierte und weltweit gültige Norm. Sie stammt ursprünglich aus der Industrie. Die Anforderungen sind jedoch im Laufe der Zeit für den medizinischen Bereich angepasst worden, so dass die ISO 9001:2000

praktisch als eine Art „Stammvater" für die meisten Qualitätsmanagementsysteme angesehen werden kann. Die Umsetzung im Praxisbereich stellt die Anwender vor etwas höhere Anforderungen, führt allerdings bei konsequenter Umsetzung zu einem international vergleichbaren System. Einen Vorteil der Norm stellt die Zertifizierbarkeit dar. Auch kann man sagen, dass alle anderen auch von den einzelnen KVen entwickelten Systeme auf den Inhalten der Norm aufbauen.

Bei dem Zertifizierungsverfahren nach DIN EN ISO 9001:2000 handelt es sich um eine Bewertung, bei der ein so genannter Auditor die Übereinstimmung mit den Vorgaben der Norm feststellt. Ist alles normenkonform, so wird von einer akkreditierten Zertifizierungsstelle ein Zertifikat erteilt. Das Zertifikat ist 3 Jahre gültig, wobei jährliche Überwachungsaudits stattfinden [Deutsches Institut für Normung 2001].

EFQM-Excellence-Modell

Das so genannte EFQM-Modell ist ebenfalls neben der DIN EN ISO eines der Fundamente des Qualitätsmanagements. EFQM bedeutet „European Foundation of Quality Management". Das Modell beruht auf dem Prinzip der Selbstbewertung und gliedert sich in zwei Arten von Kriterien:

a. Befähigerkriterien, die hinterfragen, wie Qualität erreicht wird
b. Ergebniskriterien, die prüfen, welche Qualität tatsächlich erreicht wurde

Vorteile des EFQM-Modells bestehen in einer hohen Akzeptanz, guten Erfahrungen mit dem System im Gesundheitswesen und der internationalen Vergleichbarkeit des Systems. Ebenso ist es i.d.R. relativ kostengünstig.

Auch ist positiv hervorzuheben, dass der Focus auf der so genannten Ergebnisqualität liegt. Negativ hervorzuheben ist, dass es im Gegensatz zur DIN

EN ISO 9001:2000 unzureichend standardisiert ist und kein Zertifizierungsverfahren existiert.

QEP-Modell

Das QEP-Modell (Qualität und Entwicklung in Praxen) der Kassenärztlichen Bundesvereinigung ist extra für den Praxisbereich entwickelt worden. Das QEP-Modell besitzt Bestandteile aller bekannter QM-Systeme (wie ISO, EFQM). Es verfügt über 5 Kapitel in denen alle wesentlichen Bestandteile des Praxismanagements zusammengeführt sind (z.B. Mitarbeiter, Praxisorganisation, Patientenversorgung).

Das QEP-Modell läuft in mehreren Phasen ab. In der ersten Stufe wird das Praxispersonal geschult; es erfolgt eine checklistengestützte Ist-Erhebung der QM-Ziele durch die Praxismitarbeiter. Die zweite Stufe befasst sich mit dem Aufbau und der Umsetzung des QM-Systems. Als Hilfen dienen dabei z.B. Musterdokumentationen.

Wie auch bei Praxis-KTQ kann dann nach einer Selbstbewertung das System von einem externen Auditor evaluiert werden. Sofern die Evaluation erfolgreich ist, kann ein Zertifikat mit dreijähriger Gültigkeitsdauer erworben werden. Einige KVen haben verwandte Modelle entwickelt (z.B. KV-Nordrhein mit qu.no), welche sich aber stark an QEP anlehnen (KVNO 2005).

KTQ-Modell für Praxen

Seit kurzem hat die KTQ (Kooperation für Transparenz in Qualität im Krankenhaus) das bestehende Modell zur Zertifizierung von Krankenhäusern an Arztpraxen angepasst. Bei Praxis-KTQ wird von einem so genannten Visitor die Übereinstimmung mit den Anforderungen überprüft. Die Anforderungen sind in einen Fragenkatalog mit mehr als 250 Fragen festgeschrieben. Die Fragen betreffen die relevanten Arbeitsabläufe und Gegebenheiten des Praxisalltags. Der KTQ-Katalog verfügt über folgende bewertete Kategorien:

- ▶ Patientenorientierung der Praxis
- ▶ Führung der Praxis
- ▶ Sicherstellung der Mitarbeiterorientierung
- ▶ Sicherheit in der Praxis
- ▶ Informationswesen
- ▶ Aufbau eines Qualitätsmanagementsystems

Nach der Eigenbewertung in den einzelnen Kategorien durch die Praxismitarbeiter schließt sich die Bewertung durch einen Visitor an. Werden die Kriterien zu mindestens 55 % erreicht, erhält die Praxis das KTQ-Zertifikat.

KPQ-Praxis-Qualitätsmanagement

Das KPQ-Modell der KV Westfalen-Lippe (KVWL Praxis Qualitätsmanagement) wird seit 2002 angeboten. Es orientiert sich an den Arbeitsabläufen der Praxen und befasst sich mit den drei Elementarqualitäten:

- ▶ Strukturqualität
- ▶ Prozessqualität
- ▶ Ergebnisqualität

Danach sollen die Praxen nach mehrstündigen Schulungsphasen das QM-System selbstständig einführen.

Auch hier erfolgt eine Art Eigenbewertung in Form eines Praxisqualitätsberichtes (10 Kernprozesse). Nach einer Fremdbewertung durch einen geschulten Arzt kann ein Zertifikat mit einer Laufzeit von 3 Jahren erworben werden.

EPA-Modell

Das EPA-Modell (Europäisches Praxisassessment in Hausarztpraxen) wird seit 2004 für Praxen angeboten. Die Kerninhalte des EPA sind

- ▶ Infrastruktur
- ▶ Menschen

- Information
- Finanzen
- Qualität und Sicherheit

Die Stärken liegen in der Einbeziehung auch der Patienten und des gesamten Praxisteams. Bei der Bewertung werden evaluierte und validierte Instrumente eingesetzt, welche auch ein so genanntes Benchmarking zulassen; es ist ebenfalls gut und recht einfach umzusetzen. Das System ist mit dem KTQ-Modell vergleichbar. Es werden zunächst über 400 Fragen aus den oben genannten Bereichen beantwortet. Auch hier kann ein Zertifikat mit einer Laufzeit von 3 Jahren erworben werden.

Zusammenfassung

Zusammenfassend kann gesagt werden, dass alle für den Praxisbereich relevanten Qualitätsmanagementmodelle im Wesentlichen auf den Basismodellen DIN EN ISO 9001:2000 und dem EFQM-Modell beruhen.

Für welches System sich die jeweilige Einrichtung letztendlich entscheidet, hängt von verschiedenen Faktoren ab. Erst einmal sollte geklärt werden, wie der Anspruch ist bzw. welche Ziele mit der Einführung eines QM-Systems bezweckt werden. Weiterhin ist zu prüfen, welcher finanzielle Rahmen zur Verfügung steht. Auf jeden Fall ist im Vorfeld für jede Praxis zu klären, ob in Abhängigkeit der Region spezielle Systeme gewünscht oder vorgeschrieben sind (z.B. von den KV oder den Kostenträgern).

Ein Qualitätsmanagementsystem sollte sinnvollerweise nicht nur aufgrund des äußeren Druckes eingeführt werden. Das QM-System dient zum Nutzen von Patienten und Mitarbeitern und damit der gesamten Praxis.

Es sollte darauf geachtet werden, nur seriöse, aus dem medizinischen Bereich kommende Berater, zu konsultieren. Fertige Handbücher oder Computerprogramme, in die nur noch einige wenige praxisrelevante Daten eingegeben werden, können nicht empfohlen werden.

Sinnvoll ist es, sich im Vorfeld mit Kollegen zu besprechen, die bereits ein QM-System eingeführt haben. Zusätzlich sollten auch die Beratungsangebote der KVen genutzt werden.

LITERATUR

Badura B, Strodtholz S (1999): „Qualitätsförderung, Qualitätsforschung und Evaluation im Gesundheitswesen". In: Schwartz FW, Badura B, Leidl R, Raspe H, Siegrist J (Hrsg.) „Das Public Health Buch". Urban & Fischer, München: 574–584

Deutsches Institut für Normung (2000): DIN EN ISO 9001: 2000, Beuth-Verlag, Berlin

Kassenärztliche Bundesvereinigung (2006): „Häufig gestellte Fragen zum Thema Qualitätsmanagement", www.kbv.de

Kassenärztliche Vereinigung Nordrhein (2005): „Qualitätsmanagement für die Praxis", KVNO extra

Hygienisch-mikrobiologische Kontrollen

Eine Praxis kann die Effizienz der von ihr regelmäßig durchgeführten Reinigungs- und Desinfektionsmaßnahmen an Flächen und Instrumenten, die Aufbereitung der Wäsche, die Sterilisation von Instrumenten und die hygienische Qualität von Wasser aus Behandlungseinheiten durch standardisierte Testverfahren in Zusammenarbeit mit ihrem mikrobiologisch-hygienischen Dienstleistungslabor überprüfen.

Zur Qualitätssicherung der technischen Einrichtungen und zur Erfolgskontrolle von Betriebsabläufen gehören auch Nachweise des vorhandenen Hygienestandards mit Hilfe gezielter hygienisch-mikrobiologischer Untersuchungen. Sie sollen Infektionsrisiken aufdecken und ihnen vorbeugen, ferner den Erfolg von Reinigung, Desinfektion, Sterilisation und anderen hygienische Maßnahmen kontrollieren und dokumentieren.

Erforderlich sind solche Überprüfungen z.B. bei Geräten zur Wiederaufbereitung von Materialien, also bei Reinigungs- und Desinfektionsautomaten, Waschmaschinen und Geschirrspülern. Dabei sind Herstellerangaben zu Wartung und Prüfung der Sicherheit der Aufbereitung zu beachten. Ferner relevant ist die hygienische Prüfung der Sterilisationsverfahren sowie die Untersuchung von Wasser aus der Hausinstallation und zur medizinischen Anwendung, einschließlich dem Nachweis oder Ausschluss von Legionellen im Warmwassernetz und von Pseudomonas aeruginosa in der Trinkwasserleitung.

Die Prüfung der **maschinellen thermischen Instrumentendesinfektion** wird bei Anwendung nicht-validierter Programme halbjährlich mit Bioindikatoren durchgeführt. Diese bestehen aus Prüfkörpern wie Schrauben und Gummischlauchabschnitten, welche mit einer Prüfanschmutzung aus Blut, Grießbrei oder Eigelb sowie einem Testkeim beschickt wurden, der gegen chemische und thermische Einflüsse relativ widerstandsfähig ist. Dabei handelt es sich um das Bakterium Enterococcus faecium, alternativ um Enterococcus hirae (weniger resistent).

Organische Verschmutzungen schützen nämlich die Keime und können zudem das Desinfektionsmittel vorzeitig verbrauchen. Zusätzliche Test-Kits zeigen die Proteinfreiheit nach Instrumentenaufbereitung an.

Solche mikrobiologischen Prüfungen simulieren nach dem worst-case-Prinzip die ungünstigsten Bedingungen, unter denen das geprüfte Verfahren dennoch effizient arbeiten soll.

Die vom Labor zugesandten, kontaminierten Prüfkörper werden mittels Pinzette aus der Verpackung entnommen und im Gerät symmetrisch an verschiedenen Stellen in den Sieben verteilt, bzw. die Schläuche teils ausgelegt, teils auf die Aufsteckdüsen gesetzt.

Sie werden unter Praxisbedingungen desinfizierend mitbehandelt, nach dem Desinfektionsprozess mit sterilen Pinzetten in jeweils ein Röhrchen eingelegt und vom Labor auf ein Überleben der Testkeime untersucht.

Die Untersuchung der behandelten Prüfkörper im Labor ist keine Sterilitätsprüfung. Stattdessen wird ausschließlich nach dem Vorhandensein des aufgeimpften Testkeims gesucht. Ist dieser trotz Behandlung durch das Gerät in der Anzucht noch nachweisbar, so hat sich das Verfahren als unzureichend erwiesen. Ein entsprechendes Versagen muss dann auch im Routineablauf angenommen werden, selbst wenn die Verunreinigung eines Instrumentes nicht immer so augenfällig ist wie im Fall der präparierten Prüfteile.

Mikrobiologische Kontrollen der **Endoskopaufbereitung** sind halbjährlich durchzuführen, bei lediglich manuellen oder teilautomatischen Verfahren am besten vierteljährlich. Nach Beanstandungen und Reparaturen wird eine zusätzliche mikrobiologische Kontrolle empfohlen.

Die Prüfungen erfolgen mittels Durchspülen der Endoskopkanäle mit steriler isotoner Kochsalzlösung, zum Teil mit Zusatz einer Enthemmermischung zur Neutralisation von Desinfektionsmittelresten. Dabei werden 20 ml aus dem Instrumentierkanal steril aufgefangen. Eine Untersuchung des Luft-/Wasser-Kanals erfolgt gegebenenfalls mit ebenfalls 20 ml einer Probe, die parallel zur o.a. Untersuchung aus dem Optikspülsystem = Flasche und Anschluss-Schlauch entnommen wurde. Der Absaugkanal ist fakultativ zu untersuchen. Die Proben sollten schnell im Labor verarbeitet werden. Andernfalls sind sie auf 4 bis 8 °C zu kühlen.

Eine weitere Untersuchung besteht im Durchzug eines sterilen Schaumstoffstücks durch den Instrumentierkanal (Schwämmchen-Test). Dies impliziert auch eine visuelle Kontrolle auf makroskopisch erkennbare Verunreinigung im Instrumentierkanal und ist fakultativ. Ferner werden Abstrichproben mit befeuchtetem sterilem Tupfer an Stellen vorgenommen, die der üblichen Aufbereitung eher schwer zugänglich sind, wie z.B. am distalen Gerätende oder an der Nische für den Albaranhebel bei Duodenoskopen.

Solange nur vereinzelt und erst nach längerer Inkubation solche ubiquitären Keime wie Sporenbildner oder auch koagulasenegative Staphylokokken angezüchtet werden, besteht für den Patienten keine Infektionsgefahr. Finden sich indes auch bei mehreren Untersuchungen in jeder Probe reichlich Keime, so ist die Aufbereitungsmethode auf Schwachstellen zu überprüfen. Diese betreffen das technische Verfahren, die Reinigung und Desinfektion, das Spülwasser, die Handhabung der Geräte und die Lagerungsbedingungen.

Die Untersuchung sollte grundsätzlich keine Enterokokken oder E. coli und andere Enterobacteriaceen wie Enterobacter, Klebsiella, Proteus, Citrobacter sp. usw. nachweisen. Deren Anzucht gilt als Indikator für mangelhafte Reinigung und Desinfektion.

Unerwünscht ist ebenso die Anzucht von Pseudomonas sp., insbesondere Ps. aeruginosa sowie anderen Nonfermentern (z.B. Acinetobacter sp.), die als hygienerelevante Wasserkeime einen Hinweis auf unzureichende Schluss-Spülung, mangelhafte Trocknung oder verkeimtes Spülwasser, d.h. auf keimhaltige Restfeuchte darstellen.

Der Nachweis von Staphylococcus aureus ist ein Indiz für ungeeignete Lagerung oder unzureichende Händehygiene des Personals. Vergrünende Streptokokken gelten als Indikator für mögliche Verunreinigung mit Patientenflora vom letzten Einsatz im Respirations- und oberen Gastrointestinaltrakt.

Beim Spülwasser soll das Labor eine Quantifizierung der Keimbelastung mitteilen. Als Richtwert gilt eine koloniebildende Einheit = KBE pro ml Flüssigkeitsprobe, außer wenn es sich mutmaßlich um sekundäre Verunreinigungen bei der Probenahme handelt (einzelne Kolonien von Sporenbildnern, Mikrokokken oder koagulasenegativen Staphylokokken).

Zur Bestimmung der Prozessqualität vollautomatischer Aufbereitungsverfahren können auch standardisiert kontaminierte Testkörper (Dummies) in den maschinellen Betrieb eingebracht werden. Anstelle der bei sonstigen Instrumentenspülmaschinen verwendeten präparierten Schrauben und kurzen Gummischlauchstücke werden diese Prüfkörper besser auf das jeweilige Desinfektionsobjekt abgestimmt angeboten. Dies geschieht z.B. mit Hilfe spezieller Keimträgermaterialien, welche die aufgebrachten Testkeimsuspensionen aufgrund ihrer Oberflächenstruktur besser anbinden können.

Alternativ werden somit für die Prüfung der Aufbereitungsleistung von Endoskopspülmaschinen transparente, 2 m lange und 2 mm durchmessende Teflon-Schlauchkörper als Dummies verwendet, die den Kanalverlauf im Endoskop simulieren und deren verwinkelte Kanäle mit enterokokkenbelastetem, verkrustetem Blut grob verschmutzt sind. Nach Behandlung im Gerät sollen die Schlauchsysteme äußerlich und in den Kanälen optisch sauber sein. Nach Durchspülen steriler Kochsalzlösung lässt sich meist kein Keim, insbesondere nicht der Testkeim Enterococcus faecium anzüchten. Dies entspricht einer Keimreduktion von über vier Zehnerpotenzen. Für den Anwender bedeutet der recht eindrucksvolle Erfolg eine Sicherheit, auch unter erschwerten Bedingungen wie starker Blutverunreinigung im Betriebsablauf und Behandlung eines infektiösen Patienten im hygienisch sicheren Bereich zu arbeiten, selbst wenn eben keine sterilisierende Technik zur Aufbereitung angewendet wurde bzw. werden konnte.

Solche Dummies sind allerdings gerätespezifisch. Ihr Einsatz kann nach verfahrenseingreifenden Reparaturen empfohlen und von der Firma selbst als Dienstleistung durchgeführt werden. Zum Teil wird dabei auch eine quantitative Untersuchung auf Proteinrückstände vorgenommen.

Auch für die Kontrolle der **Wäscheaufbereitung** gibt es standardisierte Prüfverfahren. Desinfizierende Waschprogramme werden halbjährlich mit Hilfe von mit Enterococcus faecium präparierten Baumwoll-Läppchen oder in waschfester Folie verpacktem Vliesgewebe auf ihre Desinfektionsleistung überprüft.

Nach Einwirkung von Temperaturen bei 85 °C über 15 min oder 95 °C über 10 min darf der Testkeim nicht mehr anzüchtbar sein. Die Prüfkörper sind über Fachfirmen oder Hygieneinstitute bzw. mikrobiologische Labors mit eigener Sektion für krankenhaushygienische Untersuchungen zu beziehen.

Bei hygienisch-mikrobiologischen Abklatschuntersuchungen müssen gebrauchsfertige OP-Wäsche, Kittel und Abdecktücher keimfrei sein. Unbenutzte desinfizierte Wäsche soll bei 9 von 10 Proben, davon mindestens ein Drittel im Nahtbereich, nicht mehr als 20 KBE pro dm^2 aufweisen.

Die Programme zur **Sterilisation** werden mit Bioindikatoren periodisch geprüft, wenn noch keine Validierung stattgefunden hat oder regelmäßig auch nicht-validierte Programme benutzt werden. Solche Überprüfungen mittels Stichprobe nach Norm erfolgen nicht primär als externe Qualitätskontrolle, sondern als eine betriebsinterne Maßnahme zur Qualitätssicherung. Die Teststreifen enthalten standardisierte Zubereitungen von Mikroorganismen und sind so beschaffen, dass man bei ihrer Abtötung auf eine ordnungsgemäße Sterilisation schließen kann. Sie werden zusammen mit einer Charge sterilisiert und anschließend auf das Überleben der Testkeime untersucht.

Solche Prüfungen führt man in der Routine mindestens halbjährlich bzw. bei mehrfach täglicher Nutzung des Sterilisators alle 400 Chargen durch. Die Dampfsterilisation wird mit Kultursporen von Bacillus stearothermophilus auf Papierstreifen überprüft [nach DIN EN 866-7, früher DIN 58946]. Nach der Behandlung werden die Streifen im Labor bis zu sieben Tage in geeigneter Nährbouillon zum Nachweis des Absterbens der Testkeime inkubiert. Die Anzahl und Position der Streifen während des Prüfverfahrens richtet sich nach dem Gerätevolumen und der Dichte der Beschickung.

Die hierbei verwendeten, früher als „Sporenpäckchen" bezeichneten Prüfkörper wurden mit einem standardisierten, genormten Verfahren so beschickt, dass auf jedem Teil eine reproduzierbare Menge an Testkeimen vorhanden ist. Zur Bestimmung der Ausgangskeimzahl und Bewertung des Desinfektionserfolges dient die Untersuchung der so genannten „Transportkontrolle", die als Positivkontrolle für den Ansatz im Labor stets ungeöffnet und unbehandelt rückübersandt wird. Sie belegt, dass der Prüfkörper zwischenzeitlich keinem anderen keimschädigenden als dem zu beurteilenden Verfahren ausgesetzt war.

Transportkontrollen werden pro Sendung und Aufbereitungstechnik nur jeweils einmal mitübersandt. Die Untersuchung von je einer Kontrolle pro Gerät bei Übersendung mehrerer Proben, welche dieselbe Prüfkörperart benutzen, ist überflüssig und verursacht dem Einsender unnötige Kosten. Wird die Transportkontrolle indes vergessen oder versehentlich mitbehandelt, so kann die Freigabe nach Norm formal nicht bescheinigt werden, auch

wenn die Überprüfung der übrigen Testkörper ein reguläres, d.h. negatives Ergebnis in der Anzucht erbracht hat und man die Aufbereitungsgeräte somit grundsätzlich weiterbenutzen kann.

Alternativ können Ampullen mit sporenhaltiger Bouillon und Farbindikator im Autoklaven mitbehandelt und anschließend gegebenenfalls im eigenen Betrieb inkubiert werden (falls Brutschrank vorhanden), und zwar bei 60 °C für 2 Tage, ebenfalls zusammen mit einer unbehandelten Vergleichskontrolle. Trübung und Farbumschlag bei den im Sterilisator behandelten Ampullen zeigen Verfahrensmängel an. Die Gefäße sind trotz der keimhaltigen Bouillonfüllung vor dem Einsatz bei Raumtemperatur begrenzt lagerfähig. Sie enthalten nämlich thermophile Sporen, die erst bei Temperaturen ab ca. 55 °C in eine vegetative Phase übergehen.

Bei den Anzuchtverfahren für alle Testsysteme im Labor erwartet man, dass die Prüfkeime nach erfolgreicher Sterilisation nicht mehr anzüchtbar sind, mit Ausnahme der Transportkontrolle, die ja nicht mitbehandelt werden darf. Die Primärverpackung von Teststreifen ist für das Wirkprinzip Dampf durchlässig, übersteht die Behandlung unbeschadet und soll daher nicht entfernt werden.

Falls von mehreren behandelten Sporenstreifen ein Teil, z.B. 2 von 4 dennoch im Labor angezüchtet werden, so prüft man am besten nochmals ohne Beladung bei genauer Kontrolle von Temperatur, Haltezeit und Wasserzufuhr, ob nicht vielleicht ein Bedienungsfehler vorlag, den man auch ohne teure Firmeninspektion selbst abstellen und künftig vermeiden kann.

Die zuverlässige Funktion des fraktionierten Vakuumverfahrens kann mit einem Helixtest geprüft werden, bei dem die Sporenträger in einem mehrfach gekrümmten Schlauchprüfkörper eingesetzt werden. Durch Einsatz eines solchen PCD-Testes (Process Challenge Device) kann man z.B. die Leistungsfähigkeit eines Autoklaven vom Typ B nach DIN EN 13060 von der des einfacher gebauten Typ S unterscheiden, der den Helixtest nicht oder zumindest nicht reproduzierbar besteht. Entsprechend richtet sich die Auswahl des Gerätetyps beim Kauf nach der Beschaffenheit und Komplexität der zu sterilisierenden Instrumente.

Anlassbezogen kann man auch hygienische **Umgebungsuntersuchungen** wie Abklatsch- und Abstrichproben durchführen. Dies dient zur Ermittlung von Infektionsquellen und Infektionswegen oder zur Beurteilung des Hygienestatus, z.B. an Flächen, Händen und Instrumenten.

Da die Bewertung von Untersuchungen mittels Abklatschplatten von örtlichen, methodischen und situativen Momenten abhängt, finden sich in Lehrbüchern und Richtlinien hierzu oft keine starren Vorgaben, die eine einfache Bewertung im Sinne von „Grenzwert über- oder unterschritten" zulassen.

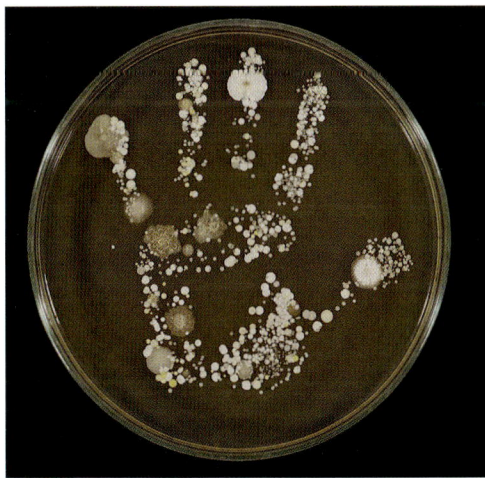

Abb. 12.1   Abklatsch undesinfizierte Hand

So ist das Ergebnis einer Untersuchung nach Desinfektion oft nur im Vergleich zu Keimzahl und -spektrum vor Desinfektion auswertbar, außer wenn man gezielt nach bestimmten Spezies, z.B. Fäkalkeimen sucht, deren Vorhandensein dann rein qualitativ als nachteilig gewertet wird.

Für In-vitro-Ansätze ohne zusätzliche organische Belastung wird nach der Desinfektion eine Keimreduktion von mindestens 5 Zehnerpotenzen erwartet.

Im Alltag ist bei der Untersuchung von Feuchtbereichen oft nicht die Keimzahl = Zahl der koloniebildenden Einheiten (KBE oder CFU) maßgebend, wenn es sich lediglich um Sporenbildner handelt, sondern der qualitative Nachweis von Erregern wie Pseudomonas aeruginosa, Serratia, Acinetobacter sp. oder Enterobacteriaceen. Desinfektion bedeutet eben nicht, dass generell Keimfreiheit herrscht, sondern dass vom desinfizierten Objekt keine Infektionsgefahr mehr ausgeht.

Bei Hautabstrichen oder undesinfizierter Kleidung ist wiederum die Anzucht koagulasenegativer Staphylokokken auch bei höheren Keimzahlen unauffällig (100 bis 1000 KBE pro cm^2 der Haut), hingegen der Nachweis von Staphylococcus aureus oder Enterobacteriaceen grundsätzlich unerwünscht. Ein Abklatsch an Haaren ist wenig sinnvoll.

Nach Desinfektion einer Funktionsoberfläche in Eingriffsbereichen werden Keimzahlen um 30 bis 40 pro dm^2 toleriert, wenn keine Erreger wie Staphylococcus aureus, E. coli, Pseudomonas aeruginosa oder Schimmel anzüchtbar sind.

Wasser muss nach Trinkwasserverordnung (TrinkwV) vom 21. Mai 2001 frei von Krankheitserregern, genusstauglich und rein sein, wenn es für den menschlichen Gebrauch bestimmt ist. So dürfen z.B. E. coli, coliforme Bakterien und Enterokokken in 100 ml nicht nachweisbar sein. Die Gesamtkeimzahl soll 100 KBE/ml nicht überschreiten. Für die entsprechende Qualität und deren periodische Überprüfungen nach TrinkwV ist der Unternehmer resp. sonstige Inhaber einer Wasserversorgungsanlage zuständig. Da die Qualität des Wassers an der Entnahmestelle im Betrieb aufgrund von Ablagerungen, Keimanreicherung und Biofimbildung in hauseigenen Leitungssystemen, Armaturen und Siebstrahlreglern deutlich schlechter sein kann als im Trinkwassernetz, ist eine sporadische Überprüfung auch seitens der Praxis durchaus sinnvoll (zur Wasseruntersuchung von Dental- und HNO-Behandlungseinheiten siehe Kap. 16). Entnahmepraktiken mit vorab 5 min Laufenlassen und Abflammen am Wasserhahn sind verzichtbar, wenn nicht eine vorgeschriebene Untersuchung der Versorgungsanlage nach TrinkwV durch einen externen Probennehmer durchgeführt wird.

Wasserproben, die nicht innerhalb von 3 Stunden nach Entnahme untersucht werden, sind im Kühlschrank zu lagern und spätestens nach 24 Stunden im Labor zu verarbeiten. Sind Hausleitungsnetz neu, Armaturen frisch installiert und werden Siebstrahlregler/Perlatoren engmaschig entkalkt und (thermisch) desinfiziert, so kann bei unauffälligem Erstbefund in längeren Intervallen nachuntersucht werden. Werden Betten im Rahmen einer Privatklinik vorgehalten, so ist auch die jährliche Untersuchung von Warmwasser auf Legionellenbefall nach DVGW-Arbeitsblatt W 551 angezeigt.

LITERATUR

Deutsche Vereinigung des Gas- und Wasserfaches e.V. (DVGW) (2004): „Trinkwassererwärmungs- und Trinkwasserleitungsanlagen. Technische Maßnahmen zur Verminderung des Legionellenwachstums. Planung, Errichtung, Betrieb und Sanierung von Trinkwasser-Installationen". Wirtschafts- und Verlagsgesellschaft Gas und Wasser mbH; Bonn

Dietlein E, Exner M (2001): „Hygienemanagement und Qualitätssicherung. Hygienisch-mikrobiologische Überwachung". In: Kramer A, Heeg P, Botzenhart K (Hrsg.) „Krankenhaus- und Praxishygiene". Urban und Fischer Verlag. München, Jena

DIN EN 866 Teil 1 bis 8 (2000): „Biologische Systeme für die Prüfung von Sterilisatoren". Beuth Verlag Berlin

DIN EN 867 Teil 1 bis 5 (2001): „Nicht-biologische Systeme für den Gebrauch in Sterilisatoren". Beuth Verlag Berlin

DIN EN 25667 (1993): „Anleitung zur Probenahmetechnik". Beuth Verlag Berlin

Gesetze und Richtlinien für das Gesundheitswesen (2003): „Rechtliche Grundlagen für die Qualitätssicherung von Reinigungs- und Desinfektionsprozessen". Behr´s Verlag Hamburg

Höller C, Krüger S, Martiny H, Zschaler R (2005): „Qualitätssicherung von Reinigungs- und Desinfektionsprozessen. Anforderungen. Prüfmethoden. Dokumentation". Loseblattsammlung. Behr´s Verlag Hamburg

Kommission für Krankenhaushygiene und Infektionsprävention am Robert Koch-Institut (2002): „Richtlinie für Krankenhaushygiene und Infektionsprävention. Anlage C 5.7.1 Anforderungen an die Hygiene bei der Aufbereitung flexibler Endoskope und endoskopischen Zusatzinstrumentariums". Bundesgesundheitsblatt 45: 395–411

Steuer W, Lutz-Dettinger U (1987): „Überprüfung der Wirksamkeit der Sterilisation und Desinfektion". In: Steuer W (Hrsg.) „Hygiene in der ärztlichen Praxis". 1. Auflage: 44–49. Fischer Verlag Stuttgart

Verordnung über die Qualität von Trinkwasser für den menschlichen Gebrauch (Trinkwasserverordnung – TrinkwV) vom 21. Mai 2001. Bundesgesetzblatt I: 24

Weidenfeller P, Waschko D (2004): „Hygiene in der Arztpraxis und beim Ambulanten Operieren". Leitfaden des Landesgesundheitsamtes Baden-Württemberg. Stuttgart

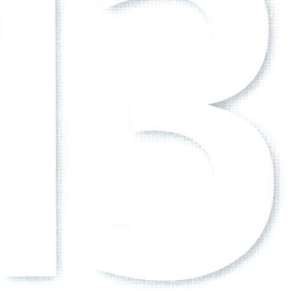

Infektionsschutz für das Personal

Jeder Eingriff am Patienten kann Infektionen nach sich ziehen, wobei auch das Personal vor solchen Komplikationen nicht gefeit ist. In diesem Kapitel werden Übertragungswege dargestellt, die Infektionsrisiken durch blutübertragende Viren aufgezeigt und Maßnahmen zur postexpositionellen Infektionsprophylaxe sowie Empfehlungen für den selbst hepatitisinfizierten Arzt erörtert.

Beschäftigte in der Humanmedizin haben aufgrund ihrer besonderen Exposition ein erhöhtes Infektionsrisiko. Dabei sind die häufigsten der relevanten Infektionen blutübertragbare Virusinfektionen durch das Hepatitis B-Virus (HBV), das Hepatitis C-Virus (HCV) und das HI-Virus. Virusübertragungen von Mensch zu Mensch kommen durch Tröpfcheninfektionen, Blut und Blutprodukte sowie über den fäkal-oralen Weg zustande.

Gegenüber Viren, die wie Rhino-, Adeno- oder Influenzaviren mittels Tröpfcheninfektion übertragbar sind, besteht eine verstärkte Exposition von Ärzten und Praxispersonal aufgrund ihrer zahlreichen und gleichzeitig engen Kontakte zu den Patienten. Rhino-, Entero- und Noroviren sind an der Haut über Stunden haltbar und werden sogar durch herkömmliches Waschen der Hände mit Wasser und Seife nicht immer sicher entfernt, was die Notwendigkeit der Händedesinfektion nach Patientenkontakt unterstreicht. Durch Viren, die wie Herpes simplex (HSV), Cytomegalie (CMV) und Epstein-Barr (EBV) im Speichel auftreten, besteht gleichfalls eine erhöhte Infektionsgefahr. Quantitativ sind diese Erreger jedoch zu vernachlässigen, außer beim Umgang mit infizierten Kleinkindern.

Die eigentliche Infektionsgefahr für Arzt und Personal liegt im Kontakt mit Blut, bei Verletzungen durch kontaminierte Kanülen, Lanzette und Skalpelle sowie durch Aufnahme bluthaltiger Aerosole, in denen sich Viren befinden. Zwar können Viren die intakte Haut nicht durchdringen; aber schon minimale Verletzungen stellen Eintrittspforten dar. Bei Schleimhäuten geht man davon aus, dass sie auch im unverletzten Zustand von Viren penetriert werden können. Zum Auftreten von Viren im Blut kommt es im Prinzip bei allen systemischen Viruserkrankungen. Von praktischer Bedeutung sind jedoch nur solche, die einen chronischen Verlauf mit permanenter Virämie aufweisen. Hier sind in erster Linie die Hepatitis B-, die Hepatitis C- und die HIV-Infektion zu nennen.

Die größte Infektionsgefahr geht von der Hepatitis B aus. Hierbei werden im Blut Viruszahlen von bis zu 10^9/ml erreicht. Daraus resultiert die bekannt hohe Kontagiosität. HBV ist zudem hochgradig umweltstabil. In eingetrockneten Blutstropfen muss mit einem Erhalt der Infektiosität über Wochen gerechnet werden. Theoretisch sind daher Schmierinfektionen über kleinste Hautverletzungen nicht auszuschließen; sie dürften jedoch gegenüber dem direkten Blutkontakt eine unbedeutende Rolle spielen. Dazu kommt die hohe Infektiosität des Virus. Auch geringe Viruszahlen reichen aus, um eine Infektion zu verursachen. Nach Nadelstichverletzung liegt das Infektionsrisiko bei 6–30 %. In 5–10 % der Erkrankungen kommt es zu chronischen Verläufen.

Das Hepatitis C-Virus weist gegenüber dem HBV eine wesentlich geringere Kontagiosität auf. Die Infektion verläuft in ca. 70 % der Fälle chronisch. Das Virus verfügt über eine Lipidhülle und ist aufgrund dieser Struktur hinsichtlich seiner Umweltstabilität dem HIV eher vergleichbar, auch wenn die Infektionsrisiken bei einzelnen Übertragswegen unterschiedlich sind. Die Durchseuchungsrate der Bevölkerung ist mutmaßlich deutlich höher im Vergleich zu HBV. Bei kontaminierter Nadelstichverletzung wird das Infektionsrisiko mit 1–3 % angegeben.

Die Infektionsgefährdung durch HIV ist verglichen mit HBV relativ gering. Höhere Viruszahlen im Blut von bis zu 10^6/ml werden nur bei Patienten mit manifester AIDS-Erkrankung registriert, bei noch asymptomatischen Personen liegen sie bei max. 10^4/ml. Unter idealen Laborbedingungen kann die Überlebensdauer von HI-Viren zwar bis zu 14 Tage betragen, unter natürlichen Bedingungen ist sie wohl wesentlich kürzer. Somit gibt es auch keine epidemiologischen Anhaltspunkte für das Auftreten von Schmierinfektionen. In Abhängigkeit von der Viruslast variiert das Infektionsrisiko bei Nadelstichverletzungen und wird im Schnitt mit ca. 0,3 % angegeben.

Maßnahmen zur Prävention von blutübertragenen Virusinfektionen

An erster Stelle steht die Gefährdungsbeurteilung gemäß §§ 5–8 der Verordnung über Sicherheit und Gesundheitsschutz bei Tätigkeiten mit biologischen Arbeitsstoffen [Biostoffverordnung – BioStoffV]. Dabei sind die entsprechenden Technischen Regeln für Biologische Arbeitsstoffe (TRBA), hier die TRBA 250 „Biologische Arbeitsstoffe im Gesundheitswesen und in der Wohlfahrtspflege" besonders zu beachten.

Die Reihenfolge der Schutzmaßnahmen erfolgt nach dem Grundsatz „TOP", d.h. zunächst technisch, dann organisatorisch und persönlich.

Schutzmaßnahmen gegen Infektionen bestehen in der Vermeidung des Kontaktes mit Blut bzw. bluthaltigen Aerosolen. Körperflüssigkeiten sind immer als potenziell infektiös zu betrachten. Prävention ist möglich durch Tragen von Schutzkleidung, Einmalhandschuhen, einer Schutzbrille und von Mund-Nasenschutz, d.h. partikelfiltrierenden Halbmasken FFP2 bzw. FFP3 SL bei virushaltigen Aerosolen mit Ausatemventil. Genauso wichtig sind der sichere Umgang mit Kanülen und scharfen Gegenständen sowie deren korrekte Entsorgung, ferner die Desinfektion von Geräten und Materialien, die Aufbereitung von Sterilgut nach Vorschrift und eine gewissenhafte Händehygiene.

Häufige Ursache von Stichverletzungen ist das völlig überflüssige Zurückstecken von Kanülen in die Schutzkappen (so genanntes Recapping). Nadeln sollen nach Gebrauch in stichfesten, verschließbaren Behältern entsorgt werden, ohne dass man die Kappen nochmals aufsetzt. Die Berufsgenossenschaft informiert auf ihrer Webseite ausführlich zu Nadelschutzsystemen mit passiv oder aktiv ausgelösten Schutzmechanismen.

Wenn ein Operateur seiner Erfahrung nach bei bestimmten Eingriffen mit einer Stichverletzung der eigenen Hand oder zumindest Beschädigung der Handschuhe rechnen muss, kann er so genannte Doppelhandschuhe verwenden, die beim Stich die eingebrachte Blutmenge reduzieren und bei denen eine Rissbildung sofort auffällt, weil die hautnahe Schicht grün gefärbt ist. Das Tastempfin-den der Finger wird durch die Dicke dieser Hand-schuhe natürlich etwas verringert.

MEMO Eine regelmäßige Unterweisung über den Arbeitsschutz mit Bezug auf die speziellen Arbeitsplatzverhältnisse ist nach Arbeitsschutz-gesetz und Biostoffverordnung vorgeschrieben. Der Beschäftigte muss dies durch Unterschrift be-stätigen.

Für bestimmte im Anhang IV der Biostoffverord-nung aufgeführte Tätigkeiten und Expositionen sind arbeitsmedizinische Vorsorgeuntersuchungen gemäß §15 a der Verordnung vom Arbeitgeber zu veranlassen. Das bedeutet, dass niemand beschäf-tigt werden darf, der nicht vor Einstellung und in regelmäßigen Abständen während der Tätigkeit untersucht wird. Dem Beschäftigten ist auch im Rahmen der Vorsorgeuntersuchung eine Impfung anzubieten, wenn kein ausreichender Immun-schutz besteht. Diese muss der Arbeitgeber (Praxis-inhaber) veranlassen; er trägt auch die Kosten. Wird sie abgelehnt, sollte er dies aus rechtlichen Gründen schriftlich festhalten.

Die Schutzimpfung gegen HBV-Infektion schützt auch vor einer Superinfektion mit dem Hepatitis D-Virus. Seit der Einführung eines gentechnisch her-gestellten Impfstoffes gegen Hepatitis B besteht keinerlei Gefahr mehr hinsichtlich einer Kontami-nation des Produktes durch HIV oder HCV.

Allgemein empfohlen werden ferner neben der Polioschutzimpfung die Kombinationsimpfungen für Tetanus und Diphtherie (alle 10 Jahre wieder-holen), Influenza jährlich im Herbst sowie Varizel-len für seronegative Frauen im gebärfähigen Alter. Diese Impfungen werden im Regelfall vom Haus-arzt durchgeführt. Informationen über die aktuel-len Empfehlungen der Ständigen Impfkommission

beim Robert Koch-Institut (STIKO) findet man auf der Webseite des RKI (www.rki.de).

Sofortmaßnahmen bei Kontamination mit infiziertem Blut und Sekret

Stich- und Schnittverletzungen lässt man nach In-spektion 1–2 min gut ausbluten, wenn nötig nach Anregen der Blutung. Danach wird die gespreizte Wunde mit einem virusinaktivierenden Hautdesin-fektionsmittel oder Antiseptikum desinfiziert (Äthanol ≥ 82 % in Kombination mit PVP-Jod).

Bei Kontamination des Auges muss mit reichlich Wasser oder physiologischer Kochsalzlösung ge-spült werden, noch besser mit 5 % wässriger PVP-Jodlösung als Apothekenzubereitung oder mit ge-eigneten antiseptischen Handelspräparaten. Dabei sollte der Tränen-Nasengang durch Druck auf den inneren Augenwinkel mit dem Finger verschlossen werden. Nachgespült wird mit Ringer- oder isoto-ner Kochsalzlösung resp. Wasser.

Bei Spritzern in die Mundhöhle soll man ausspei-en, fünfmal mit ca. 20 ml Antiseptikum kurz spülen (15 sec Hin- und Herbewegen) und ausspucken. Verwendet werden u.a. Präparate auf der Basis von 0,3 % Tosylchloramidnatrium, 7,5 % PVP-Jod, 0,3 % Chlorhexidin oder 0,1 % Octenidin. Bei Verdacht auf HBV- oder HCV-Kontamination soll sogar mit unvergälltem 80%igem Äthanol für mindestens 15 sec gespült werden. Die entsprechend einzuleiten-den Maßnahmen sollten in einer Arbeitsanleitung beschrieben sein, die in der Praxis am Arbeitsplatz ausliegt.

Der D-Arzt entscheidet über die Notwendigkeit weiterer postexpositioneller Maßnahmen, etwa einer HBV-Immunprophylaxe oder gegebenenfalls medikamentöser Prophylaxe (HIV, Meningokok-ken, TBC, Streptokokken Serogruppe A). Doku-mentiert werden müssen Datum und Uhrzeit des

Zwischenfalls, die dabei ausgeübte Tätigkeit, Art der Verletzung oder Kontamination, Angaben zu Sero- und Immunstatus von Patient und betroffenem Mitarbeiter sowie die getroffenen Sofortmaßnahmen (im D-Arztbericht). Die Einrichtung eines standardisierten Meldesystems mit umgehender Information des Betriebsarztes und der zuständigen Berufsgenossenschaft ist erforderlich.

Spezielle Maßnahmen zur postexpositionellen Prophylaxe (PEP) senken nach akzidentiellen Verletzungen mit kontaminierten Instrumenten das Infektionsrisiko bei Kontamination mit

a. HBV: Die serologischen Kontrollen bei „Empfänger" und „Spender" sowie die aus den Befunden resultierenden Maßnahmen richten sich nach der STIKO-Empfehlung im Epidemiologischen Bulletin 30/2005. Ist der Patient, an dessen Blut man sich z.B. per Nadelstichverletzung kontaminiert hat, selbst HbsAg-negativ, so sind keine weiteren Maßnahmen erforderlich. Gleiches gilt, wenn der Mitarbeiter immunisiert ist, z.B. durch ausreichenden Impfschutz (ggf. serologisch bestätigen, bei Non-Respondern sofort passiv und aktiv impfen!). Ist hingegen der „Spender" HbsAg positiv oder sein diesbezüglicher Status nicht bekannt, der Mitarbeiter aber nicht immun, so muss ebenfalls passiv und aktiv geimpft werden.

b. HCV: Empfohlen wird die Kontrolle des Serostatus, nach 6–8 Wochen die Vergleichsuntersuchung. Mit einer Serokonversion ist erst 7–31 Wochen nach Infektion zu rechnen, so dass auch bei negativem Erstbefund weitere Kontrollen notwendig sind. Der Virusnachweis ist frühestens nach 1–2 Wochen aus dem Blut mittels PCR möglich. Die umgehende Rücksprache mit dem D-Arzt und dem Betriebsarzt muss erfolgen, bzw. die von diesen festgelegten und regelmäßig aktualisierten Maßnahmen sind zu befolgen.

c. HIV: Die Behandlung muss sehr kurzfristig einsetzen, da HIV sich innerhalb von 2 Stunden an empfängliche Zellen anbindet. Umgehende Rücksprache mit dem D-Arzt und dem Betriebsarzt sind notwendig; die von diesen festgelegten und regelmäßig aktualisierten Maßnahmen sind zu befolgen. Eine medikamentöse PEP ist den Mitarbeitern unbedingt anzuraten nach einer perkutanen Verletzung mit gesichert infiziertem Material und hoher Viruslast, z.B. bei Kanülenstichverletzung nach Blutentnahme, aber auch nach Spritzern infektiöser Flüssigkeit in Mund und Augen.

Auch bei Kontamination mit niedrigerer Viruslast (z.B. Stichverletzung an OP-Nadel) oder ungeschützten Oberflächenkontakten mit Schleimhaut oder verletzter, ekzematisierter resp. anderweitig

AntiHBs	Aktive Impfung	Passive Impfung 0,06 ml/kg KG
> 100 IU/ml	Nein	Nein
> 10–100 IU/ml	Ja	Nein
< 10 IU/ml	Ja	Ja
Anti-HBs innerhalb von 48 h nicht zu bestimmen	Ja	Ja

Tab. 13.1   Postexpositionelle Prophylaxe bei Verletzungen mit potenziell HBV-haltigem Blut (nach STIKO Epi. Bull. 30/2005)

vorgeschädigter Haut des Patienten sollten die Empfehlungen der RKI-Richtlinie zur postexpositionellen Prophylaxe nach HIV-Exposition, Anlage G 2.1 beachtet und angewendet werden.

Empfehlungen für den hepatitisinfizierten Arzt

Eine Übertragung des Erregers auf Patienten ist je nach Art der Tätigkeit und der Viruslast im Blut des infizierten Arztes durchaus möglich. „Übertragungsträchtige" Tätigkeiten sollten grundsätzlich nicht verrichtet werden. Als besonders risikoreich gelten operative Eingriffe mit unterbrochener Sicht und mit manueller Führung und Tasten der Nadel. Bei einer Viruslast > 10^5 Gäq pro ml (Genomäquivalente = HBV-DNA-Moleküle als Maß für die Viruszahl) gilt das Infektionsrisiko als besonders hoch.

Man sollte als Betroffener ein persönliches Beratungsgespräch mit dem Betriebsarzt führen und Informationen bei der zuständigen Ärztekammer einholen. In Krankenhäusern wird empfohlen, eine Kommission aus Ärztlichem Direktor, Betriebsarzt, Hygieniker und ggf. Amtsarzt in die Erörterung der weiteren Einsetzbarkeit mit einzubeziehen. Eine gesetzliche Verpflichtung zur Beendigung der ärztlichen Tätigkeit besteht prinzipiell nicht.

Ein berufliches Tätigkeitsverbot gemäß § 31 Infektionsschutzgesetz kann aber von der zuständigen Behörde ausgesprochen werden. Der Gesetzestext ist wie folgt formuliert:

„Die zuständige Behörde kann … Ansteckungsverdächtigen und Ausscheidern die Ausübung bestimmter beruflicher Tätigkeiten ganz oder teilweise untersagen. … gilt auch für sonstige Personen, die Krankheitserreger so in oder an sich tragen, dass im Einzelfall die Gefahr einer Weiterverbreitung besteht."

Im Gesetzeskommentar heißt es:

„Dazu gehören z.B. Personen, die mit HIV und Hepatitis B infiziert sind und keine klinischen Symptome haben. Diese Personen können, wenn sie z.B. als Ärzte, Pflege- oder Laborpersonal tätig sind, bei der Verrichtung ihrer beruflichen Tätigkeit eine Gefährdung für andere darstellen."

Die Infektion eines Patienten wird als Körperverletzung geahndet und kann berufsrechtliche Konsequenzen nach sich ziehen. Nach einem Urteil des Bundesgerichtshofes vom 14. März 2003 [Az.: StR 239/02] ist in dem zur Verhandlung stehenden Fall „der Schwerpunkt des strafrechtlich relevanten Verhaltens in der Vornahme der … Operation zu sehen, welche unmittelbar … zur Infektion des Patienten führte".

Weiter heißt es in der Urteilsbegründung:

„Geht man vielmehr davon aus, dass ein Chirurg mit hochgradig ansteckender HBV-Infektion nicht operieren darf, so stellt sich gerade die Durchführung der Operation im infektiösen Zustand als nicht ordnungsgemäß und damit strafrechtlich relevant dar."

LITERATUR

Bales S, Baumann HG (2003): „Infektionsschutzgesetz. Kommentar und Vorschriftensammlung". 2. Auflage. Kohlhammer Verlag Stuttgart

Berufsgenossenschaft für Gesundheitsdienst und Wohlfahrtspflege (2003): „Biologische Arbeitsstoffe im Gesundheitswesen und in der Wohlfahrtspflege". Carl Heymanns Verlag, Köln

Bruns R, Wiersbitzky S (1994): „Empfehlungen zur Impfung des medizinischen Personals". Hygiene und Medizin 19: 430–433

Cardo DM et al (1997): „A Case-Control-Study of HIV Seroconversion in Health Care Workers after Percutaneous Exposure". New England Journal of Medicine 337: 1485

Chin J (ed) (2000): „Control of Communicable Diseases Manual oft the American Public Health Association": 243–251

Gerlich WH (2004): „Hepatitis B- und C- Übertragungsgefahr auf Patienten durch infiziertes medizinisches Personal". Bundesgesundheitsblatt – Gesundheitsforschung – Gesundheitsschutz 47: 369–378

Hofmann F, Krali N, Beie M (2002): „Kanülenstichverletzungen im Gesundheitsdienst. Häufigkeiten, Ursachen und Präventionsstrategien". Das Gesundheitswesen 64: 259–266

Kommisssion für Krankenhaushygiene und Infektionsprävention am Robert Koch-Institut (2002): „Richtlinie für Krankenhaushygiene und Infektionsprävention". Anlage G 2.1. Postexpositionelle Prophylaxe der HI-Infektion

Rabenau HF (2006): „Ärzte und medizinisches Personal als Infektionsträger". Krankenhaushygiene und Infektionsverhütung 28 (1): 4–9

Robert Koch-Institut (1998): „Deutsch-österreichische Empfehlungen zur postexpositionellen Prophylaxe nach HIV-Exposition". Epidemiologisches Bulletin 21: 151–155

Robert Koch-Institut, Deutsche Vereinigung zur Bekämpfung der Viruskrankheiten (1999): „Empfehlungen zur Verhütung der Übertragung von Hepatitis-B-Virus durch infiziertes Personal im Gesundheitswesen". Epidemiologisches Bulletin 30: 222

Robert Koch-Institut (2000): „Empfohlene Maßnahmen zur Hepatitis-B-Prophylaxe nach Kanülenstichverletzung oder anderen Blutkontakten". Epidemiologisches Bulletin 1: 1–2

Robert Koch-Institut, Deutsche Vereinigung zur Bekämpfung der Viruskrankheiten (2001): „Empfehlungen zur Verhütung der Übertragung von Hepatitis-C-Virus durch infiziertes Personal im Gesundheitswesen". Epidemiologisches Bulletin 3: 15–16

Robert Koch-Institut (2005): „Impfempfehlungen der Ständigen Impfkommission (STIKO) am Robert Koch-Institut". Epidemiologisches Bulletin 30: 235–250

Schneider A, Bierling G (2001): „Hygiene und Recht. Entscheidungssammlung. Richtlinien". mhp-Verlag Wiesbaden

Schreier E, Höhne M, (2001): „Hepatitis C – Epidemiologie und Infektion". Bundesgesundheitsblatt – Gesundheitsforschung – Gesundheitsschutz 44: 554–561

Verordnung über Sicherheit und Gesundheitsschutz bei Tätigkeiten mit biologischen Arbeitsstoffen (Biostoffverordnung – BioStoffV) vom 27. Januar 1999. Bundesgesetzblatt I: 50

Weidenfeller P, Waschko D (2004): „Hygiene in der Arztpraxis und beim Ambulanten Operieren". Leitfaden des Landesgesundheitsamtes Baden-Württemberg, Stuttgart

Behördliche Überwachung der ambulanten OP-Praxis

Ambulante OP-Praxen unterliegen der hygienischen Überwachung durch die örtlichen Gesundheitsbehörden. In diesem Kapitel werden die von den Praxen erwarteten Standards zusammengefasst und der Ablauf einer amtlichen Begehung beispielhaft geschildert, ferner die Möglichkeiten dargestellt, sich auf die Besichtigung systematisch vorzubereiten und ggf. beanstandete Mängel möglichst kurzfristig zu beheben.

Hygiene in der Arztpraxis dient der Vorbeugung von Infektionen bei der Patientenbehandlung. Sie ist integraler Bestandteil des Routinebetriebs und wird umso selbstverständlicher umgesetzt, je besser die notwendigen hygienischen Anforderungen in die praxisinternen Arbeitsanweisungen und Schulungen eingebunden sind.

Ambulantes Operieren soll für den Patienten nicht mit einem höheren Infektionsrisiko verbunden sein als operative Eingriffe im Rahmen einer stationären Behandlung.

Der Zweck der infektionshygienischen Überwachung durch den Öffentlichen Gesundheitsdienst nach § 36 (1) Infektionsschutzgesetz ist nicht nur die amtliche Kontrolle bezüglich der Einhaltung rechtlich verbindlicher oder fachlich begründeter Hygienevorschriften (s. Kap. 2). Sie bedeutet auch eine gezielte Unterstützung bei der Weiterentwicklung der hygienischen Standards in den Einrichtungen des ambulanten Operierens im Sinne von medizinischem Qualitätsmanagement. Dies umfasst zusätzlich ein breit gefächertes Dienstleistungs- und Beratungsangebot, u.a. die Bereitstellung von Leitfäden und Hygieneplänen sowie die Durchführung von Fortbildungsveranstaltungen auf Kreisebene und von Hygienekursen für Praxismitarbeiter. In einigen größeren Gesundheitsämtern bieten Ärzte für Hygiene oder klinisch erfahrene Ärzte für den ambulanten Bereich Beratung in Fragen der Praxishygiene, zum Teil auch zu Praxislogistik und -management an.

Neben den Ärzte- und Zahnärztekammern sind insbesondere auch die Kassenärztlichen und -zahnärztlichen Vereinigungen bei der Qualitätssicherung im niedergelassenen Bereich engagiert und bieten hierzu verschiedene Seminare, Fortbildungen und Informationsmaterialien an, die man bei den regionalen Gliederungen erfragen und zum Teil über das Internet beziehen kann.

Im Gegensatz zu den Kliniken wurden Arztpraxen in einigen Bundesländern bislang nicht regelmäßig vom zuständigen Gesundheitsamt im Sinne einer Hygienebegehung besichtigt. Rückmeldungen bei den Behörden über die Umsetzung hygienischer Standards liegen bislang noch nicht in gleichem Ausmaß vor wie bei Krankenhäusern und Einrichtungen der Alten- und Langzeitpflege.

In Mitteilungen und Berichten zu Praxisbegehungen durch Behörden wurde häufig die unzureichende Überprüfung der Sterilisatoren, das Fehlen eines betriebsspezifischen Hygieneplans, die mangelhafte Aufbereitung von Instrumenten und Praxisgeräten sowie ein Defizit bei der sachgerechten Materiallagerung, beim Umgang mit der Dienstkleidung und bei der Abfallentsorgung beanstandet.

Das Erstellen eines Hygieneplans nach § 36 Infektionsschutzgesetz kann der Praxis selbst als Anregung dienen, den eigenen Beratungsbedarf zu erkennen und gegebenenfalls eine systematisch besser fundierte Hygiene im Alltag umzusetzen.

Die hygieneorientierten Anforderungen der Gesundheitsbehörden an die Praxen leiten sich ab aus den Vorgaben des Infektionsschutzgesetzes, des Medizinproduktegesetzes, der Medizinprodukte-Betreiberverordnung, der Biostoffverordnung, der Gesundheitsdienstgesetze der Länder, der Vorschriften der Berufsgenossenschaften, der RKI-Richtlinie für Krankenhaushygiene und Infektionsprävention und der Normen für Sterilisation und Desinfektion. Da sich hieraus allein noch kein vollständiges Hygienekonzept ableiten lässt, werden Musterhygienepläne und Empfehlungen von Referenzgremien oder Hygiene-Instituten zur Beurteilung der hygienischen Qualitätssicherung hinzugezogen. Zudem werden Kreisgesundheitsämter im Bedarfsfall durch Stellungnahmen oder auch aktive Teilnahme bei Begehungen seitens der jeweiligen Landesoberbehörden unterstützt.

Die zur Erfassung der Strukturqualität erforderlichen Parameter wurden für eine Statuserhebung bei ausgesuchten Arztpraxen und Einrichtungen des ambulanten Operierens in folgender Umfrage des Landesgesundheitsamtes und der KV Baden-Württemberg zusammengefasst (Mehrfachnennungen möglich):

► Welchen fachlichen Schwerpunkt vertritt die Praxis?
► Verfügt der Betrieb über einen spezifisch ausgearbeiteten Hygieneplan?
► Wie erfolgen Beratung der Praxis und Schulung der Mitarbeiter zu hygienischen Fragen (durch Praxisinhaber/externen Hygieneberater/bislang noch gar nicht)?
► In welchem Umfang werden Schulungen für das Praxispersonal angeboten (mindestens vierteljährlich/halbjährlich/einmal pro Jahr/unregelmäßig in Abständen > 1 p.a.)?
► Welcher Umfang an Dienstleistung ist vereinbart, falls ein externer Berater hinzugezogen wurde (periodisch, z.B. monatlich anwesend/Erstellung und fortlaufende Aktualisierung des Hygieneplans/unmittelbare Kontaktaufnahme im aktuellen Bedarfsfall)?
► Welche Aufbereitungsverfahren werden für die Reinigung und Desinfektion von Instrumenten eingesetzt (ausschließlich manuell/teilautomatisiert/vollautomatisch)?
► Welche Technik wird zur Sterilisation von Instrumenten und Gerätschaften benutzt (Dampfsterilisation Autoklav Typ B nach DIN EN 13060/Autoklav Typ S/Heißluftsterilisation/Gassterilisation über externen Dienstleister/Niedertemperatur-Wasserstoffperoxid-Sterilisation = Plasmasterilisation/anderes Verfahren)?
► Hat mindestens ein Mitarbeiter des Betriebes eine Fortbildung zum Erwerb der Sachkunde zur Sterilgutversorgung in der ärztlichen Praxis absolviert?
► Welche Prüfungen zur Funktionsfähigkeit und hygienischen Zuverlässigkeit automatisierter Aufbereitungsverfahren sind etabliert (Validierung der Routineprogramme des Autoklaven/Verwendung chargenbezogener Chemoindikatoren/Prüfung mit Bioindikatoren für Sterilisatoren > 2 p.a./Prüfung mit Bioindikatoren für Sterilisatoren 1 p.a./bislang noch keine Prüfung der Sterilisation/jährliche Überprüfung der Desinfektionsspülmaschinen mit Bioindikatoren/bislang keine Überprüfung der Desinfektionsspülmaschinen mit Bioindikatoren)?

- Welche Form der Prozessdokumentation wird durchgeführt (Prozessdatendrucker mit Chargenprotokollen/PC-Dokumentationssystem/Kurzprotokoll am Display/handschriftliche Aufzeichnungen/keine Dokumentation)?
- Werden flexible Endoskope für operative Dienstleistung eingesetzt? Welche Technik steht zur Aufbereitung von Endoskopen zur Verfügung (manuell/teilautomatisch/vollautomatisch in Endoskopspülmaschine)?
- Wie erfolgt die hygienische Überprüfung der Endoskopaufbereitung (keine periodische Routineprüfung/mikrobiologische Prüfung von Kanalspülflüssigkeit und Abstrichen/Verwendung eines Prüfkörpers – Dummies – für das RDG-E)?
- Wo findet die Aufbereitung von Geräten und Instrumenten statt (eigener Raum mit Rein-Unrein-Trennung/Behandlungsraum/Eingriffsraum/anderer Funktionsraum)?
- Wie ist die Versorgung mit Praxiswäsche organisiert (Aufbereitung in der Praxis/Klinikwäscherei/komplette Übernahme durch externen Wäschedienst/zu Hause)?
- Wie erfolgt die Versorgung mit sterilen Textilien (Sterilisation von Mehrwegwäsche in der Praxis/Lieferung sterilisierter Mehrwegwäsche durch externen Betrieb/sterile Einwegwäsche)?
- Wie werden nosokomiale Infektionen erfasst (alle NI/nur ausgewählte postoperative Infektionen/Erfassung nach Strichliste/Referenzmethode, z.B. Ambu-KISS/bislang noch gar nicht)?

Bei Baumaßnahmen, also Neubau einer Praxis, Umbauten bestehender Praxisräume und Einrichtung einer Privatklinik wird das Gesundheitsamt durch das Baurechtsamt informiert, das es bei der Bearbeitung der Anträge durch seine fachliche Beratung unterstützt. Maßgeblich sind dabei die Beurteilung der Räumlichkeiten und Wegeführung (Baupläne) sowie der bauseitigen Ausstattung von Wänden, Böden, Lüftung und Sanitäreinrichtungen. Von Bedeutung sind ferner das Tätigkeitsspektrum, insbesondere der Eingriffskatalog beim ambulanten Operieren, und die Darstellung von Betriebsabläufen wie Geräte- und Instrumentenaufbereitung, Vorratshaltung und Entsorgung.

Für eine sachgerechte, schnelle Bearbeitung der Anträge ist das Hinzufügen von Beschreibungen geplanter Betriebsabläufe und Hygienemaßnahmen sowie eines Kataloges der vorgesehenen Eingriffe zu den Bauplänen unbedingt erforderlich.

Erfolgt eine Begehung der Praxis durch die Behörde anlassbezogen, etwa im Rahmen der Beschwerde eines Patienten, oder planmäßig auf der Grundlage des Infektionsschutzgesetzes bzw. landeseigener ÖGD-Gesetze, so sollte die vorangekündigte und möglicherweise gebührenpflichtige Besichtigung vom Praxisinhaber durch die Bereitstellung von Dokumenten vorbereitet werden. Er legt Unterlagen vor zur fachlichen Ausrichtung, zu Logistik und Betriebsabläufen der Praxis, zu Tätigkeitsspektrum, Personalschlüssel und zur Qualifikation von Praxisinhaber und Mitarbeitern.

Ferner werden Auskünfte über die Organisation des Praxisbetriebes verlangt mit Wäscheversorgung, Hausreinigung, Entsorgung, verwendeten Desinfektionsmitteln, Sterilisationsverfahren und zugehörigen Prüfunterlagen. Zudem sind Angaben zum Hygienemanagement (Berater, Fortbildungen, Besprechungen) und zur nosokomialen Infektionsstatistik erforderlich.

Sollen weitere Unterlagen verfügbar sein, so wird dies von der Behörde vorher mitgeteilt. Einige Ämter versenden auch eine Checkliste mit standardisierten Fragen zur Betriebsorganisation, die von der Praxis vorab ausgefüllt wird.

Regulär vereinbart man einige Tage vor der Besichtigung einen Termin, der möglichst außerhalb der üblichen Geschäftszeiten liegt, z.B. am späten Nachmittag. Man trifft sich zunächst zu einem Gespräch über den Anlass der Begehung und sichtet die vorgelegten Unterlagen.

Das Interesse des Gesundheitsamtes richtet sich vor allem auf den eigenen, für die Praxis spezifisch ausgearbeiteten Hygieneplan, die Schulung des Personals in Hygienefragen und die mögliche Dienstleistungen einer Hygieneberatung. Erörtert werden ferner die Reinigungs- und Desinfektionsverfahren für die Instrumentenbehandlung, die Aufbereitung von Endoskopen, die Sterilisationstechniken, die Prüfung und gegebenenfalls Validierung von Programmen zur Desinfektion und Sterilisation, die Organisation der Praxisreinigung und Wäscheversorgung sowie die statistische Erfassung postoperativer Infektionen in der OP-Praxis.

Manche Behördenvertreter bringen einen dicken Fragenkatalog mit, der mit dem Praxisinhaber gemeinsam Punkt für Punkt abgearbeitet werden soll. In solchen Listen werden alle möglichen Varianten von Details der Betriebsstruktur und -organisation beschrieben und sind nach dem Ja/Nein-Prinzip anzukreuzen.

Der realen Abbildung der Praxisführung ist dies nicht immer förderlich, weil sich viele ambivalente Strukturen wie In- und Outsourcing, geplante Konzepte, überlappende Übergangsregelungen usw. damit nur unzureichend beschreiben und bewerten lassen. Außerdem verleiten solch voluminösen Listen den Fragenden dazu, sich u.U. auf die Begehung nicht ausreichend und spezifisch vorzubereiten. Beim späteren Zusammenschreiben des Protokolls ist die mögliche Inkongruenz der eigenen, zusätzlich erstellten Notizen mit dem formalistischen Schema eher verwirrend.

Besser ist eine der eigenen Routine angepasste, gründliche, sachliche Vorbereitung. Vor Ort werden dann Fakten und Eindrücke formlos festgehalten. Als Gedächtnisstütze dient eine begleitende, kurze Stichwortliste mit einzelnen Schlagworten, damit man bei der Diskussion keinen wesentlichen Aspekt der Praxisorganisation vergisst.

Der Rundgang durch die Praxisräume kann wie folgt gegliedert werden:

▶ Allgemeine Praxis:
Patientenanmeldung, Schreibplatz, Personalumkleide, Wartezimmer, Garderobe, Toiletten für Personal und für Patienten. Wäscheversorgung (Aufbereitung, Bereitstellung, Lagerung, Abwurf).
Arztzimmer und Untersuchungszimmer. Liege mit Auflage, Waschbecken, Spender, Medikamentenschränke, Stichprobe der Verfallsdaten, Arzneimittelkühlschrank mit Thermometer, Regallagerung.
Behandlungs- und Verbandszimmer (ggf. Gipsraum). Raumausstattung mit Liege und Schränken, Waschbecken und Ausguss. Materiallagerung. Flächenaufbereitung, Aushang eines Desinfektionsplans. Modalitäten des Verbandswechsels.
Vorratslager. Putz- und Entsorgungsraum. Reinigungskonzept und Entsorgung praxisspezifischer Abfälle.
Sozialraum. Teeküche.

▶ Eingriffsbereich:
Personalumkleide, Wäschelagerung, Handwaschbecken mit Hygieneausstattung, Desinfektionsmittelspender, Ausguss, Materialeinschleusung.
Patientenvorbereitung: Umkleide.
Vorraum: Funktion, Einleitung, Materiallager, Ausschleusung
Eingriffsraum: Größe, Wand- und Bodenbeschaffenheit, Lüftung/Raumlufttechnik, Beleuchtung, Heizung, OP-Tisch, Sichtschutz. Bedarfslagerung.

Geräte- und Instrumentenaufbereitung: Reinigungs- und Desinfektionstechniken, Platzangebot, Sterilisation mit Chargenkontrollen und Dokumentation.

Sterilgutlagerung: Aufbewahrung, Beschriftung, Verfallsdaten.

Aufwach- bzw. Ruheraum: Betten/Liegen, Trennwände, medizinischer Funktionsplatz, Handwaschbecken.

▶ Endoskopie:
Eingriffsraum, Ausstattung, Waschbecken mit Spendern, Endoskoplagerung. Geräteaufbereitungszeile außerhalb des Eingriffsraumes (voll- oder teilautomatisch), Hygieneplan, hygienische Routineprüfungen.

▶ Laborplatz:
Arbeitsflächen, Waschbecken und Ausguss, Spender, Desinfektionsplan, Abwurf und Entsorgung, gegebenenfalls mikrobiologische Untersuchungen (Anzeige nach § 49 Infektionsschutzgesetz; desinfektionspflichtige Abfälle?).

Welchen Erwartungen sollte die Praxis entsprechen, damit die Begehung möglichst beanstandungsfrei absolviert werden kann? Besonders wird auf folgende Umstände geachtet:

Für die sterile Instrumentenaufbereitung sollen Dampfsterilisatoren im eigenen Geräteaufbereitungsraum vorhanden sein, am besten mit Prozesssteuerung und ausgedruckter Chargendokumentation entsprechend DIN EN 13060. Die Heißluftsterilisation wird insbesondere in OP-Praxen nicht mehr toleriert. Die Chargenprotokolle werden eingesehen, ferner Unterlagen zur Wartung der Geräte und zur Validierung der Routineprogramme. Ist eine solche Validierung noch nicht erfolgt, so müssen zumindest Unterlagen zur periodischen Prüfung der Sterilisatoren mit Bioindikatoren nach Norm vorgezeigt werden. Gleiches gilt für die hygienischen Kontrollen bei Instrumenten-Desinfektionsspülmaschinen. Die Bescheinigung der Sachkunde zur Freigabe von Sterilgut für die Arztpraxis nach § 4 (3) Medizinprodukte-Betreiberverordnung wird nachgefragt.

In den OP-Praxen werden Unterlagen zur Statistik postoperativer Infektionen, zur Systematik der Erfassungsbögen und zur Auswahl der Indikatoreingriffe eingesehen. Alleinige Hinweise auf Absichten und Planungen reichen nicht aus.

Erwartet wird die Verwendung möglichst DGHM/VAH-gelisteter Desinfektionsmittel, am besten in Originalgebinden. Unbeschriftete Flaschen mit Desinfektionsmitteln fallen besonders negativ auf. Für alle in der Praxis verwendeten Desinfektions- und Reinigungsmittel sollen Sicherheitsdatenblätter übersichtlich im Ordner gesammelt verfügbar sein.

Bei der Vorratshaltung verlangt man überschaubar sortierte, trockene und saubere, nicht überfüllte Regale bzw. Schränke. Fensterbänke sind als Lagerstätten insbesondere für Medizinprodukte ungeeignet. Bodenlagerung von Kartons mit Medizinprodukten ist wegen des Risikos von Verschmutzung und Befeuchtung unerwünscht. Gefahrstoffbehältnisse wie Desinfektionsmittelkanister dürfen aus Unfallschutzgründen nicht über Kopfhöhe gelagert werden.

Als Standard für die Praxisreinigung wird das Zwei-Wischer-/Zwei-Mopp-System vorausgesetzt, gegebenenfalls als Moppwechselverfahren, mit Logistik im eigenen Putzraum. Alle Waschbecken in der Praxis sollen mit Flüssigseifen-, Händedesinfektionsmittel- und gefüllten Einmalhandtuchspendern ausgestattet sein.

Gefordert wird die separate Entsorgung praxisspezifischer Abfälle in eigenen feuchtigkeitsdichten Behältnissen, von spitzen und scharfen Gegenständen gesondert in verschließbaren Plastikboxen, generell ohne Umfüllen und Wertstoffsortieren und ohne zusätzliche desinfizierende Behandlung.

Man kann damit rechnen, dass eine stichprobenhafte optische Kontrolle von aufbereiteten Instrumenten, aber auch der Verfallsdaten für Medikamente und bei der Sterilgutlagerung stattfindet. Am besten herrscht das generell empfohlene first in-/first out-Prinzip. Arzneimittelkühlschränke müssen mit Temperaturkontrolle ausgestattet sein. Auch die nicht kühlpflichtigen Medikamente sollen nicht über 26 °C, ferner trocken, staub- und lichtgeschützt untergebracht sein. Auf keinen Fall dürfen Lebensmittel im Medikamentenkühlschrank lagern.

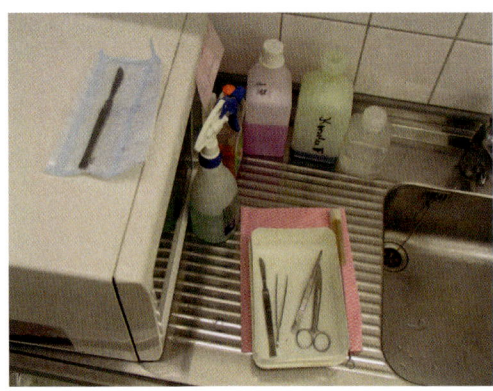

Abb. 14.1 *Unzureichende Instrumentenaufbereitung*

In der Umkleide sollten Arbeits- und Straßenkleidung nicht im gleichen Spind hängen bzw. durch mobile Trennwände separiert sein. Insgesamt muss der Umkleideraum einen sauberen und geordneten Eindruck hinterlassen. Herumliegende Wäschehaufen, gemischte Rein-Unrein-Lagerung, kreuz und quer abgestellte Schuhe, Flaschen, Kartonagen und „Gerümpel" geben berechtigten Anlass zur Kritik.

Die Behördenvertreter können Missstände nach eigenem Ermessen photographisch dokumentieren. Besonders unzureichende Instrumentenaufbereitung wird aus forensischen Gründen oft im Bild festgehalten.

Abschließend wird der Eindruck der Praxisbegehung erörtert und die Erstellung des Besichtigungsprotokolls angekündigt, das dem Praxisinhaber möglichst zeitnah zugesandt werden soll. Hierin sind die Beschreibungen der besichtigten Funktionsbereiche zusammengefasst und gegebenenfalls eine Mängelliste mit Zeitvorgaben bis zur Behebung dieser Mängel aufgeführt.

Sollten indes erhebliche und die Funktionsfähigkeit der Praxis akut beeinträchtigende Missstände vorliegen, welche unmittelbaren Schaden für die Patienten befürchten lassen wie etwa grobe Defizite in der Geräte- und Instrumentenaufbereitung, so kann das zuständige Ordnungsamt auf Initiative des Gesundheitsamtes unmittelbare Einschränkungen der Praxistätigkeit, z.B. ein vorläufiges Operationsverbot verfügen. Rechtsgrundlage ist der Paragraph 16 (1) des Infektionsschutzgesetzes:

• •

„Werden Tatsachen festgestellt, die zum Auftreten einer übertragbaren Krankheit führen können, oder ist anzunehmen, dass solche Tatsachen vorliegen, so trifft die zuständige Behörde die notwendigen Maßnahmen zur Abwendung der dem Einzelnen oder der Allgemeinheit hierdurch drohenden Gefahren."

• •

Gleichzeitig werden Vorschläge unterbreitet, wie sich die hygienische Strukturqualität der Einrichtung verbessern lässt, damit die Verfügung so schnell wie möglich wieder aufgehoben werden kann.

Basis einer solchen Neuorganisation sind das Einbeziehen externer Dienstleister, Sterilgutaufbereiter und Wäschereien, die nachgewiesene Hilfe von Hygieneberatern, fachlich qualifizierte und dokumentierte Schulungen des Praxispersonals, die Nutzung von Räumlichkeiten und Logistik benachbarter OP-Einrichtungen und die Umsetzung konkreter Vorschläge zur Verbesserung einzelner Maßnahmen im Betriebsablauf bzw. zum Raumkonzept.

Der Betroffene kann beim zuständigen Verwaltungsgericht Beschwerde gegen die Verfügung einlegen. Wird die Maßnahme indes akzeptiert bzw. gerichtlich bestätigt, so wird die Behörde vor ihrer Aufhebung zunächst die Umsetzung der geforderten Standards im Rahmen einer erneuten Begehung überprüfen.

Generell liegt die Aufgabe einer periodischen Begehung nicht vordergründig in einer externen, amtlichen Überwachung der Praxis und des Verhaltens ihres Personals, der akribischen Suche nach Fehlern und deren kritischer Beurteilung, sondern in einer kurzgefassten Statuserhebung bezüglich hygienischer Standards, im Austausch von Informationen, der Beratung, Betreuung und Hilfestellung bei der Umsetzung notwendiger Maßnahmen zur Qualitätssicherung im Betrieb. Schon aufgrund der engen zeitlichen Begrenzung ist die Behörde auf die Mitarbeit der Praxisinhaber angewiesen, um hygienerelevante Funktionsabläufe in dem besuchten Betrieb besser verstehen und beurteilen zu können. Interne und externe Qualitätskontrollen sind in diesem Sinne kein Gegensatz, sondern sollen sich sinnvoll ergänzen. Der gesetzlich fixierte Grundsatz der Eigenverantwortlichkeit der medizinischen Einrichtungen wird nochmals ausdrücklich betont.

LITERATUR

Bödecker AW, Hingst V, Kemper K, Schneider A (2002): „Hygienepraxis – Praxishygiene". Galunder-Verlag Nümbrecht

Enk M (2005): „Vorgehen des Gesundheitsamtes Vechta bei der infektionshygienischen Überwachung von Arzt- und Zahnarztpraxen". Hygiene und Medizin 6: 207–210

Heudorf U, Hofmann H, Kutzke G, Otto U (2003): „Hygiene beim Ambulanten Operieren. Ergebnisse der infektionshygienischen Überwachung von Einrichtungen für Ambulantes Operieren in Frankfurt am Main durch das Gesundheitsamt". Bundesgesundheitsblatt 9: 756–764

Heudorf U, Kutzke G, Otto U (2003): „Hygienische Mißstände in einer Arztpraxis – was tun? Eine Fallbeschreibung". Das Gesundheitswesen 6: 409–412

Kassenärztliche Bundesvereinigung (2005): „Überwachungen und Begehungen von Arztpraxen durch Behörden". Dezernat 2, Berlin

Kommission für Krankenhaushygiene und Infektionsprävention am Robert Koch-Institut (2000): „Richtlinie für Krankenhaushygiene und Infektionsprävention. Anlage C 5.3. Anforderungen der Hygiene bei Operationen und anderen invasiven Eingriffen". Bundesgesundheitsblatt 43: 644–648

Popp W, Engelhart S, Exner M (2003): „Hygiene in der Arztpraxis". Rheinisches Ärzteblatt 10: 11–13

Schoenemann B, Bauer T (2005): „Modellprojekt Praxisbegehung". ambulant operieren 1: 17–23

Schraven H (2000): „Untersuchung des Hygienestandards von Arztpraxen in Schleswig-Holstein". Das Gesundheitswesen 3: 186–188

Weidenfeller P, Waschko D (2004): „Hygiene in der Arztpraxis und beim Ambulanten Operieren". Leitfaden des Landesgesundheitsamtes Baden-Württemberg, Stuttgart

Ausbildung Hygienebeauftragter Arzt

Bisher gab es für den ambulanten Sektor, trotz steigender Anforderungen, keine konkreten Ausbildungsvorgaben für den Hygienebereich. Im folgenden Kapitel soll auf die Anforderungen und Aufgaben des so genannten Hygienebeauftragten Arztes im ambulanten Bereich eingegangen werden.

Bisher gab es für den ambulanten Sektor praktisch keine hygienischen Ausbildungsvorgaben. Lediglich für den Krankenhausbereich sind vom Robert Koch-Institut (RKI) in Berlin konkrete Empfehlungen ausgesprochen worden. Es empfiehlt für jedes Krankenhaus in Deutschland den so genannten Hygienebeauftragten Arzt zu benennen. Es heißt in der RKI-Richtlinie [RKI 2003]:

„Der Hygienebeauftragte Arzt im Krankenhaus fungiert als Mittler zwischen ärztlichem Team und dem internen oder externen Krankenhaushygieniker. Er ist für beide Seiten der Ansprechpartner. Unbeschadet der Tätigkeit des Hygienebeauftragten Arztes ist die Verantwortung für die Krankenhaushygiene nicht delegierbar und verbleibt beim ärztlichen Leiter des Fachbereichs, der Abteilung oder der Klinik. Der Hygienebeauftragte Arzt sollte über einschlägige Grundkenntnisse verfügen, welche in einem Basiskurs von mindestens 40 Stunden erworben werden sollten. Die Fortbildung sollte laufend durch Besuch von Aufbauseminaren und Fortbildungskongressen ergänzt werden".

Im ambulanten Bereich außerhalb von Krankenhäusern gibt es bislang keine klaren Vorgaben des RKI. Es zeigt sich jedoch zunehmend, dass so genannte Hygienebeauftragte Ärzte in Zukunft auch für den ambulanten Bereich gefordert werden. Im Rahmenvertrag über die Förderung ambulant durchgeführter Katarakt-Operationen in der Vertragsärztlichen Versorgung zwischen der Kassenärztlichen Vereinigung Nordrhein und der AOK-Rheinland [Rahmenvertrag 2003] sowie in der in diesem Zusammenhang erarbeiteten Checkliste wird die Berufung Hygienebeauftragter Ärzte abgefragt resp. optional gefordert. Ausgehend von dieser Forderung wurden im Frühjahr 2005 in Nordrhein-Westfalen bereits über 100 Ophthalmochirurgen zu Hygienebeauftragten Ärzten für den ambulanten Bereich qualifiziert. Die Ausbildung wurde von der Ärztekammer Nordrhein anerkannt. Grundlage des 2-tägigen Kurses bildeten fachspezifische Fortbildungsthemen mit für den Zuhörerkreis relevanten Inhalten aus den Fachbereichen Krankenhaushygiene und Infektiologie.

MEMO Aus hygienischer, ökonomischer und rechtlicher Sicht ist es sinnvoll, eine/-n Hygienebeauftragte/-n Ärztin/Arzt in jeder ambulant operierenden Einrichtung zu benennen und regelmäßig fortzubilden.

Generell kann gesagt werden, dass diese Ausbildung aus verschiedenen Gründen in Zukunft vermehrt gefordert werden wird. Zum einen wird sie bereits bei speziellen Konstellationen von den Kostenträgern abgefragt (AOK-Rahmenvertrag in NRW). Auf der anderen Seite steigen die hygienischen Anforderungen im ambulanten Bereich kontinuierlich, so dass das geforderte Wissen zumindest ohne eine Basisausbildung und darauf aufbauende Fortbildungen immer schwerer zu bewältigen ist. Ebenfalls ist hervorzuheben, dass bei rechtlichen Fragestellungen immer auch die notwendige hygienische Sorgfalt und Qualität geprüft wird, mit der ein Hygienemanagement betrieben wird, so dass das Vorhandensein ausgebildeter Mitarbeiter deutliche Vorteile mit sich bringt.

Der Hygienebeauftragte Arzt sollte folgende Funktionen erfüllen:

- Erfolgreiche Teilnahme eines mindestens 2-tägigen fachspezifischen Kurses für Hygienebeauftragte im ambulanten Bereich
- Kontinuierliche Fortbildung in den Fachdisziplinen Hygiene und Infektiologie
- Erkennung hygienischer Risiken und Einleiten von Gegenmaßnahmen
- Auswertung mikrobiologischer Befunde von Patienten und Patientenumgebung
- Bewertung mikrobiologischer Befunde im Hinblick auf nosokomiale Infektionsrisiken
- Erfüllung gesetzlicher Vorgaben z.B. des Infektionsschutzgesetzes (Meldepflicht etc.)
- Erfassung nosokomialer Infektionen sowie Erkennen von Häufungen oder ungewöhnlichem Auftreten nosokomialer Infektionen und Einleitung von Sofortmaßnahmen einschließlich Intervention (z.B. Meldung beim Gesundheitsamt) in Zusammenarbeit mit Mitarbeitern der Einrichtung und externer Hygieniker

- Überwachung der regelmäßig durchzuführenden Umgebungsuntersuchungen (z.B. Überprüfung von Sterilisations-/Thermodesinfektionsautomaten, Endoskopüberprüfung etc.)
- Mitarbeit bei Hygieneplänen und Verfahrensanweisungen sowie der hygienischen Fortbildung der Mitarbeiter
- Mitwirkung bei Hygienevisiten und Ortsterminen sowie hygienisch relevanten Bau- und Beschaffungsmaßnahmen
- Kommunikation mit dem betreuenden externen Hygieniker

Zusammenfassend kann gesagt werden, dass dem Hygienebeauftragten Arzt die Koordination und Überwachung der hygienischen Organisation der Einrichtung obliegen. Unabhängig davon ist es i.d.R. notwendig und hat sich in der Vergangenheit bewährt, bei (größeren Einrichtungen oder) komplizierten Fragestellungen sowie Neu- oder Umbauten oder Ausbruchsituationen den fachlichen Rat eines externen Hygienikers einzuholen. Neben der Erfüllung der Vorgaben des Robert Koch-Institutes Berlin kann sich das medizinische Personal der Einrichtung auf seine Kernkompetenzen konzentrieren, ohne dass wichtige Entwicklungen und Maßnahmen im Bereich der Hygiene versäumt werden.

LITERATUR

Richtlinie Krankenhaushygiene, Lieferung 21 (Dezember 2003): Elservier, Urban & Fischer Verlag München, Jena

Vertrag über die Förderung ambulant durchgeführter Katarakt-Operationen in der Vertragsärztlichen Versorgung, Rheinisches Ärzteblatt 12/2003: 73–83

Spezielle Hygienemaßnahmen

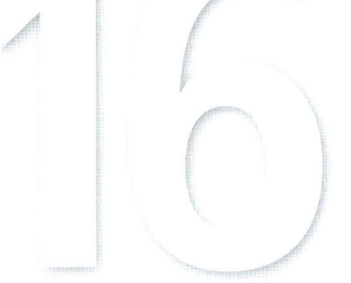

Ambulante OP-Einrichtungen sind stets an die Fachrichtung anzupassen. Entscheidend sind die jeweiligen Besonderheiten des Eingriffsspektrums, die beachtet werden müssen, wenn eine individuelle Empfehlung ausgesprochen wird. Im Folgenden werden sechs typische operative Fachrichtungen mit ihren spezifischen Fragestellungen behandelt.

16.1 Ophthalmochirurgie

Insbesondere in der Ophthalmochirurgie haben sich in letzter Zeit einige, mit hygienischen Maßgaben eng verwobene Änderungen ergeben, die aus gesetzlicher, ökonomischer und auch medizinischer Sicht zum Umdenken zwingen. Im Folgenden sollen die wesentlichen Rahmenbedingungen eines modernen und sinnvollen Hygienemanagements in der Ophthalmochirurgie dargestellt werden.

Die rechtlichen Rahmenbedingungen für die hygienischen Anforderungen in der ambulanten Ophthalmochirurgie werden durch das Infektionsschutzgesetz [IfSG 2000], das Medizinproduktegesetz [MPG 1998], die Medizinprodukte-Betreiberverordnung [MPBetreibV 1998], und das Sozialgesetzbuch [SGB V 1994] vorgegeben. Diese Gesetze beinhalten teilweise explizite Handlungsanleitungen, erheben Richtlinien der Bundesärztekammer als Stand der Wissenschaft in quasi gesetzgeberischen Rang oder beinhalten die Verpflichtung der Leistungserbringer zur Qualitätssicherung. Daneben existieren eine Fülle unterschiedlicher Empfehlungen und Normen (z.B. RKI-Richtlinien, DIN-Normen etc.), die zuweilen zwar den Charakter eines so genannten „vorgezo-

genen Sachverständigengutachtens" haben können, jedoch keineswegs rechtsverbindlich sind, siehe auch Kapitel „Rechtliche Grundlagen".

Praktisch bedeutsam sind einige Änderungen des Infektionsschutzgesetzes im Vergleich zum früheren Bundesseuchengesetz. So sind nach § 23 IfSG ambulant operierende Einrichtungen verpflichtet, nosokomiale Infektionen, das Auftreten von Krankheitserregern mit speziellen Resistenzen und Multiresistenzen fortlaufend in einer gesonderten Niederschrift aufzuzeichnen und zu bewerten. Diese Aufzeichnungen sind 10 Jahre aufzubewahren und auf Verlangen dem zuständigen Gesundheitsamt zur Einsicht vorzulegen (siehe Kapitel „Infektionserfassung").

Neu aufgenommen ist die namentliche Nennung bei Erregernachweis [§ 7 IfSG] von Adenoviren (beim direkten Nachweis aus den Konjunktiven), bei Legionellen und Masernviren.

Auch das gehäufte Auftreten nosokomialer Infektionen ist an das zuständige Gesundheitsamt binnen 24 Stunden zu melden. Im Sinne eines „gehäuften" Auftretens werden mehr als 2 epidemiologisch und zeitlich zusammenhängende Fälle verstanden [§ 6, Absatz 3 IfSG].

In § 36 Absatz 2 IfSG wird auch erstmalig erwähnt, dass:

• •

„Arztpraxen und Praxen sonstiger Heilberufe, in denen invasive Eingriffe vorgenommen werden, sowie sonstige …, bei denen durch Tätigkeiten am Menschen durch Blut (Urin) Krankheitserreger übertragen werden können, können durch das Gesundheitsamt infektionshygienisch überwacht werden (siehe Kapitel 14 ,Behördliche Überwachung')."

• •

Das heißt konkret:
Arztpraxen können, ambulant operierende Zentren werden überwacht [Heudorf et al. 2003].

Schließlich fordert das Infektionsschutzgesetz die „schriftliche Festlegung von innerbetrieblichen Verfahrensweisen zur Infektionshygiene" und etabliert damit mit § 36 IfSG den so genannten Hygieneplan in den ambulant operierenden Zentren.

Ein solcher Hygieneplan sollte Prozess- und Tätigkeitsbeschreibungen der hygienerelevanten Abläufe beinhalten, die Verantwortlichen benennen und muss für alle betroffenen Mitarbeiter jederzeit gut zugänglich sein. Auf den Dokumenten, die idealerweise innerhalb eines Qualitätsmanagementsystems gelenkt werden, ist der aktuelle Revisionsstand zu vermerken. Eine Aktualisierung sollte in regelmäßigen Abständen erfolgen.

Durch das Medizinproduktegesetz (MPG) und die Medizinprodukte-Betreiberverordnung (MPBetreibV) wird die Aufbereitung von Medizinprodukten geregelt. Danach sind Reinigung, Desinfektion und Sterilisation von Medizinprodukten unter Beachtung der Angabe des Herstellers mit geeigneten, validierten Verfahren so durchzuführen, dass der Erfolg dieser Verfahren nachvollziehbar gewährleistet ist. Die Anlage zu Ziffer 7 in der Richtlinie für Krankenhaushygiene „Anforderungen der Hygiene an die Aufbereitung von Medizinprodukten" [RKI 2001] gibt hierfür eine aktuelle Richtschnur, deren wesentlicher Bestandteil die Risikobewertung des jeweils aufzubereitenden Medizinproduktes, die Festlegung des Aufbereitungsprozesses, die Validierung von Vorreinigung, Reinigung, Desinfektion und Trocknung, die Prüfung der technisch-funktionellen Sicherheit, i.d.R. die Verpackung und Kennzeichnung sowie gegebenenfalls. die Sterilisation der Medizinprodukte ist. Ein wesentlicher Bestandteil auch dieser Richtlinie ist die entsprechende Dokumentation der Aufbereitung.

Im Zusammenhang mit den im Sozialgesetzbuch V aufgeführten hygienischen Anforderungen werden im ophthalmochirurgischen Bereich z.B. in Nordrhein-Westfalen ganz konkrete hygienische Anforderungen an die ambulante Leistungserbringung von den Kostenträgern geknüpft [Rahmenvertrag 2003]. In Zukunft muss damit gerechnet werden, dass diese hygienischen Anforderungen bundesweit als eine der Voraussetzungen bei der Kostenerstattung von ambulanten Leistungen herangezogen wird.

Hygienische Anforderungen

Für postoperative Wundinfektionen sind auch in der Ophthalmochirurgie in erster Linie endogene Faktoren (körpereigene Flora des Patienten) sowie seltener exogene Faktoren (belebte und unbelebte Umwelt) verantwortlich.

Das Risiko einer Wundinfektion nimmt bei schlechtem Allgemeinzustand des Patienten, langen Eingriffen, Eingriffen in schlecht durchblutetem

Nosokomiale Infektionen Ophthalmologie

< 1 % aller nosokomialen Infektionen

Erreger:

Staph. aureus	23 %
KNS	23 %
P. Aeruginosa	13 %
Step. Spez.	8 %
E. Coli	7 %

(Bialiasiewicz, AA 1991)

Abb. 16.1   Nosokomiale Infektionen und Erreger

Gewebe und durch die Implantation von Fremdkörpern zu. Grundsätzlich unterscheiden sich die
Anforderungen zwischen ambulanter und statio-
närer Versorgung nicht (siehe auch Kapitel 5 „Hygiene im OP").

Generell liegt die Ophtahlmochirurgie, was nosokomiale Infektionen betrifft, am unteren Ende der
operativen Disziplinen.

Eine Abtrennung der OP-Abteilung gegenüber den
übrigen Räumen der Praxis ist aus krankenhaushygienischer Sicht sinnvoll. Im Vorfeld sollte jedoch in
der Richtlinie für Krankenhaushygiene und Infektionsprävention „Anforderungen der Hygiene beim
ambulanten Operieren in Krankenhaus und Praxis",
Anhang zur Anlage zu Ziffern 5.1 und 4.3.3, geprüft
werden, welche der durchgeführten Eingriffe in einem Eingriffsraum oder in einem Operationssaal
durchgeführt werden müssen [RKI 1994]. Der Zugang für das Personal sollte über einen Personal-
umkleideraum und für Patienten über einen Patientenumkleideraum erfolgen. Operationsräume
sollten in sich abgeschlossen sein und möglichst wenige, aber ausreichend dimensionierte Türen ha-

ben. Wasserarmaturen und Bodeneinläufe innerhalb eines Operationsraumes sind nicht zulässig.
Die Narkoseein- und -ausleitung kann entweder im
Saal oder in für diese Funktion vorgesehenen Räumen geschehen. Räume oder Flächen für Händewaschen und -desinfektion können für mehrere
beieinander liegende Operationsräume zusammengefasst werden. Die Patienten können, mit einem
OP-Kittel (Überkittel) bekleidet, die OP-Räume mit
speziell zur Verfügung gestellten (OP-) Schuhen betreten. Sie können im Grunde sogar mit sauberen
Straßenschuhen eintreten, da in der Ophthalmochirurgie Schuhe und der Fußboden bei der Infektionsübertragung keine maßgebliche Bedeutung haben.
Alternativ können sie jedoch auch Hausschuhe von
zu Hause mitbringen.

Vorbestehende bakterielle Begleitinfektionen können bei den zumeist selektiven Eingriffen zuvor
austherapiert werden. Das präoperative Bad oder
Duschen, insbesondere die gründliche Reinigung
von Gesicht und Augenpartien, senken das Wundinfektionsrisiko. Auf Make-up, Wimperntusche und
Ähnliches sollten die Patienten unbedingt verzichten.

Die zur Patientenvorbereitung verwendeten Medikamente, Salben und v.a. Spritzen sollten jeweils

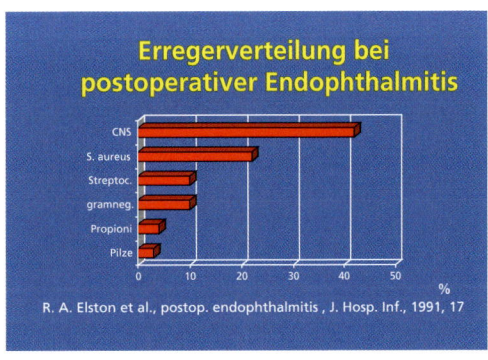

Abb. 16.2   Erregerverteilung postoperative
             Endophthalmitiden

patientenspezifisch aufgezogen, beschriftet und zeitnah appliziert werden.

Die präoperative Haut- und Schleimhautdesinfektion des OP-Gebietes sollte für 3 Minuten mit einem geeigneten Hautdesinfektionsmittel (DGHM/VAH-Liste) durchgeführt werden.

Beim Betreten des OP-Saales während einer Operation müssen chirurgische Maske und Haube getragen werden. Die chirurgische Händedesinfektion vor der ersten Operation besteht aus dem einminütigen Händewaschen (wobei nur Nagelfalze und Nägel bei entsprechender Verschmutzung mit der Bürste zu reinigen sind) und der anschließenden 3-minütigen Händedesinfektion mit einem alkoholischen Mittel. Liegt die letzte chirurgische Händedesinfektion weniger als 60 Minuten zurück und erfolgte zwischenzeitlich keine Kontamination der Hände, so kann die Händedesinfektion mit einem alkoholischen Mittel vor der nächsten Operation auf 1 Minute verkürzt werden [Kappstein 1993]. Das gesamte OP-Team sollte kurze und keine falschen Fingernägel tragen. Arm- und Handschmuck behindern die Händedesinfektion und sind daher nicht statthaft.

Nach der chirurgischen Händedesinfektion wird der sterile OP-Kittel angelegt. Dieser sollte auch in feuchtem Zustand nicht flüssigkeitsdurchgängig sein. Während der Operation sollten die Türen des Operationssaales konsequent geschlossen gehalten werden. Die Zahl der Personen im OP ist auf das notwendige Minimum zu beschränken. Spezielle OP-Ruhezeiten oder spezielle Desinfektions- und Reinigungsmaßnahmen nach kontaminierten oder septischen Eingriffen sind nicht erforderlich. Nach jedem Eingriff ist für eine ausreichende Reinigung und gezielte Desinfektion des Operationssaales zu sorgen. Nach sichtbarer Kontamination von Oberflächen ist unmittelbar eine Wischdesinfektion vor der nächsten OP durchzuführen. Dies sieht bis jetzt die RKI-Empfehlung vor. Ob dieses Vorgehen aus hygienischer Sicht bei ophthalmochirurgischen Eingriffen, bei denen es i.d.R. nicht zu einer Kontamination des Fußbodens kommt, sinnvoll ist, mag bezweifelt werden. Eine Wischdesinfektion des gesamten Fußbodens im OP-Saal erfolgt dann nach der letzten Operation des Tages [RKI 2000].

Eine gegebenenfalls indizierte parenterale, präoperative Antibiotikaprophylaxe sollte unmittelbar vor der Operation (z.B. bei der Einleitung der Anästhesie) begonnen und postoperativ nicht fortgesetzt werden. Auf eine routinemäßige Prophylaxe mit Glykopeptidantibiotika (z.B. Vancomycin) sollte verzichtet werden (Resistenzbildung).

Es ist darauf zu achten, dass ausreichend große Lagerräume und Entsorgungsräume vorhanden sind. Händedesinfektionsmittelspender sollten in ausreichender Zahl an strategisch wichtigen Punkten angebracht werden. Denn auch hier gilt: Die konsequente Händehygiene des Personals ist der entscheidende Baustein bei der Unterbrechung potenzieller Infektionsketten!

Instrumentenaufbereitung

In der Ophthalmochirurgie kommt es in oft kurzer Zeit zum Anfall größerer Mengen von benutzten Sterilgütern. Oft entsteht dabei eine sehr hohe Arbeitsbelastung für die mit der Aufbereitung betrauten Mitarbeiter. Aus diesem Grunde ist es insbesondere in der Ophthalmochirugie extrem wichtig, dass die Instrumente immer, unabhängig vom Zeitdruck, mit gleich hoher hygienischer Qualität aufbereitet werden. Dies kann durch klare Aufbereitungsstandards und ausreichende Aufbereitungsräumlichkeiten erreicht werden.

Bei der Planung der „Aufbereitungsabläufe" muss die Aufbereitungs- und Sterilisationseinheit klar in

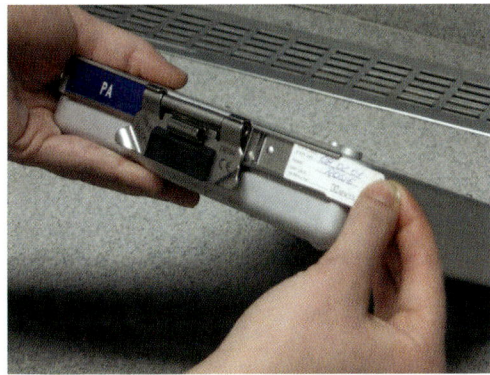

Abb. 16.3   Container

eine reine und unreine Seite getrennt werden. Getrennte Aufbereitungsräume werden nicht gefordert, sofern eine eindeutige funktionelle Trennung des Aufbereitungsraumes vorliegt und während des Aufbereitungsprozesses durchgehalten werden kann. Dies bedeutet, dass die Aufbereitung der gebrauchten Instrumente auf der unreinen Seite und das Packen, Verschweißen und Sterilisieren auf der reinen Seite erfolgen.

Wenn es aus organisatorischen Gründen möglich ist, sollte an den OP-Tagen die Aufbereitung des Instrumentariums durch eine speziell zuständige ausgebildete Person durchgeführt werden. Bei der manuellen Aufbereitung der Instrumente müssen Handschuhe und Schürze getragen werden.

Für diese Tätigkeiten können durchaus personenbezogene Haushaltshandschuhe angeschafft und getragen werden (siehe in Kapitel 4.1 „Handschuhe").

Möglichst unmittelbar nach dem Gebrauch sollten die Instrumente von Sekret-, Linsen- und Medikamenten-, Blutresten befreit werden. Idealerweise durch Durchspülen in Flussrichtung.

Der Transport der empfindlichen und teuren Instrumente sollte möglichst direkt auf dem kürzesten Weg erfolgen. Die Instrumente sollten dazu auch in geeigneten Transportbehältern (Container mit Silikonstoßkanten und Silikonablagematten) möglichst horizontal und erschütterungsfrei transportiert werden. Bei besonders empfindlichen Instrumenten empfehlen sich Transportkappen.

Sinnvoll ist die Verwendung eines ausreichend großen und tiefen Reinigungsbeckens. Es kann sinnvoll sein, dass Reinigungsbecken ebenfalls mit einer Silikonmatte zum Schutz der Instrumenten auszustatten. Falls räumlich nicht anders lösbar, kann dieses Reinigungsbecken im Grunde auch als Handwaschbecken genutzt werden. Dann müssen in seiner direkten Nähe Seifen- und Handtuch- und Desinfektionsmittelspender installiert werden, damit die Doppelfunktion des Beckens korrekt gewährleistet ist. Ein Druckluftanschluss mit den erforderlichen Anschlüssen sind zu installieren, damit Hohlkörperinstrumente nach der Reinigung mit Druckluft trocken geblasen werden können. Manuell regulierbare Druckluftpistolen haben sich diesbezüglich im ophthalmochirugischen Bereich bewährt. Die manuelle Nachtrocknung ist nicht nur sehr schwer umsetzbar, sondern kann darüber hinaus zu Schäden an den Instrumenten führen, weshalb sie nicht zu empfehlen ist.

Die Reinigung der gebrauchten Operationsinstrumente im Ultraschall-Bad ist nicht standardisiert. Der Einsatz von Ultraschall zur besseren Lösung von festanhaftetenden Schmutzpartikeln an weniger gut zugänglichen Stellen hat keine desinfizierende Wirkung. Es wird als ein nicht validierbares Verfahren angesehen. Die Spülung nach der Ultraschallbehandlung sollte mit entmineralisiertem Wasser erfolgen, um einer Fleckenbildung am Instrument vorzubeugen.

Die Trocknung erfolgt anschließend mit Druckluft. Nach der technischen Prüfung und der vorsichtigen Pflege werden die Instrumente verpackt und schließlich im Dampfsterilisator sterilisiert.

Von der Unversehrtheit der filigranen und empfindlichen Instrumente überzeugt man sich am besten mit Hilfe einer Lichtlupe. Die Pflege der Instrumente hat streng nach den Vorgaben der Hersteller zu erfolgen.

MEMO Bei der manuellen Aufbereitung ophthalmochirurgischer Instrumente muss auf hochalkalische Reinigungsmittel verzichtet werden. Sollten Operationen am hinteren Augenabschnitt durchgeführt worden sein, so muss die Sterilisationszeit auf 18 min ausgedehnt werden.

Alternativ zur manuellen Instrumentenaufbereitung bietet sich die maschinelle Aufbereitung in einem Thermodesinfektor (RDM) an. Bei der Aufbereitung der Instrumente bei einer Temperatur zwischen 75–93 °C (während 10 min) ist eine ausreichende Desinfektion gewährleistet. Sollte ein Thermodesinfektor angeschafft werden, ist es erforderlich, diesen in halbjährlichem Abstand mit kontaminierten Schrauben zu überprüfen. Ebenfalls ist darauf zu achten, geeignete Wagen mit Spülaufsätzen für die aufzubereitenden Instrumente (z.B. Phakohandstücke) anzuschaffen. Die durchgeführten Reinigungs- und Desinfektionszyklen sollten bei neuen Maschinen schriftlich, bzw. per EDV-Schnittstelle dokumentierbar sein. Bei der Verwendung von hochalkalischen Reinigern ist die manuelle Nachspülung mit VE-Wasser zu empfehlen, auch um toxische Reaktionen durch Wirkstoffreste des Aufbereitungsprozesses auf jeden Fall auszuschließen.

Um eine hygienisch einwandfreie Aufbereitung und Sterilisation zu gewährleisten, müssen die Instrumente und Schläuche sauber und trocken sein, bevor sie in den Autoklaven gegeben werden. Um diesen Hygienestandard zu erreichen, ist es in jedem Fall notwendig, eine ausreichend große Anzahl von OP-Sieben anzuschaffen.

Es sollten nur noch Autoklaven angeschafft werden, die über ein fraktioniertes Vakuumverfahren verfügen und mit einer Dokumentationseinheit ausgestattet sind. Eine chargenbezogene Aufzeichnung des Druck- und Temperaturverlaufes sowie der Sterilisationszeiten sind dabei zu fordern.

Der Autoklav muss mindestens halbjährlich oder nach 400 Chargen mittels Bioindikatoren überprüft werden. Eine außerordentliche Überprüfung mit Bioindikatoren ist ebenfalls nach Reparaturen oder bei Zweifeln an der Funktionsfähigkeit des Gerätes notwendig (siehe auch Kapitel 7 „Medizinprodukteaufbereitung"). Die Notwendigkeit der täglichen Überprüfung (Leerchargen-, Vakuum- und Bowie-Dick-Testung) bleiben davon unberührt.

MEMO Bei der maschinellen Aufbereitung ophthalmochirurgischer Instrumente können hochalkalische Reinigungsmittel verwendet werden. Generell beträgt die Sterilisationszeit bei maschineller Aufbereitung mit hochalkalischen Reinigern 5 min. bei 134 °C.

Eine Besonderheit der Instrumentenaufbereitung in der Ophthalmochirurgie sind die Phakohandstücke. Sie haben einen komplizierten Aufbau und können daher nicht ohne Weiteres maschinell aufbereitet werden. Vielerorts ist je nach verwendeten Phakohandstücken sogar eine komplett manuelle Aufbereitung erforderlich. Zwar werden die Phakohandstücke in der RD-Maschine aufbereitet, doch wird das Durchspülen der Kanäle manuell ausgeführt, da entsprechende Einsätze, auf die die Phakohandgriffe aufgesteckt werden können, (noch) selten zur Verfügung stehen. Aus diesem Grunde entspricht das Verfahren einer manuellen Aufbereitung. In Zukunft sollte darauf geachtet werden, dass neu angeschaffte Phakohandstücke maschinell aufbereitbar sind.

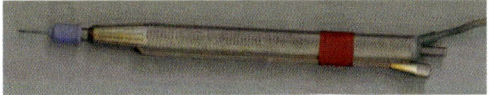

Abb. 16.4   Phakohandstück

Die Phakoschläuche dürfen nicht in Reinigungs- oder Desinfektionslösung eingelegt werden, weil auch nach gründlichem Durchspülen nicht ausgeschlossen werden kann, dass Reste der Lösung am bzw. im Silikonmaterial zurückbleiben können. Toxischen Schäden am Auge der nachfolgend operierten Patienten sind dann zu fürchten. Alternativ können Einmalschläuche verwendet werden, wobei eine Kosten-/Nutzenanalyse durchgeführt werden sollte.

PRAXISTIPP

Wiederaufbereitbare Phakoschläuche sollten unmittelbar nach Ende der Operation vom Gerät abgenommen und mit Aqua dest. oder auch VE-Wasser für mindestens 3 Minuten durchgespült, innen mit Druckluft trocken geblasen und von außen mit Kompressen getrocknet werden. Anschließend werden sie in geeignete Container oder Sterilisationsfolie verpackt und dampfsterilisiert.

In der Ophthalmochirurgie ist besondere Sorgfalt bei Operationen am hinteren Augenabschnitt geboten, da potenzieller Kontakt zu so genanntem prionenhaltigem Risikogewebe besteht. Dies muss bei der Instrumentenaufbereitung berücksichtigt werden.

Die Task Force des RKI Berlin empfiehlt in ihrem Abschlussbericht zu CJK die Aufbereitung aller Instrumente mittels maschineller Reinigung/Desinfektion in einem Dekontaminationsautomaten unter Einbeziehung eines Reinigungsschrittes im alkalischen Milieu (mindestens pH 10,5) bei einer erhöhten, Proteine nicht fixierenden Prozesstemperatur (z.B. 55 °C; je nach verwendetem Reiniger kann die Temperatur bis zu 93 °C – z.B. bei stark alkalischen Reinigern – betragen) und anschließender thermischer Desinfektion/Nachspülung.

Danach sollte eine abschließende Dampfsterilisation bei 134 °C mit einer Haltezeit von mindestens 5 min erfolgen. Wichtig hierbei ist, dass eine ausreichende standardisierte maschinelle Reinigung möglich ist. Falls diese nicht erfolgt, weil die Instrumente manuell aufbereitet werden müssen, sollte sich an die manuelle Vorreinigung eine Dampfsterilisation bei 134 °C und 18 min Haltezeit anschließen [Task Force vCJK 2002].

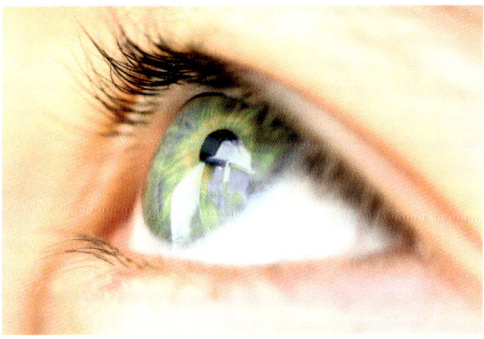

Abb. 16.5   Hornhaut

Problematisch bei der Prionenabreicherung ist, dass es bei Aufbereitung der Instrumente mit hochalkalischen Reinigern im ophthalmochirugischen Bereich bereits zu toxischen Schädigungen der Hornhaut gekommen ist. Diese Schädigungen wurden sowohl bei falsch durchgeführter manueller

Aufbereitung als auch bei maschineller Aufbereitung mit ungenügender Nachspülung beobachtet.

Bei der in der Augenheilkunde aus technischen Gründen (z.B. Empfindlichkeit von Phakohandstücken, extrem teure Reinigungs- und Desinfektionsautomaten) häufig noch praktizierten manuellen Aufbereitung ist eine Behandlung der Instrumente mit hochalkalischen Reinigern jedoch nicht möglich.

Der bedeutendere Effekt bei der „Prionenbekämpfung" ist zwar teilweise als reguläre Vorgehensweise etabliert resp. sogar normativ festgeschrieben, wie bspw. seit einigen Jahren in der Schweiz, jedoch wird hierdurch keine vollständige Inaktivierung, insbesondere bei massiver Prionenbelastung erreicht. Daher wird aus Sicherheitsgründen bei substanziellem Verdacht auf eine Prionenerkrankung die Aufbereitung nicht empfohlen, sondern nach Möglichkeit die Verwendung von Einwegmaterial oder die Entsorgung des kontaminierten Instrumentariums [Task Force vCJK 2002]. Reduktion oder besser die Beseitigung der Prionen wird in erster Linie durch die Reinigungsstufe erreicht. Im Routineverfahren (d.h. klinisch kein Anhalt für Prionenerkrankung) sollte eine akribische manuelle Vorreinigung vor der Sterilisation erfolgen. Durch die Beseitigung von Proteinstrukturen von den Instrumentenoberflächen kann das (theoretisch nicht ausschließbare) Übertragungsrisiko bei unerkannter Prionenerkrankung extrem minimiert werden. Eine zusätzliche Verlängerung der Sterilisationszeiten bringt demgegenüber, wenn überhaupt, einen derart marginalen Sicherheitsgewinn, dass der damit verbundene technische Aufwand (Energiekosten, verlängerte „turn around"-Zeiten, Personalkosten, erhöhter Instrumentenverschleiß) bei der derzeitigen epidemiologischen Situation nicht um jeden Preis durchgesetzt werden kann (gegenwärtig liegt weder eine

Inzidenz noch Prävalenz für vCJK in Deutschland vor). Dies gilt besonders für Eingriffe im vorderen Augenabschnitt (Kataraktchirurgie mit IOL-Implantation (Intra-Okulor-Linsen). Langfristig anzustreben ist die maschinelle Aufbereitung mit alkalischem Reiniger oder in der Entwicklung von Kombinationspräparaten.

Zum jetzigen Zeitpunkt kann bei sehr sorgfältiger manueller Aufbereitung beispielsweise des Phakohandstückes bei Eingriffen im vorderen Augenabschnitt der Verzicht auf eine verlängerte (18 min) Sterilisationszeit aus hygienischer Sicht akzeptiert werden [Mielke 2005]. Bei Eingriffen im Bereich des hinteren Augenabschnitts sollte dagegen eine 18-minütige Sterilisation durchgeführt werden, sofern eine manuelle Aufbereitung vorgeschaltet ist. Bei Vorschaltung einer maschinellen Aufbereitung mit alkalischem Reiniger entfällt auch hier die verlängerte Sterilisationszeit.

Unabhängig von den speziellen Problemen bei der Aufbereitung von ophthalmologischen Instrumenten wird darauf hingewiesen, dass die Vorgaben der RKI-Empfehlung „Anforderungen an die Hygiene bei der Aufbereitung von Medizinprodukten" umgesetzt und dokumentiert werden müssen. Insbesondere auf die Risikoklassifizierung aller Instrumente und die Schulung des Personals (Sachkunde für Sterilgutassistenten) sollte in diesem Zusammenhang hingewiesen werden (siehe auch Kapitel 7 „Medizinprodukteaufbereitung").

Maßnahmen zur Prävention perioperativer Keimbesiedlung am Auge

Nosokomiale Augeninfektionen kommen im Allgemeinen sehr selten vor. Ebenso treten postoperative Infektionen am Auge, v.a. die gefürchtete Endophthalmitis nur gelegentlich auf, haben dann allerdings meist weitreichende ernste Folgen für den betroffenen Patienten. Aus diesem Grunde werden vielerorts Präventionsmaßnahmen bis hin zur routinemäßig verabreichten perioperativen Antibiotikaprophylaxe ergriffen. Ein so genannter „Goldstandard" oder wenigstens eine gleichlautende und allseits anerkannte Empfehlung der Fachgesellschaften zur perioperativen Prävention von postoperativen Infektionen in der Ophthalmochirurgie ist bislang nicht vorhanden.

Aus verschiedenen Untersuchungen und einigen Expertenempfehlungen sowie den praxisüblichen Vorgehensweisen wird im Folgenden eine auf die vorhandene wissenschaftliche Datenlage bauende Empfehlung erstellt, welche die Ursachen der Infektionen und die Effektivität der einzelnen Präventionsmaßnahmen berücksichtigt.

Ursachen nosokomialer Augeninfektionen

Die postoperative intraokulare Infektion entsteht meist auf dem Boden von Einschleppungen von Lid- oder Bindehautkeimen.

Die bei weitem größte Rolle spielt dabei die körpereigene Flora des Patienten. Durch die physiologische Besiedlung des äußeren Auges und der Tränenflüssigkeit ist natürlicherweise ein potenzielles Erregerreservoir für postoperative Infektionen vorhanden [Peacock 1997; Weber 1999].

Andererseits können aber auch Bakterien im Rahmen der Behandlung von außen in das Auge gelangen.

Exogene Erreger:
- Staphylococcus aureus
- KNS (koagulase negative Staphylokokken)
- Pseudomonas spp.
- Streptokokken
- Enterobacteriaceae
- Sprosspilze

Reservoir:
- Chirurgische Instrumente
- Spüllösungen
- Desinfektionsmittel
- Implantate
- Transplantate
- Silikonschläuche für Phakoemulsifikations- und Vitrektomiegeräte

Prophylaktische Maßnahmen und deren Effektivität:
Eine Literaturrecherche der zwischen 1966 und 2000 in englischer Sprache veröffentlichten Arbeiten ergab für keine der bisher verfügbaren Vorbeugemaßnahmen die Kategorie A[1].

Entfernung der Wimpern:
Eine kleine Studie mit 50 Patienten erbrachte keine signifikante Reduktion der Bakterienflora durch das Entfernen der Wimpern [Perry 1977].
Kategorie der Empfehlung C[1]

Spülung mit Kochsalzlösung:
In Studien konnte kein statistisch signifikanter Effekt zur Reduktion der Besiedlung des Auges durch Spülungen mit Kochsalzlösungen nachgewiesen werden [Mistlberger 1997].
Kategorie der Empfehlung C[1]

Präoperative Spülung mit Antiseptika:
In verschiedenen Studien konnte die Wirkung von Spülungen mit Polyvidon-Jod-Lösungen (PVP-Iod) nachgewiesen werden. Insbesondere bei Staphylo-

---

1) Klinische Empfehlungen/Empfehlungskategorien:
   Kategorie A: Empfehlung ist wichtig und bedeutsam für das klinische Behandlungsergebnis
   Kategorie B: Empfehlung mit mäßiger Bedeutung und eingeschränkter klinischer Relevanz
   Kategorie C: keine nachweisbare Relevanz für das klinische Ergebnis

kokken, den Haupterregern von Endophthalmitiden, konnte ein günstiger Effekt nachgewiesen werden [Binder 1999]. In einer anderen Untersuchung konnte die Überlegenheit von PVP-Jod (= 11 % Jod) gegenüber Peressigsäure 0,2 % nachgewiesen werden [Heimann 1998].
Empfehlung Kategorie B[1)]

MEMO Zusammenfassend kann festgestellt werden, dass in der aktuellen Literatur die präoperative Antisepsis mit Polyvidon-Jod den stärksten Effekt hatte und bei Untersuchungen als einzige Maßnahme in die Empfehlungskategorie B[1)] eingestuft wurde.

Präoperative Gabe von topischen Antibiotika:
Obwohl verschiedene Untersuchungen zeigen konnten, dass die topische Verabreichung von Antibiotika, insbesondere in Kombination mit PVP-Jod, eine signifikante Reduktion der Keimbesiedlung des Auges erreichen konnte [Bialasiewics 1991; Gray 1993], war in anderen Untersuchungen dieser Effekt nicht oder nicht in dem Maße reproduzierbar [Dallison 1989]. So scheint die Anwendung der topischen Antibiotika zwar die Keimzahl signifikant zu reduzieren, jedoch konnte ein positiver Effekt auf die postoperative Infektionsrate nicht eindeutig belegt werden. Eine klare Position für die routinemäßige präoperative Antibiotikagabe zur Prophylaxe der postoperativen Infektion am Auge wurde daher nicht bezogen.
Empfehlung Kategorie C[1)]

Andere Maßnahmen:
Bei Maßnahmen wie der postoperativen subkonjunktivalen Antibiotikagabe, Spülungen mit Zusatz von Antibiotika oder Heparin konnte keine oder keine eindeutige Wirksamkeit nachgewiesen werden.
Empfehlung der Kategorie C[1)]

Die fortgesetzte Gabe topischer Antibiotika wird, um Resistenzentwicklungen zu vermeiden, nicht empfohlen.

Die systemische peri- oder präoperative Antibiotikaapplikation wird ebenfalls nicht empfohlen, außer bei Operationen am infizierten Auge, bei sekundären Eingriffen oder bei immunsupprimierten Patienten (hier werden Chinolone bevorzugt).

Eine ganz besondere Beachtung in der Augenchirurgie sollte die Einhaltung der allgemein für operative Eingriffe geforderten wie auch der fachspezifischen Standardhygienemaßnahmen (siehe auch Kap. 4) finden. Insbesondere muss darauf geachtet werden, dass die verwendeten Spüllösungen stets keimfrei sind und eine Kontamination zuverlässig vermieden wird. Die sichere Aufbereitung der chirurgischen Instrumente sowie der Silikonüberleitungsschläuche für das Phakoemulsifikations- und Vitrektomiegerät ist den Herstellerangaben gemäß durch Arbeitsanweisungen festzulegen, zu dokumentieren und regelmäßig zu überwachen. Versäumnisse in diesem Bereich haben ernsthafte Auswirkungen auf die Sicherheit des Patienten und können leicht dazu führen, dass es zu einer schwer therapierbaren postoperativen Augeninfektion kommt. Andererseits können auch chemische Reizungen z.B. durch nicht ausreichend entfernte Desinfektionsmittelreste in den Silikonschläuchen zu schweren Retinaschäden führen.

---

1) Klinische Empfehlungen/Empfehlungskategorien:
   Kategorie A: Empfehlung ist wichtig und bedeutsam für das klinische Behandlungsergebnis
   Kategorie B: Empfehlung mit mäßiger Bedeutung und eingeschränkter klinischer Relevanz
   Kategorie C: keine nachweisbare Relevanz für das klinische Ergebnis

MEMO Eine generelle Empfehlung für die prä- oder perioperative Gabe von Antibiotika zur Prophylaxe von bakteriellen Endophthalmitiden und anderen Infektionen nach Augenoperationen kann nicht ausgesprochen werden.

Prinzipiell sollte eine lokale präoperative Desinfektion mit einem Antiseptikum durchgeführt werden, das gegen Staphylokokken und gramnegative Organismen, insbesondere Pseudomonas spezies wirksam ist; bevorzugt wird PVP-Jod. Nach einer Vergleichsuntersuchung von Ferguson et al. (2003) führt die 5%ige PVP-Jod-Lösung in vivo zu einer effektiveren Keimreduktion als die 1%ige (Hautdesinfektion 10%ige, Augenbindehaut 5%ige Lösung).

Spülungen mit Kochsalz, mit oder ohne Zusatz von Antibiotika oder Heparin, werden dagegen nicht empfohlen.

Wird eine präoperative antibiotische Prophylaxe gewünscht, so können als topisch anzuwendende Präparate eine Mischung aus Neomycin-Polymyxin B-Gramicidin (Polyspectran® Tropfen) 2 Tropfen oder Tobramycin 0,3 % oder Gentamycin 0,3 % jeweils 2 Tropfen vor dem Eingriff appliziert werden.

Als alternatives Regime wird (allerdings nur bei erwachsenen Patienten) 20 mg Tobramycin als subkonjunktivale Injektion angegeben. Die Empfehlungen entsprechen jeweils der Kategorie C[1] der American Society of Health-System Pharmacists (ASHP) (ASHP 1999).

LITERATUR

ASHP Therapeutic Guidelines on Antimicrobial Prophylaxis in Surgery 1999: 405–52. www.guideline.gov

Bialasiewics AA, Welt R (1991): „Präoperative mikrobiologische Diagnostik vor elektiven intraokularen Eingriffen und Infektionsprophylaxe mit Tobramycin-Augentropfen. Ergebnis einer multizentrischen Studie". Klin Monatsbl Augenheilkd 198: 87–93

Bialiasiewicz AA (2000): „Nosokomiale Infektionen in der Augenheilkunde unter besonderer Berücksichtigung der postoperativen Infektionen. Augenärztliche Fortbildung 1991: 14

Binder CA et al (1999): „Preoperative infection prophylaxis with 1% polyvidon-iod solution based on the example of conjunctival staphylocci". Ophthalmologe 96: 663–667

Dallison IW et al (1989): „Topical antibiotic prophylaxis for cataract surgery: a control trial of fusidic acid and chloramphenicol". Aust NZJ Ophtalmol17: 289–293

Elston RA et al. (1991): „Postop-Endophthalmitis". J Hosp Inf: 17

Ferguson AW, Scott JA, Mcgavigan J, Elton RA, McLean J, Schmidt U, Kelkar R, Dhillon B (2003): „Comparison of 5% poviclone-iodine solution against 1% poviclone-iodine solution in preoperative cataract surgery antisepsis: a prospective randomised double blind study". British Journal Of Ophthalmology 87: 163–167

Gesetz zur Verhütung und Bekämpfung von Infektionskrankheiten beim Menschen (IfSG) (2001)". Bundesgesundheitsblatt – Gesundheitsforschung – Gesundheitsschutz: 1045–1077

Gray TB et al (1993): „Fusidic acid prophylaxis before cataract surgery: patient self-administration". Aust NZJ Ophtalmol 21: 99–103

Heimann C König B, Schuster G, König W, Behrens-Baumann W (1998): „Perioperative Keimbesiedlung von Lidern und Bindehaut: Untersuchung zur Antisepsis". 96. Jahrestagung der DOG

Heudorf U, Hofmann H, Kutzke G, Otto U (2003): „Hygiene beim ambulanten Operieren". Bundesgesundheitsblatt – Gesundheitsforschung – Gesundheitsschutz 46: 756–764

Kappstein I, Schulgen G, Waninger J, Daschner F (1993): „Mikrobiologische und ökonomische Untersuchungen über verkürzte Verfahren für die chirurgische Händedesinfektion". Chirurg 64: 400–405

Kommission für Krankenhaushygiene und Infektionsprävention am Robert Koch-Institut (2000): „Anforderungen der Hygiene bei Operationen und anderen invasiven Eingriffen". Bundesgesundheitsblatt – Gesundheitsforschung – Gesundheitsschutz 43: 644–648

Lidwell OM, Elson RA, Lowbury EJ, Whyte W et al (1987): „Ultraclean air and antibiotics for prevention of postoperative infection. A multicenter study of 8052 joint replacement operations". Acta Orthop Scand 58: 4

Medizinproduktegesetz vom 6.8.1998 sowie 2. Gesetz zur Änderung des Medizinproduktegesetzes (2. MPG-ÄndG) vom 13.12.2001; Bundesgesetzblatt 2001; Teil I: 3586–3606

Meierhans R (1998): „Wieviel Klimatechnik braucht eine OP-Abteilung?" Krh.-Hyg. + Inf. Verh. 20 Heft 1: 7–12

Mielke M (2005): „Schriftliche Stellungnahme zur Instrumentenaufbereitung in der Ophthalmochirurgie"

Medizinproduktegesetz vom 6.8.1998 sowie 2. Gesetz zur Änderung des Medizinproduktegesetzes (2. MPG-ÄndG) vom 13.12.2001; Bundesgesetzblatt 2001; Teil I: 3586–3606

Meierhans R (1998): „Wieviel Klimatechnik braucht eine OP-Abteilung?" Krh.-Hyg. + Inf. Verh. 20 Heft 1: 7–12

Mielke M (2005): „Schriftliche Stellungnahme zur Instrumentenaufbereitung in der Ophthalmochirurgie"

Mistlberger A et al (1997): „Anterior chamber contamination during cataract surgery with intraocular lens implantation". J Cataract Refract Surg 23: 1064–1069

Peacock JE (1997): „Eye infections". In: Wenzel RP (Ed.). „Prevention and control of nosocomial infections". 3. Aufl., Williams & Wilkins, Baltimore: 977–993

Perry LD et al (1977): „Preoperative topical antibiotics and lash trimming cataract surgery. Ophthalmic surg 8: 44–48

Richtlinie für Krankenhaushygiene und Infektionsprävention (1994): „Anforderungen der Hygiene beim ambulanten Operieren in Krankenhaus und Praxis". Anhang zur Anlage zu Ziffern 5.1 und 4.3.3. Bundesgesundheitsblatt 37: 226–229

Task Force vCJK (2002): „Die Variante der Creutzfeldt-Jakob-Krankheit (vCJK) – Epidemiologie, Erkennung, Diagnostik und Prävention unter besonderer Berücksichtigung der Risikominimierung einer iatrogenen Übertragung durch Medizinprodukte, insbesondere chirurgische Instrumente – Abschlussbericht der Task Force vCJK zu diesem Thema. Bundesgesundheitsblatt 45: 376–394

Vereinbarung von Qualitätssicherungsmaßnahmen beim Ambulanten Operieren gemäß § 14 des Vertrages nach § 115b Abs. 1 SGB V (1994); Deutsches Ärzteblatt 91: A2124–2127

Verordnung über das Errichten, Betreiben und Anwenden von Medizinprodukten (Medizinprodukte-Betreiberverordnung – MPBetreibV) vom 29.6.1998; Bundesgesetzblatt I: 1762–1768

Vertrag über die Förderung ambulant durchgeführter Katarakt-Operationen in der Vertragsärztlichen Versorgung. Rheinisches Ärzteblatt 12/2003: 73–83

Weber DJ et al (1999): „Nosocomial ocular infections". In: Mayhall GC (Ed.). „Hospital epidemiology and infection control". 2. Aufl., Lippincott Williams & Wilkins, Philadelphia: 287–299

Weist K, Rüden H (2000): „RLT-Anlagen für ambulante Operationen?" medizin & technik, ambulant operieren 4/2000: 154–1

16.2 Orthopädie

Der Begriff „Orthopädie" wurde 1742 ursprünglich als Titel für einen Ratgeber für Eltern von dem französischen Arzt Nicolas Andry eingeführt. Im Lauf der Zeit wurde mit diesem Namen ein neues medizinisches Fach bezeichnet. In Deutschland entwickelte sich die moderne Orthopädie aus den sog. Krüppelheilanstalten, in denen vorwiegend Rachitis, Infektionen von Knochen und Gelenken, Skoliose und angeborene Fehlbildungen behandelt wurden. Durch die Verbesserung der Lebensverhältnisse mit Einführung von Angeboten der Prophylaxe und Früherkennung vieler orthopädischer Erkrankungen änderten sich zunehmend Krankheitsspektrum und Patientenklientel, die ursprünglich ausschließlich aus Kindern bestand.

Nach dem Zweiten Weltkrieg widmeten sich Orthopäden zunehmend Patienten in höherem Lebensalter. Neben der Entwicklung der Orthopädie im Hinblick auf die zunehmende Bedeutung von Alterskrankheiten (besonders im Bereich der Endoprothetik) verbesserten sich die Möglichkeiten der invasiven Diagnostik und der operativen Methoden ständig.

Inzwischen sind viele orthopädische Eingriffe nicht mehr zwingend mit einem längeren Krankenhausaufenthalt verbunden, sondern können ambulant durchgeführt werden.

Eine maßgebliche Rolle innerhalb der ambulant durchführbaren Operationen in der Orthopädie spielen die Arthroskopien.

Analog zu anderen Fachdisziplinen gilt auch für ambulant durchzuführende orthopädische Eingriffe der Grundsatz, dass alle allgemeinen und speziellen Hygienemaßnahmen, die in der konservativen und operativen Orthopädie eines Krankenhauses Gültigkeit haben, uneingeschränkt auf den Praxisbetrieb zu übertragen sind.

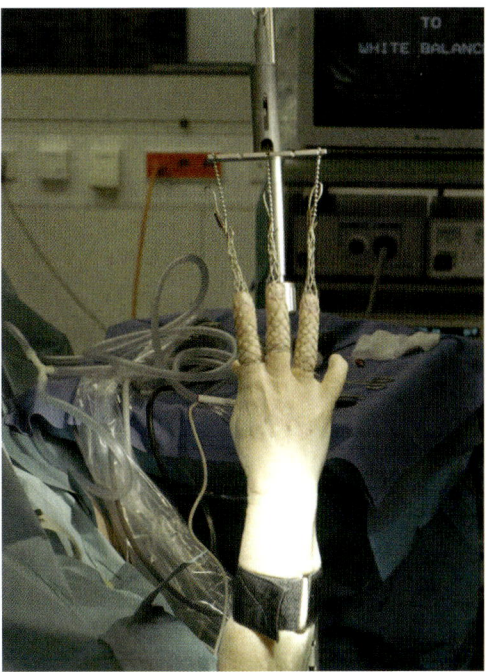

Abb. 16.6   Hand mit Fingerfänger

MEMO Standardhygienemaßnahmen umfassen alle Maßnahmen, die bei der Versorgung jedes Patienten berücksichtigt werden müssen, einerseits, um den Patienten vor exogener Kontamination zu schützen, andererseits, um dem Personal einen Infektionsschutz zu gewähren.

Jeder Patient, der zur Behandlung kommt, kann potentieller Träger pathogener oder auch multiresistenter Erreger sein. Die wichtigste infektionspräventive Maßnahme ist die Durchführung einer sorgfältigen Händehygiene. Entsprechend muss bei der Einrichtung einer orthopädischen Praxis darauf geachtet werden, dass in ausreichender Stückzahl an geeigneten Orten Händedesinfektionsmittelspender angebracht werden. Dies gilt sowohl für den nicht-invasiven Praxis-Bereich (z.B. Untersuchungs-, Behandlungs- und Verbandsraum – siehe Kapitel 4) als auch für den operativen Bereich (Eingriffsräume, OP-Abteilung).

Eingriffsspektrum und räumliche Anforderungen

Die Raumplanung im Bereich Ambulantes Operieren in der Orthopädie richtet sich in Größe und Ausstattung nach dem vorgesehenen Eingriffsspektrum.

Dazu zählen Eingriffe aus dem Bereich der Hand- und Fußchirurgie wie:

▶ Dupuytren'sche Kontrakturen
▶ Carpaltunnelsyndrom
▶ Schnellender Finger
▶ Endoprothetik im Hand-/ Fingerbereich
▶ Hallux valgus
▶ Synovektomien

Weiter werden Osteosynthesen meist an kleinen Röhrenknochen nach Frakturen durchgeführt (siehe Abb. 16.7), v.a. jedoch diagnostische und therapeutische Arthroskopien an Knie, Sprunggelenk und Schulter. Das Spektrum der Eingriffe in einzelnen AOZ reicht zuweilen bis hin zur Implantation künstlicher Gelenke bspw. am Knie.

Entsprechend der durchzuführenden Operationen werden auch hier die Räume in Eingriffsräume für kleinere invasive Maßnahmen (z.B. Versorgung einer Hohlhandphlegmone, Amputation eines Fingers) und OP-Räume mit erhöhten Anforderungen an die Keimarmut (z.B. Osteosynthesen langer Röhrenknochen, Endoprothetik) in einer von den übrigen Praxisräumen abgetrennten OP-Abteilung unterteilt. Gesonderte Wasch-, Ein- und Ausleitungsräume für jeden einzelnen OP-Saal sind nicht erforderlich.

Es gibt Hinweise dafür, dass die Luft bei Operationen mit Implantation großer Fremdkörper für postoperative Wundinfektionen von Bedeutung ist [Lidwell et al. 1982]. Daher wird aus Gründen der Infektionsprophylaxe eine Raumlufttechnische (RLT-)Anlage mit Schwebstofffiltern in der dritten Filterstufe oder mit turbulenzarmer Verdrängungsströmung (LAF) bei der Implantation größerer alloplastischer Materialien wie z.B. der Endoprothetik der großen Gelenke für erforderlich angesehen.

Eine generelle Forderung nach einer RLT-Anlage für das gesamte orthopädische Eingriffsspektrum kann aus den vorhandenen Studienergebnissen allerdings nicht abgeleitet werden. Insbesondere ist für arthroskopische Eingriffe an Gelenken keine schwebstoffgefilterte Luft erforderlich. Für die Mehrzahl der oben aufgeführten Eingriffe und Operationen kann eine Fensterlüftung als ausreichend bewertet werden, vorausgesetzt, dass Fliegengitter vorhanden sind. Ist eine natürliche Fensterbelüftung nicht möglich, weil bspw. die in Kapitel 9 genannten Einschränkungen dies ausschließen, ist eine zweistufig filternde RLT-Anlage mit Filtern der Klasse F9 ausreichend.

Bei multidisziplinärer Nutzung einer OP-Einheit innerhalb eines größeren Ambulanten Operations-

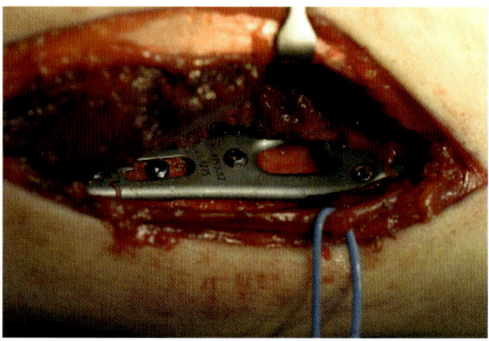

Abb. 16.7 Intraoperativer Situs nach Anbringen der Metallplatte

zentrums (AOZ) oder Krankenhauses können die Eingriffs- resp. Operationsräume in denen vornehmlich orthopädische Eingriffe erfolgen, auch durch chirurgische Nachbarfächer (bspw. Ophthalmochirurgie, Gynäkologie, HNO, etc.) genutzt werden. D.h. selbst OP-Säle, die für orthopädische Prothetikchirurgie vorgesehen ausgestattet sind (z.B. mit LAF), können von anderen Fächern gleichermaßen genutzt werden. Eine Trennung in septische und aseptische OP-Bereiche ist (auch für die Orthopädie) nicht erforderlich. Wenn die Hygienemaßgaben und die geforderte Personaldisziplin eingehalten werden, ist kein erhöhtes Wundinfektionsrisiko zu erwarten.

Nach Durchführung der notwendigen Reinigung und Desinfektion im Anschluss an die Eingriffe können Operationen sämtlicher Kontaminationsgrade in ein und demselben OP-Saal durchgeführt werden. Anders lautende Forderungen haben keinen evidenzbasierten hygienischen Hintergrund.

Die Vorbereitung des Patienten erfolgt in gleicher Weise wie in den anderen operativen Fachgebieten. Der Patient ist angehalten, geduscht und mit frischer Wäsche bekleidet zum OP-Termin zu erscheinen.

Das OP-Gebiet und angrenzende Hautareale sind vor der OP zu reinigen und zu desinfizieren. Auf eine routinemäßige präoperative „Nassrasur" des OP-Feldes ist auch in der Orthopädie zu verzichten, weil in zahlreichen Studien nachgewiesen werden konnte, dass hierbei die Rate der Wundinfektionen durch Verletzungen der Haut (Einblutungen, Exsudation) – mit konsekutiv vermehrtem Wachstum von Mikroorganismen – signifikant erhöht ist. Bei bspw. erschwerter Sicht durch starken Haarwuchs und operationstechnisch erforderlicher Haarentfernung sollten elektrische Haarschneidemaschinen (sog. Clipper) verwendet werden.

Günstig sind Umkleidemöglichkeiten für Patienten mit integrierter Toilette, Handwaschbecken und abschließbaren Schrankfächern. Gemäß der RKI-Empfehlung sind die Gestaltung des Funktionsbereiches und das Vorgehen für die Patientenübergabe bzw. zum Umlagern beim Ambulanten Operieren festzulegen.

WICHTIG

Die präoperative Hautdesinfektion des OP-Gebietes sollte mit einem PVP-Jod- oder alkoholischen Hautdesinfektionsmittel großflächig über drei Minuten erfolgen. Dabei soll das Desinfektionsmittel von „eingriffsnah nach eingriffsfern" verrieben und der Tupfer mehrmals gewechselt werden.

Wichtig ist, dass der Patient anschließend nicht in einer Desinfektionsmittelpfütze liegt. Zum einen können dadurch Hautirritationen entstehen, zum anderen können beim Elektrocautern durch den Stromfluss Hautverbrennungen entstehen.

Nach der Desinfektion soll der Patient mit flüssigkeitsdichtem Material abgedeckt werden.

Da der Einsatz von so genannten Inzisionsfolien in Studien keinen hygienischen Vorteil zeigte, wird die Verwendung nicht empfohlen. Aus hygienischer Sicht besteht außerdem kein Grund, nach erfolgter Hautinzision das Skalpell zu wechseln.

Zur Vorbereitung des Personals, zur Aufbereitung des Instrumentariums, zur Reinigung und Desinfektion des OP-Saales sowie zur Infektionserfassung wird auf die einzelnen Kapitel verwiesen.

Intraartikuläre Punktion

Einen besonderen Status bei den Indikationen für eine invasive therapeutische Maßnahme nimmt die intraartikuläre Punktion bzw. Injektion ein, die einerseits eine minimal invasive Intervention dar-stellt und vom Arbeitsaufwand mit einer simplen Blutentnahme vergleichbar ist. In der Mehrzahl der Fälle werden Punktionen, beispielsweise zur Ent-lastung eines Hämatoms bei einem Kniebinnen-trauma oder Injektionen von lokalen Schmerz-mitteln in primär sterile Gelenke durchgeführt. Andererseits besteht ein erhöhtes Infektionsrisiko falls es bei der Durchführung zu Hygienefehlern kommt. Ernsthafte Folgen einer Gelenkinfektion können von einer Funktionsbeeinträchtigung des betroffenen Gelenkes bis hin zur Entwicklung einer Sepsis reichen.

Dennoch müssen diese Eingriffe selbstverständlich nicht in einem OP-Saal erfolgen. Doch kommt der konsequenten Umsetzung der Standardhygiene-maßnahmen für diese Art von Eingriffen eine zen-trale Bedeutung zu; vielmehr als räumlichen Gege-benheiten.

Folgerichtig kann eine Gelenkpunktion in einem Eingriffsraum durchgeführt werden. Falls ein sol-cher Raum nicht zur Verfügung stehen sollte, kann der Eingriff in einem geeigneten Untersuchungs-resp. Behandlungsraum erfolgen, sofern er für den Punktierenden und einer Assistenzperson sowie für das benötigte sterile Arbeitsmaterial genügend Raum für ein sicheres und kollisionsfreies Arbeiten bietet.

Nachdem der Patient bequem gelagert und für den Eingriff vorbereitet wurde, muss das Hautareal im Bereich der Punktionsstelle großflächig desinfi-ziert werden. Hierfür wird das Hautdesinfektions-mittel mit sterilen Tupfern an einer sterilen Klem-me oder Kornzange gleichmäßig verrieben. Die Einwirkzeit beträgt mindestens eine Minute und darf nicht verkürzt werden. Die Punktionsstelle wird nach der Trocknung mit einem sterilen Loch-tuch abgedeckt.

Vor Anziehen der sterilen Handschuhe wird eine hygienische Händedesinfektion durchgeführt. Das benötigte Material wird auf einem (mobilen) In-strumentiertisch steril vorbereitet und von einer as-sistierenden Person steril angereicht.

Nach abgeschlossener Punktion wird die Punkti-onsstelle mit steriler Kompresse oder Pflasterver-band abgedeckt.

Das benutzte Instrumentarium ist in der Regel Einwegmaterial (Injektions-, Punktionskanülen, Spritzen), welches anschließend (in durchstichsi-cheren Behältnissen – siehe Kapitel 13 „Personal-schutz") sicher entsorgt wird.

Das gewonnene Material (Punktat) wird in da-für vorgesehenen beschrifteten Röhrchen in das untersuchende Labor gebracht.

Nach Ablegen der Handschuhe ist erneut eine hygienische Händedesinfektion durchzuführen.

Die beschriebene Vorgehensweise ist sowohl für alle Gelenkpunktionen wie auch Gelenkinjektio-nen anzuwenden.

Aufbereitung von Arthroskopen und Shavern

Die Aufbereitung von (Mehrweg-) OP-Instrumen-ten wird in Kapitel 7 ausführlich behandelt. Den-noch soll an dieser Stelle kurz auf die Problematik bei der Aufbereitung von Arthroskopen (siehe Abb. 16.8) eingegangen werden, da sie teilweise besondere Probleme mit sich bringt und spezielle Maßnahmen erfordert und zum anderen die Ar-throskopie in der ambulanten Orthopädie eine ge-wichtige Rolle spielt.

Wie Laparoskope anderer mikroinvasiv operie-render Fachbereiche sind Arthroskope entspre-chend ihrer erhöhten Anforderungen an die Aufbe-reitung in die Risikoklasse „Kritisch B" einzustufen (siehe Kapitel 7). Neben den langen und v.a. engen Lumina sowie Hohlräumen, die schlecht zu reinigen sind und bei denen der Reinigungserfolg nur schwer kontrolliert werden kann, hat bei den Arthroskopen auch die Empfindlichkeit des Materials eine Bedeutung. Daher sind für die Aufbereitung unbedingt die Angaben des Herstellers einzuholen und zu beachten. Generell sollten jedoch alle aufbereitbaren Teile eines Arthroskops, sowie das erforderliche Zubehör für arthroskopische Eingriffe analog zu anderen MIC-Instrumenten aufbereitet und der Reinigungserfolg – wenn nötig auch mit Hilfsmitteln (Lupe) oder indirekten Verfahren – kontrolliert werden.

Im Zusammenhang mit der Aufbereitung müssen sogenannte „Shaver" besonders kritisch betrachtet werden. Sie stellen aufgrund ihrer Bauart die Aufbereitung i.a.R. vor ein Problem und werden deswegen als Medizinprodukte mit besonders hohen Anforderungen an die Aufbereitung eingestuft (= Kritisch C; s. Kapitel 7). Durch die Anordnung des rotierenden Shaverkopfes in einem seitlich offenen Rohr bleibt zwangsläufig der gesamte Bereich zwischen Rohr und Shaver nicht einseh- und kontrollierbar. Dazu kommt die Enge, die eine vollständige Reinigung durch herkömmliche Verfahren nahezu unmöglich macht. Ein weiterer Aspekt ist, dass nach dem Durchlaufen einiger Aufbereitungszyklen das Material leidet und insbesondere das Messer am rotierenden Bereich stumpf und/

oder die Rotationsachse verschoben und damit die Funktionalität eingeschränkt wird.

Gemäß den Vorgaben der Empfehlungen zu „Anforderungen an die Hygiene bei der Aufbereitung von Medizinprodukten" des Robert Koch-Institutes (2001) und sollten sie nur durch speziell ausgestattete und zugelassene Stellen aufbereitet werden. Im Wortlaut wird gefordert, dass „das Qualitätsmanagementsystem für die Aufbereitung von Medizinprodukten mit besonders hohen Anforderungen an die Aufbereitung (Kritisch C) soll durch eine von der zuständigen Behörde … akkreditierte Stelle (… gemäß § 20 (1) MPG) … zertifiziert sein", soll.

Aus diesen Gründen werden in vielen Fällen Einweg-Shaver eingesetzt. Obgleich die Lösung mit Einweg-Shavern aus funktioneller und hygienischer Sicht keine Probleme macht, stellt sie bei nur einmaligem Gebrauch der Shaverblades einen Kostenfaktor dar. Die Wirtschaftlichkeit der ambulanten Durchführung dieses Eingriffes kann dadurch in Frage gestellt werden, weshalb oftmals nach einer anderen Lösung gesucht wird. Alternativ kann die Fremdvergabe der Aufbereitung an externe Aufbereitungsfirmen erwogen werden. Hier werden die Aufbereitbarkeit (auch sogenannter Einweg-Produkte) überprüft und die Anzahl der Aufbereitungszyklen festgelegt. Der Einsender erfährt, ob die Aufbereitung und Wiederverwertung freigegeben werden können und natürlich auch in welcher Höhe Kosten anfallen. Das zugelassene Aufbereitungsunternehmen stellt dem Auftraggeber zudem eine Aufbereitungsgewährleistung aus. So hat der Nutzer, ohne selbst ein höheres Risiko eingehen zu müssen, ein nahezu neuwertiges Instrument zu geringeren Kosten an der Hand. Von hygienischer und v.a. auch rechtlicher Seite gibt es keine Einwände gegen dieses Vorgehen.

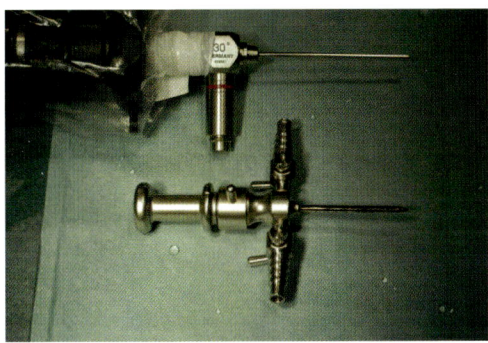

Abb. 16.8   Arthroskopieinstrumente

LITERATUR

Kappstein I (2004): „Nosokomiale Infektionen", 3. Auflage, Zuckschwerdt Verlag München

Lidwell OM, Lowbury EJL, Whyte W, Blowers R, Stanley SJ, Lowe D (1982): „Effect of ultraclean air in operating rooms on deep sepsis in the joint after total hip or knee replacement: a rondomised study". Br Med J 285: 10

Rauschmann MA, Thomann K-D (2000): „Bilder aus der Vergangenheit – 200 Jahre Orthopädie". Orthopäde 29: 1008–1017, Springer Verlag

RKI (1997): Anlage zu Ziffern 5.1 und 4.3.3 „Anforderungen der Hygiene beim ambulanten Operieren in Krankenhaus und Praxis". Bundesgesundheitsbl 40: 361–365

RKI (2000): Kommission für Krankenhaushygiene und Infektionsprävention am Robert Koch-Institut. „Anforderungen der Hygiene bei Operationen und anderen invasiven Eingriffen". Bundesgesundhbl 8: 644–647

RKI (2001): „Anforderungen an die Hygiene bei der Aufbereitung von Medizinprodukten". Bundesgesundheitsbl 44: 1115–1126

V. Sozialgesetzbuch, § 115 b: „Ambulantes Operieren im Krankenhaus"

16.3 Hals-, Nasen- und Ohrenheilkunde

Auch in ambulant operierenden HNO-Praxen entsprechen die hygienischen Anforderungen prinzipiell den Auflagen, wie sie für alle ambulanten Operateure anderer Fachrichtungen gelten. Für Eingriffe in bedingt aseptischen und kontaminierten Regionen gelten die Grundsätze des aseptischen Operierens analog.

Komplexe, invasive, ambulant durchführbare Eingriffe wie die Operation eines Mittelohrtumors, die Eröffnung einer Stirn- oder Kieferhöhle oder Siebbeinzelle von außen, des Warzenfortsatzes mit oder ohne Freilegung der Mittelohrräume sowie die Tympanoplastik mit Interposition und Aufbau der Gehörknöchelchenkette werden im Anhang C. 5.3 der RKI-Richtlinie als ambulant durchzuführende Operationen mit „besonderen Anforderungen an die Keimarmut" klassifiziert. Dies bedingt modifizierte Auflagen für den Raumbedarf und die funktionelle Trennung von Betriebsabläufen (s. Kap. 3.2). Geräte und Instrumente werden generell nicht im OP-Saal, sondern in einem vorgelagerten Funktionsraum für den nächsten Einsatz aufbereitet.

Bei den Operationen in der HNO-Heilkunde handelt es sich mehrheitlich um kontaminierte Eingriffe in mikrobiell besiedelten Bereichen, die aber bei Mitnutzung der Räumlichkeiten eines Krankenhauses nicht unbedingt im „septischen" OP durchgeführt werden müssen. Maßgaben für die Vorbereitung des Patienten, allgemeine Regeln für die Personalhygiene und für die abschließende Aufbereitung des Eingriffsraumes gelten grundsätzlich wie in Kap. 5 beschrieben.

Klassische HNO-spezifische nosokomiale Infektionen sind der Nasenseptumabszess (meist Staphylokokken), die durch Sekretstau geförderte Sinusitis acuta und Otitis media acuta nach längerer Tamponade, die Ohrmuschel-Perichondritis (oft Pseudomonas aeruginosa; Gewebseinschmelzung und Deformierung) und das infizierte Tracheostoma (Staphylokokken, Pseudomonas/Acinetobacter sp.). Typische Erreger sind ferner Klebsiella sp. (Ozaena), betahämolysierende A-Streptokokken (Erysipel, Tonsillitis, Sepsis), Staphylococcus aureus (Wundinfektion, Furunkel, Sepsis), Anaerobier (chronische Sinusitis und Otitis media) und Candida albicans (postoperative Parotitis). Bei Besiedelung des Nasenrachenraumes mit multiresistentem Staph. aureus ist es angebracht, elektive Eingriffe bis nach der spezifischen, lokal antiseptischen Sanierung zu verschieben.

Beim Thema der Aufbereitung von **Laryngoskopen** wird gelegentlich strittig diskutiert, inwieweit die standardisierten Anforderungen an die Endoskopbehandlung aus anderen Disziplinen auf die HNO-Heilkunde übertragbar sind. Laryngoskope und Rhinoskope ohne Zusatzschächte werden zunächst mit einem Reiniger gründlich behandelt und dann in eine geeignete Desinfektionslösung eingelegt (Wirkstoffauswahl nach Herstellerangaben), nach Einwirkzeit mit sauberem Wasser gut abgespült und getrocknet, dann trocken und staubgeschützt aufgehängt.

Nicht empfohlen wird die gelegentlich beschriebene Praxis, die Geräte nach Gebrauch lediglich mit alkoholgetränkten Kompressen abzuwischen oder nur für kurze Zeit in so genannten Desinfektionsköcher an der Behandlungseinheit einzuhängen und dann weiter zu benutzen.

Regulär soll man alle Hohlinstrumente aus der HNO-ärztlichen Ambulanz nicht nur in eine Desinfektionsmittel-Lösung einlegen, sondern permanent innen spülen, d.h. möglichst automatisch mit Reiniger behandeln und anschließend thermisch desinfizieren. Dies betrifft alle in der HNO verwendeten starren und flexiblen Endoskope mit Manipulations- und /oder mit Luftinsufflationskanal. Endoskope mit mehreren ineinander schiebbaren Röhren und mit eingeschobener Hopkins-Optik werden vor der Wiederaufbereitung komplett zerlegt, so dass alle inneren und äußeren Oberflächen der Reinigung und Desinfektion zugänglich sind.

Zubehör wird manuell vorgereinigt, dann werden die Teile komplett eingetaucht in eine nicht schäumenden Reinigungslösung im Ultraschallbad, die mindestens arbeitstäglich und bei sichtbarer Verunreinigung zusätzlich gewechselt wird (Optiken darf man nicht mit Ultraschall behandeln!). Biopsieschlingen werden aufgerollt mit einem Durchmesser von mindestens 15 cm in den Korb gelegt, Zangen mit geöffneten Branchen, durch Clips fixiert (Vorsicht vor Stichverletzungen beim Reinigen der Biopsiezangen, stichfeste Handschuhe oder zumindest Gummihandschuhe benutzen!). Alle Kanäle und Hohlräume werden blasenfrei mit Reinigungslösung gefüllt. Nach Ablauf der Reinigung werden die Teile entnommen, die Kanäle mit Luft durchgeblasen und alles in einem Becken mit sauberem Wasser gespült. Danach erfolgt die manuelle oder maschinelle desinfizierende Behandlung. Schleimhautdurchtrennende Instrumente, Biopsie- und Fasszangen und -schlingen werden anschließend sterilisierverpackt und autoklaviert.

Die Qualität des Aufbereitungsverfahrens lässt sich z.B. durch halbjährliche mikrobiologische Untersuchung von steriler isotoner Kochsalzlösung überprüfen, die durch die aufbereiteten Kanäle gespült wurde. Der Nachweis einzelner Kolonien von Sporenbildnern, Mikrokokken oder koagulasenegativen Staphylokokken kann auch auf eine Sekundärverunreinigung bei der Probennahme hindeuten. Vergrünende Streptokokken stammen vermutlich vom letzten Einsatz des Gerätes, sind also Indizien für mangelhafte Aufbereitung, ebenso Staphylococcus aureus (u.U. Nasen- oder Rachenflora, ungeeignete Lagerung oder schlechte Händehygiene) und Pseudomonas oder Acinetobacter sp. (verkeimtes Spülwasser, unzureichende Trocknung).

Die Risikoklassifizierung eines Medizinproduktes richtet sich aber nicht nur nach der Art des Instrumentes, sondern auch nach dessen Einsatz. Somit ist die Einstufungsempfehlung der RKI-Richtlinie in Anlage C 2.2, der zufolge Medizinprodukte nach Schleimhautkontakten nur maschinell gereinigt und desinfiziert werden müssen, nur insoweit gültig, als dass jede Schleimhautverletzung und jeder Blutkontakt auch eine sterile Aufbereitung erfordern!

Die wasserführenden Systeme der **HNO-Behandlungseinheit** sind verkeimungsanfällig. In den Leitungen können sich über das zugeführte Trinkwasser eingebrachte Feuchtkeime während der Standzeiten vermehren und wie z.B. Pseudomonas aeruginosa Biofilme ausbilden. Daraus ergibt sich die Notwendigkeit einer vierteljährlichen Kontrolle der hygienisch-mikrobiologischen Qualität des abgegebenen Wassers. Man lässt das Wasser 5–10 min vorlaufen und entnimmt dann ca. 250 ml an der Wasserspritze. Die Probe wird gekühlt verschickt (Akku vom Labor mitgeben lassen), um keine irreal hohen Keimzahlen zu messen. Verlangt wird Trinkwasserqualität nach TrinkwV. Die Koloniezahl soll 100 KBE/ml nicht überschreiten. Es sollen keine pathogenen Keime nachweisbar sein. Eine Koloniezahl von unter 100 KBE/ml ist generell bei einer Stagnation des Wassers schwer zu realisieren, wenn eine Keimvermehrung bzw. -abgabe nicht durch zusätzliche Maßnahmen verhindert wird. Dies geschieht z.B. mittels aufbereitbaren keimdichten Filtern, einer integrierten UV-Desinfektion oder einer engmaschigen thermischen Behandlung des zirkulierenden Wassers auf 70 bis 80 °C.

Für Ohrspülungen benutzt man autoklavierbare Wasserfilter, die allerdings ein- bis zweimal pro Woche wiederaufbereitet werden müssen, man kann aber auch bei Bedarf ein separates Aggregat verwenden, das mit steriler Lösung spült. Ein Sterilfiltersystem ist mittels Kupplungsverschluss einfach von der Einheit abzunehmen und kann mit eingelegtem Membranfilter, gereinigtem Verbindungsschlauch und Spülhandgriff dampfsterilisiert werden.

Die Absaugeinrichtungen der Behandlungseinheiten verfügen meist auch über Bakterienfilter. Die mechanische Sekretglasspülung leert und spült nach Ende des Saugvorganges automatisch. Die Sekretschlauchspülung reinigt den Absaugschlauch und verhindert dessen Verstopfen. Dazu wird das Handstück ohne Adapter in die Sekretschlauchspülung gesteckt. Die Absaugansätze werden nach jedem Gebrauch ausgewechselt und in der Desinfektionsspülmaschine behandelt. Absaugschläuche werden aufbereitet durch Wischdesinfektion und desinfizierende Spülung. Auch Stirnlampe und Lichtleiter werden täglich wischdesinfiziert, Sekretgläser thermisch desinfiziert. Die über Druckluftanlage versorgten Medikamentenzerstäuber müssen wöchentlich gereinigt werden und sind autoklavierbar. Nasen- und Ohrentropfen können trotz konservierender Zusätze bei Kontamination zum Keimreservoir werden. Die Verfallsdaten sind auf den Behältnissen schriftlich zu vermerken. Auch die Antibeschlagmittel für Endoskope sind nicht mit Konservierungsstoffen versehen und daher kontaminationsanfällig.

Die Einheit selbst wird äußerlich jeden Tag mit einem Reiniger behandelt und je nach Hygieneplan täglich oder nur im Bedarfsfall mit einem vom Hersteller empfohlenen Flächendesinfektionsmittel wischdesinfiziert.

Tracheostomata sind besonders infektionsanfällig. Alle Manipulationen am Stoma und an der Trachealkanüle müssen unter aseptischen Kautelen erfolgen. Nach der Händedesinfektion wird der Verband mittels Pinzette entfernt, bei Bedarf abgesaugt, die Trachealkanüle herausgenommen und in eine Nierenschale abgelegt. Danach erfolgen erneute Händedesinfektion und Überziehen steriler Handschuhe. Der Wundrand wird mit steriler Kompresse oder Watteträger gereinigt und z.B. mit PVP-Jod-Lösung antiseptisch behandelt. Nach Einsetzen der sterilen Ersatzkanüle werden eine sterile Schlitzkompresse unterlegt, die Kanüle fixiert, die Handschuhe ausgezogen und nochmals die Hände desinfiziert. Die benutzte Kanüle wird abgespült, in Teile zerlegt und in Reinigungslösung verbracht, mit desinfizierter Bürste gereinigt, nachgespült und getrocknet, danach sterilisierverpackt und autoklaviert. Erst wenn die Wunde völlig verheilt ist, darf man die Kanüle nach der Reinigung lediglich mit Desinfektionsmittel aufbereiten.

LITERATUR

Esler MD, Baines C, Wilkinson DJ, Langford RM (1999): „Decontamination of laryngoscopes: a survey of national practice". Anaesthesia 54: 582–598

Ganz H (2001): „Infektionsschutz und Hygiene in speziellen medizinischen Bereichen. Hals-Nasen-Ohrenheilkunde". In: Kramer A, Heeg P, Botzenhart K (Hrsg.): „Krankenhaus- und Praxishygiene". 1. Auflage: 519–524. Urban und Fischer Verlag. München, Jena

Geiss HK, Hörmann K (1998): „Hygiene in der HNO. Was ist nötig, was ist möglich?" HNO 46: 695–698

Geiss HK (2000): „HNO-Endoskopie in der Praxis. Wie viel Hygiene muss sein?" Laryngo-Rhino-Otologie 79: 680–681

Kommission für Krankenhaushygiene und Infektionsprävention am Robert Koch-Institut (2000): „Richtlinie für Krankenhaushygiene und Infektionsprävention". Anlage C 5.3. Anforderungen der Hygiene bei Operationen und anderen invasiven Eingriffen. Bundesgesundheitsblatt 43: 644–648

Kommission für Krankenhaushygiene und Infektionsprävention am Robert Koch-Institut (2004): „Richtlinie für Krankenhaushygiene und Infektionsprävention. Anlage C 2.2. Anforderungen der Hygiene an die Aufbereitung von Medizinprodukten". Bundesgesundheitsblatt 44: 1115–1126

Martiny H (2000): „Endoskope in der HNO-Klinik". Hygiene und Medizin 9: 372–373

Tolsdorff P (1993): „Reinigung und Desinfektion von Endoskopen in Praxis und Ambulanz". Laryngo-Rhino-Otologie 72: 467–472

16.4 Mund-, Kiefer- und Gesichtschirurgie

Die Einhaltung hygienischer Standards ist im Fachgebiet der Mund-, Kiefer- und Gesichtschirurgie von besonderer Bedeutung, zum einen wegen der hohen Anforderungen an Qualität und Erfolg plastischer und rekonstruktiver Maßnahmen, zum anderen wegen der komplexen anatomischen Strukturen bei gleichzeitig mikrobiologisch dichter Besiedelung des oberen Respirations- und Intestinaltraktes.

Grundsätzlich gelten die Vorgaben zur allgemeinen Personal- und Praxishygiene und zur Beschaffenheit von OP-Einheiten auch für die MKG-Chirurgie. Als ambulant durchführbare Eingriffe mit besonderen Auflagen an ein erweitertes Raumprogramm und zusätzlichen Funktionsplätzen sind für das Fachgebiet nach RKI-Richtlinie Anlage C 5.3 die parzielle Resektion von Kieferknochen, die Überbrückungsosteosynthese von Kieferdefekten und die Reposition von dislozierten Frakturen der Kieferknochen aufgeführt. Die OP-Einheit für ambulante Eingriffe muss ferner eingerichtet sein für Maßnahmen, wie sie auch im allgemeinen zahnärztlichen Bereich üblich sind, einschließlich der Vorrichtungen für die Desinfektion von Abformungen, getragenen Prothesen, Schleifkörpern und Fräsen.

Handschuhe werden bei allen Maßnahmen getragen, die mit Schleimhaut-, Sekret- und Blutkontakt einhergehen.

Die in Zahnarztpraxen gelegentlich beobachtete und ohnehin bedenkliche Gewohnheit, Handschuhe zwischen den Behandlungen nicht zu wechseln und nur kurz „überzudesinfizieren", ist in MKG-Praxen obsolet. Auch wenn lediglich prä- oder postoperative Untersuchungen ohne weitere Eingriffe vorgenommen wurden, ist bei dem Patientengut zumindest mit okkultem Blut im Speichel zu rechnen, durch Schleimhautläsionen, Parodontitis, kräftiges Zähneputzen vor dem Termin usw., dessen Menge z.B. für die Übertragung einer Hepatitis B ausreichen würde.

Vor keimhaltigen Aerosolen, mit Speichel vermischtem Spraynebel, Blut- und Speichelspritzern schützt man sich durch einen Mund-Nasen-Schutz, der bei Verunreinigung und Durchfeuchtung ausgewechselt wird, sowie durch eine Brille, welche die Augen möglichst auch seitlich abdeckt und die man nach Kontamination durch Spritzer mit einem desinfektionsmittelgetränkten Tuch abwischt.

Invasive Eingriffe mit nachfolgendem speicheldichtem Wundverschluss erfordern ein aseptisches Vorgehen, da man hierbei exogene Mikroorganismen in keimfreies Gewebe einbringen kann. Somit werden zu deren Vorbereitung die Hände chirurgisch desinfiziert und beim Eingriff sterile Handschuhe und OP-Kittel getragen. Das OP-Feld wird durch sterile Abdeckung markiert, gegebenenfalls parziell mit Klebefolie fixiert. Bei Eingriffen in der Mundhöhle benutzt man ein Schlitztuch aus Einweg-Vlies, das hinter dem Kopf mit einer Klemme am Gurtband des Kopfpolsters befestigt wird. Die präoperative Haut- und Schleimhautdesinfektion erfolgt wie in Kap. 5 beschrieben. Make-up und Schminkreste werden vorab entfernt.

Präoperative Zahnreinigung und Schleimhautantiseptik führen zu einer signifikanten Reduktion der Flora im Speichel und auf der Mundschleimhaut. Antiseptische Spülung der Mundhöhle vermindert die Ausbreitung von Erregern über Aerosole und reduziert die postoperative Inzidenz von Bakteriämien, wie sie besonders nach Zahnextraktionen, Wurzelbehandlungen und parodontalchirurgischen Eingriffen vorkommen. Die Anwendung solcher Präparate erfolgt vor chirurgischen

Eingriffen und vor jeder einfachen invasiven Behandlung von Patienten mit erhöhtem Infektionsrisiko. Mechanische Vorreinigung der Mundhöhle und der Zähne verbessert die Wirksamkeit der Antiseptik, besonders wenn auf den Zähnen kieferorthopädische Apparaturen oder Frakturfixationsschienen befestigt, oder wenn Prothesen festsitzend in die Mundhöhle eingegliedert wurden. Antiseptische Maßnahmen werden zusätzlich vor der Entfernung von Zahnbelägen und bei der Parodontitisbehandlung empfohlen, da auch hierbei reichlich keimhaltige Aerosole freigesetzt werden. Die Schleimhautantiseptik ersetzt aber nicht die bei Endokarditis-Risikopatienten, Diabetikern und Immunsupprimierten gegebenenfalls indizierte perioperative antibiotische Prophylaxe.

Jeder Operateur verfügt über seine eigenen Erfahrungen, wie sich die Zahl postoperativer Infektionen möglichst niedrig halten lässt. Ein eingespieltes, diszipliniertes Team, das die Eingriffe zügig und konzentriert durchführt, ist die Grundvoraussetzung, ebenso Ruhe im Raum ohne überflüssige Personalzirkulation, ferner atraumatische Operationstechnik, Keimreduktion durch Antisepsis in der Umgebung des OP-Feldes und ein gut gepflegtes Instrumentarium. Prinzipiell steigt das Infektionsrisiko mit der zeitlichen Länge der Eingriffe. Diathermien und Ligaturen begünstigen die postoperative Wundheilungsstörung, ebenso die Traumatisierung der Wundränder durch elektrochirurgische Inzision und Quetschung mittels Wundhaken.

Das nährstoffreiche Habitat der Mundhöhle lässt Keimzahlen von bis zu 10^8/g Speichel zu, wobei das vielseitige Spektrum fast die gesamte aus menschlichem Untersuchungsgut anzüchtbare Flora umfasst. Die Plaque als Biofilm mit symbiotischer Stoffwechselleistung kultiviert bis zu 10^9, im Sulcus wegen antimikrobieller Hemmstoffe und Leukozyten in der Sulcusflüssigkeit nur bis zu 10^6/g.

Aus infizierten Wurzelkanälen, periapikalen Abszessen und Parodontalabszessen werden vorwiegend gramnegative Stäbchen, darunter auch Anaerobier isoliert. Wenn keine eitrigen Aspirate entnommen werden können, so führt man orientierende Abstriche für die mikrobiologische Diagnostik bei Parodontien von der jeweils tiefsten parodontalen Tasche mit Blutung bei Sondierung durch, und zwar mindestens eine Probe pro Quadrant. Nach Entfernen der supragingivalen Plaque wird ein steriler Träger (z.B. Papierstreifen) bis zum Fundus der Tasche vorgeschoben und zum Aufnehmen der keimhaltigen Flüssigkeit ca. 10 sec belassen. Der Träger wird in ein steriles Transportmedium mit niedrigem Redoxpotenzial (zum Schutz der Anaerobier) verbracht und sollte so schnell wie möglich im Labor verarbeitet werden. Die Medien sind inert: Sie bewahren die Keime vor Austrocknung, begünstigen aber nicht das Wachstum und selektieren somit keine Erreger aus der oralen Mischflora. Bei ausschließlicher Verwendung trockener Wattestäbchen sterben vermutlich viele Keime vor der Laboruntersuchung ab.

Grundsätzlich kann man davon ausgehen, dass nicht alle am Prozess beteiligten Erreger bei oralen Mischinfektionen im Labor angezüchtet werden können. Infektionen bei Implantaten treten entweder fast unmittelbar nach dem Einsetzen oder erst nach einigen Monaten auf (bei Knochennekrose). Erreger stammen aus der oralen Mischflora oder wurden mutmaßlich von extern eingebracht wie z.B. Staphylococcus aureus. Eine prophylaktische Antibiotikagabe nützt dabei wenig. Bei Implantatmisserfolgen finden sich auch hier vorwiegend anaerobe, gramnegative Stäbchen im Abszess, während die Flora auf stabilen Implantaten analog zum Alveolarkamm eher aus fakultativ anaeroben, grampositiven Kokken besteht.

Während der Behandlung ist ein Rückfluss kontaminierter Flüssigkeit beim Speichelsauger aus dem Absaugschlauch heraus möglich, wenn er oberhalb des Patienten geführt wird oder wenn ein Unterdruck im Schlauch zustande kommt, z.B. bei Verschluss des Saugers durch Weichgewebe. Schwache Saugleistung bedingt höheren Reflux. Durch die Haltung von Schlauch und Sauger lässt sich ein schwerkraftbedingter Rückfluss von abgesaugter Flüssigkeit vermeiden. Aktuelle Untersuchungen zeigten, dass aber auch bei Spraynebelabsaugern ein Rückfluss kontaminierter Flüssigkeit möglich ist, vor allem wenn sich die Absaugkanüle an der Zunge oder der Mundschleimhaut festsaugt. Seitlich angebrachte Löcher an den Kanülen halten indes einen ständigen Sog auch während des Festsaugens aufrecht. In einer vergleichenden Untersuchung zu konventionellen Absaugkanülen wurde festgestellt, dass bei entsprechend modifizierten Teilen kein Rückfluss von Blut und keimbelasteten Flüssigkeiten aus den Absaugschläuchen mehr auftrat [Mielke et al. 2005].

Wie werden die **Absauganlagen** hygienisch richtig aufbereitet? Die Absaugkanülen werden nach jedem Patienten gewechselt; aber auch im Schlauch können sich Speichel, Schleim, Blut, Zahnstein und Schmutzpartikel absetzen, die selbst kontaminiert sind und zusätzlich einen Nährboden für Mikroben darstellen. Auch wenn dies nicht unmittelbar zur Keimübertragung bei der Behandlung führen muss, so können zumindest unangenehme Gerüche entstehen. Vermeidbar ist die Keimanreicherung im Schlauch mit Durchspülen von kaltem Wasser nach jedem Eingriff. Nach Arbeitsende und generell nach blutigen resp. länger dauernden Eingriffen sollte man ein Schlauchreinigungs- und Desinfektionsmittel für ca. 3 min durchsaugen. Hierzu gibt es auch Schlürftöpfe mit einem speziellen Ansatz zum Durchsaugen des Schlauches. In

manchen Anlagen ist ein solches System bereits integriert und läuft auf Knopfdruck für kurze Zeit automatisch ab (wobei die Wirksamkeit solcher Kurzspülungen allerdings strittig ist).

Bei einem Standgerät mit Flasche wird diese nach Füllung geleert. Anschließend saugt man die Anlage mit einem Reinigungs- und Desinfektionsmittel durch und lässt sie mit der Lösung gefüllt gegebenenfalls bis zum nächsten Morgen stehen. Dann wird ausgegossen und nochmals gesäubert. Reinigung und Desinfektion sind separat wichtig, da Desinfektion ohne Reinigung Beläge und Krusten übrig lässt, in denen Keime vom Desinfektionsmittel geschützt sind, und Reinigung allein nicht ausreichend keimreduziert sowie gegebenenfalls eine Infektionsgefahr für den Reinigenden bedeutet. Bei Geräten mit Sekrettopf wird mit dem Reinigungs- und Desinfektionsmittel für ca. 3 min durchgespült. Danach wird der Topf herausgenommen und mit einem Einwegwischtuch gereinigt (Handschuhe tragen!). Die äußere Desinfektion der Sauganlage kann an der Steckkupplung des Absaugschlauches und am Schlauchabschnitt im Behandlungsbereich ansetzen, im letztgenannten Fall gegebenenfalls mit Wischdesinfektion der Kupplung. Die Einwegfilter im Schlauchhalter werden bei regelmäßiger Nutzung der Anlage mindestens einmal pro Woche gewechselt.

Wasser für Geräte wie Mundduschen und Turbinensprays muss mindestens Trinkwasserqualität besitzen, da es vom Patienten während der Behandlung verschluckt wird und in Schleimhautläsionen eindringt. Die Koloniezahl soll 100 KBE/ml nicht überschreiten; es sollen keine pathogenen Keime nachweisbar sein. Morgens vor Arbeitsbeginn können der Turbinenspray sowie das über Nacht stagnierende Wasser der Munddusche aber hohe Koloniezahlen aufweisen (> 10.000/ml). Oft sind die Turbinen oder diejenigen Schläuche besiedelt, die Turbinen,

Winkelstücke, Winkelmotor und Munddusche mit der Einheit verbinden. Mikroorganismen, die durch nicht aufbereitetes Wasser, kontaminierte Vorratsbehälter oder durch Rücksaugventile von Patientenseite her in das Gerät eingebracht werden, vermehren sich im stehenden Wasser. Meist werden Pseudomonas species angezüchtet, u.U. auch Staphylokokken, Sporenbildner, Acinetobacter und Alcaligenes sp. oder Pilze. Die Besiedelung wird durch Kunststoffleitungen, Wassererwärmung und Kalibersprünge in der Leitung begünstigt.

Koloniezahlreduktion geschieht durch ein Desinfektionsverfahren. Einfaches Ablaufenlassen des Wassers für ca. 2 min zu Behandlungsbeginn vermindert zwar ebenfalls die Koloniezahlen und wird daher auch empfohlen, gewährleistet aber nicht das Einhalten der Werte gemäß Trinkwasserverordnung. Neuere Behandlungseinheiten desinfizieren das Wasser im Vorratsbehälter thermisch bei 70 bis 80 °C, wodurch vegetative Formen weitgehend abgetötet werden.

Im kontinuierlichen Betrieb, bei dem Leitungswasser durch den Behälter zur Turbine hinfließt, wird nicht desinfiziert. Nach jeder längeren Behandlungspause lässt man das Wasser einige Minuten durchlaufen. Dies spült Mikroorganismen aus der Turbine und den Schläuchen heraus, die durch die Desinfektion im Behälter nicht erfasst wurden. Die Winkelstücke werden ohnehin gesondert chemisch oder chemothermisch desinfiziert und danach im Autoklaven sterilisiert.

Alternativen sind die Wasseraufbereitung mittels UV-Strahlen oder Desinfektionsmittelzugabe über Dosieranlage, mit Peroxiden oder Chlorabspaltern. Vorteil einer chemischen Desinfektion ist die permanente Einwirkung bzw. Remanenz im gesamten System einschließlich der Schlauchteile, die bei UV-Bestrahlung oder Erhitzen im Behälter nicht gegeben sind. Zusätzlich werden so genannte Stoßdesinfektionen oder Intensiventkeimungen (z.B. mit 0,25 % Wasserstoffperoxid) nach längerem Stillstand wie etwa zum Wochenbeginn empfohlen.

Kühlsysteme sind mit Ventilen ausgestattet, die den Rücklauf von Flüssigkeiten verhindern. Bei komplexen Eingriffen und bei Patienten mit erhöhtem Infektionsrisiko sollte zur Kühlung sterile isotone Kochsalzlösung verwendet werden.

Mikrobiologische Kontrollen des Wassers werden in ca. vierteljährlichen Abständen an den Wasserauslässen empfohlen. Dafür werden vom Labor sterile Wasserflaschen im Behältnis mit beigelegtem Akku verschickt. Die Wasserprobe wird nach kurzem Vorlauf regulär von der Wasserspritze, kann aber auch zusätzlich von der Wasserkühlung der Winkelstücke entnommen werden. Für jede Probe werden ca. 250 ml abgefüllt. Der Akku wird tiefgekühlt beigelegt; ansonsten kommt es vorab zur Keimanreicherung mit unrealistisch hohen Keimzahlen im Untersuchungsbefund. Kühlwasser wird halbjährlich auf Gesamtkeimzahl, Pseudomonas- und Legionellennachweis untersucht.

Handinstrumente für nichtinvasive, präventive, restaurative, prothetische und kieferorthopädische Maßnahmen sind nach RKI-Richtlinie Anlage C 2.2 als semikritische Medizinprodukte klassifiziert (s. Kap. 7). Sie werden in eine Box mit Reinigungslösung verbracht und manuell gereinigt, danach gespült, in Instrumenten-Desinfektionsmittellösung über die erforderliche, wirkstoff- und konzentrationsabhängige Einwirkzeit eingelegt, nachgespült und getrocknet. Alternativ und besser werden sie mit einem automatischen, thermischen Reinigungs- und Desinfektionsverfahren bei mindestens 93 °C über 10 min aufbereitet. Findet man bei der optischen Kontrolle nach der Aufbereitung noch Rückstände, so wird nach deren Entfernung nochmals nachdesinfiziert.

Instrumente für invasive, chirurgische, parodonto-logische und endontische Maßnahmen werden als kritische Medizinprodukte nach demselben Schema reinigend und desinfizierend vorbehandelt, danach rekontaminationssicher sterilisierverpackt und bei 121 °C über mindestens 15 min oder bei 134 °C über 5 min Haltezeit autoklaviert. Rotierende und oszillierende Instrumente für chirurgische und endontische Eingriffe, aber auch für nichtinvasive Maßnahmen werden in der gleichen Weise aufbereitet.

Hand- und Winkelstücke sowie Turbinen können aufgrund ihrer Anwendung in der Mundhöhle als Keimüberträger fungieren. Der wasserführende Teil besteht aus einem metallisch- und kunststoffgeführten Röhrensystem. Durch den Reflux beim Abstellen des Mikromotors und der Turbine wird ein Wasser-Speichel-Gemisch samt den darin enthaltenen Keimen in die Einheit eingesaugt. Bei stehendem Wasser im System entwickelt sich dann eine Besiedelung der Schlauchinnenseiten, die beim Ausspülen mit dem Mehrfachhandstück und beim Sprühen zur Keimverbreitung auf den Patienten führt. Dies erfordert somit das gründliche, mehrminütige Durchspülen des Systems nach jeder Pause und betrifft Turbine, Mikromotor, Mehrfachhandstück, Ultraschall-Zahnsteinentferner und Air flow. Viele Einheiten besitzen zur zusätzlichen Prävention eine integrierte Entkeimungsanlage. Eingebaute Ventile verhindern das Eindringen von rückgesaugtem Material über die Turbinenkupplungen hinaus oder bei Hand- und Winkelstücken in die Mikromotoren und weiter in die Schläuche hinein. Außerdem kann man einen keimdichten Filter verwenden, der auf dem Handstück in das Schlauchsystem zwischengeschaltet wird.

Die hygienische Aufbereitung der Hand- und Winkelstücke und der Turbinen umfasst folgende Stufen:

▶ Außenreinigung von Blut, Speichel, Sekreten und gegebenenfalls Füllungsmaterialien
▶ Reinigung des Lichtleiters an Eintritts- und Austrittstellen mit weichem Lappen
▶ Maschinelle Reinigung und Desinfektion
▶ Pflege mit Spray/Öl unter Rotation beweglicher Innenteile
▶ Sterilisiergutverpackung
▶ Dampfsterilisation

Bezüglich der vollautomatischen Thermodesinfektion sind Herstellerangaben zu beachten. Lediglich Einlegen in ein „Desinfektionsbad" oder Abwischen mit einem Desinfektionsmittel reichen nicht aus. Die vollautomatische Aufbereitung umfasst die äußere und innere Reinigung und Desinfektion sowie die Gerätepflege. Bei starker äußerer Verschmutzung sollte man trotz maschineller Aufbereitung vorab manuell reinigen.

Sofern rotierende Instrumente wie Bohrer, Fräser und Schleifkörper nicht maschinell aufbereitet werden können, wird in einem Ultraschallbad oder einem Bohrerbad gereinigt, gegebenenfalls mit Bohrerbürste nachbehandelt und danach wie o. a. weiter verfahren. Die noch in einigen Arztpraxen betriebene Heißluftsterilisation ist dafür ungeeignet (Bohrer werden stumpf) und entspricht auch nicht den Vorgaben der Medizinprodukte-Betreiberverordnung, die eine Aufbereitung mit geeigneten, validierten Methoden vorschreibt. Endodontie-Instrumente mit Alu-Schaft werden in alkali- und alkoholfreier Lösung desinfiziert. Polierbürsten und -kelche sind nach Gebrauch mit Blut, Speichel und Polierpaste verunreinigt und gegebenenfalls zu entsorgen, wenn sie nicht einwandfrei ohne Rückstände manuell-mechanisch und/oder maschinell aufbereitet werden können.

Aus der Mundhöhle entnommene zahnmedizinische **Abformungen** werden unmittelbar unter fließendem Wasser vorsichtig abgespült, danach durch Einlegen in eine frisch angesetzte Lösung desinfiziert. Für die Desinfektion und Spülung dieser Abdrücke sind eigene Apparaturen entwickelt worden. Man benutzt die vom Hersteller der Abform- und Zahnersatzmaterialien als geeignet bezeichneten Wirkstoffe. Alkoholische Desinfektionsmittel kommen hierfür generell nicht in Frage. Zahntechnische Werkstücke und Hilfsmittel werden ebenfalls desinfiziert, gegebenenfalls im Ultraschallbad behandelt und nach der Desinfektion mit Leitungswasser abgespült. Wasser aus Bädern zur Temperierung von Wachsplatten und Abdruckmaterialien wird nach jedem Patienten erneuert, weil es meistens mit Speichel, Blut oder anderen Körperflüssigkeiten kontaminiert wurde. Der Behälter wird vor Auffüllen mit frischem Wasser wischdesinfiziert.

Nach der Behandlung jedes Patienten sind fakultativ durch Kontakt, Spritzer oder Aerosol kontaminierte, patientennahe Oberflächen der Dentaleinheit, der medizinischen Geräte und Einrichtungsgegenstände im Bereich der Patientenversorgung zu desinfizieren. Schläuche, Kupplungen und Köcher der Absauganlagen im Greifbereich des Patienten werden wischdesinfiziert. Sichtbare Kontamination der Flächen, auch auf dem Boden wird desinfiziert und beseitigt. Regulär müssen die Böden nicht routinemäßig desinfiziert werden; mindestens tägliche Feuchtreinigung reicht aus. Kontaminierte Teile der Röntgeneinrichtung sind ebenfalls zu desinfizieren, sporadisch auch die Bleischürzen, die durch herabtropfenden Speichel verunreinigt werden. Enorale Röntgenfilme müssen so verpackt sein, dass sie nach Entnahme aus der Mundhöhle desinfiziert werden können. Ein wandseitig installierter Spender mit Händedesinfektionsmittel gehört zur Standardausstattung des Röntgenraumes.

LITERATUR

Barbeau J, Ten Bokum L, Gauthier C, Prevost AP (1998): „Cross-contamination potential of saliva ejectors used in dentistry". Journal of Hospital Infection 40: 303–311

Checchi L, Montebuglioni L, Samaritani S (1998): „Contamination of the turbine air chamber: a risk of cross infection". Journal of Clinical Periodontology 25: 607–611

Deutscher Arbeitskreis für Hygiene in der Zahnmedizin (2003): „Hygieneleitfaden". 6. Auflage

Gräf W, Kunz, B, Loisil B(1995): „Zur hygienischen Aufbereitung dentaler Übertragungsinstrumente (Hand- und Winkelstücke, Turbinen) in der zahnärztlichen Praxis". Zentralbl. Hygiene und Umweltmedizin 1: 72–83

Jorgensen MG, Detsch SG, Wolinsky LE (1999): „Disinfection and monitoring of dental water lines". General Dentology 10: 152–156

Kommission für Krankenhaushygiene und Infektionsprävention am Robert Koch-Institut (2000): „Richtlinie für Krankenhaushygiene und Infektionsprävention. Anlage C 5.3. Anforderungen der Hygiene bei Operationen und anderen invasiven Eingriffen". Bundesgesundheitsblatt 43: 644–648

Kommission für Krankenhaushygiene und Infektionsprävention am Robert Koch-Institut (2006): „Richtlinie für Krankenhaushygiene und Infektionsprävention. Anlage H 2. Empfehlungen zu Hygienemaßnahmen in der Zahnheilkunde" (in Druck)

Marsh P, Martin MV (1999): „Oral Microbiology". 4th edition. Reed Educational and Professional Publishing London

Metelmann H (2001): „Infektionsschutz und Hygiene in speziellen medizinischen Bereichen. Mund-, Kiefer- und Gesichtschirurgie". In: Kramer A, Heeg P, Botzenhart K (Hrsg.): „Krankenhaus- und Praxishygiene". 1. Auflage: 469–473. Urban und Fischer Verlag. München, Jena

Mielke M, Reutmeier B, Neumann K, Jatzwauk L, (2005): „Zahnärztliche Absauganlagen – ein potenzieller Übertragungsweg für Hepatitisviren". Hygiene und Medizin 30: 452–458

Pietsch M, Kraft B, Koch HU (2002): „Leistungsgrenzen der Wasserdesinfektion in Dentaleinheiten". Aseptica 1: 18–19

Sümnig W, Voigt M, Kramer A (2001): „Infektionsschutz und Hygiene in speziellen medizinischen Bereichen. Zahn-, Mund- und Kieferheilkunde". In: Kramer A, Heeg P, Botzenhart K (Hrsg.): „Krankenhaus- und Praxishygiene".

1. Auflage: 612–624. Urban und Fischer Verlag. München, Jena

Verordnung über das Errichten, Betreiben und Anwenden von Medizinprodukten (Medizinprodukte-Betreiberverordnung – MPBetreibV) vom 29. Juni 1998. Bundesgesetzblatt I: 1762

Williams HN, Johnson A, Kelley J, Baer J, King TS, Mitchell B, Hassler JF (1995): „Bacterial contamination of the water supply in newly installed dental units". Quintessence International 26: 331–337

16.5 Urologie

Die hygienischen Anforderungen an ambulant operierende urologische Einrichtungen entsprechen im Wesentlichen den Vorgaben, wie sie auch für alle anderen ambulanten OP-Praxen gelten. Eingriffe wie die Operation einer Hydro- oder Spermatozele, Orchiektomien und Epididymektomien und die transurethrale Resektion eines Prostataadenoms sind im Anhang C. 5 der RKI-Richtlinie als ambulant durchzuführende Operationen mit „besonderen Anforderungen an die Keimarmut" definiert, mit entsprechend modifizierten Auflagen für Raumbedarf und Funktionstrennung (s. Kap. 3.2). Cystoskope und andere Instrumente werden nicht im Eingriffsraum, sondern in einem separaten Funktionsbereich aufbereitet.

Auch im urologischen OP gehören Wasch- und Ausgussbecken als Emittenten von Spritzwasser und keimhaltigen Aerosolen nicht in den OP-Raum. Fußbodenabläufe sind nicht mehr zu verwenden, da sie beschwerlich zu reinigen und zu desinfizieren sind, oft vernachlässigt werden und Gerüche entwickeln. Gullys stammen noch aus der Zeit, als selbstaufbereitetes Wasser aus deckenseitig montierten großen Vorratsbehältern über sporadisch abgeklemmte Schläuche zugeführt wurde und häufig Überschwemmungen verursachte. Ein nur für Krankenhäuser entwickelter, hygienisch einwandfreier Prototyp verfügt über mehrere Metalldeckel, Siebe und integrierte Spülung. Notwendig sind die Bodenabläufe auch in Eingriffsräumen für Uroskopie nicht mehr, da entweder direkt zur Kanalisation führende Abläufe am Tisch montiert sind oder geräumige, rollbare, saubere Auffangeimer verwendet werden, die man im Vorraum in den Ausguss entleert. Zudem bleibt die Zufuhr an Spülflüssigkeit über die relativ kleinen Einwegbeutel überschaubar.

Vorgaben für den Hygieneplan und die Abfallentsorgung gelten wie in Kap. 10 und 17 formuliert. Die bei der Diagnostik von Harnwegsinfekten anfallenden bewachsenen Eintauchnährböden stellen indes einen infektiösen Müll dar, der nach Abfallverzeichnisverordnung unter Abfallschlüssel AS 180103 klassifiziert ist und somit gesondert desinfiziert oder entsorgt werden muss. Alternativ kann man die Kultur an ein mikrobiologisches Labor zur Differenzierung der angezüchteten Keime weiterreichen, das den Müll dann fachgerecht beseitigt. Zweifelhaft ist die Behandlung im eigenen Autoklaven, wenn dort auch Instrumente aufbereitet werden. Diese haben ja Kontakt zu sterilem Gewebe, müssen aber nicht nur steril, sondern auch rein sein. Die Röhrchen sind im Autoklaven nicht stabil; die Deckel schmelzen. So können bei der Behandlung Inhaltsstoffe aus Nährbodensubstanzen freiwerden, die auch durch eine dampfdurchlässige Verpackung durchtreten, auf den Kammerwänden des Sterilisators kondensieren, bei der nächsten Charge wieder verdampfen und das Sterilisiergut verunreinigen.

Jeder transurethrale **urologische Eingriff** kann eine intrakanalikuläre, durch Urothelverletzung auch hämatogene Verbreitung von Mikroben auslösen. Das transurethral vorgeschobene Instrument sowie der Katheter führen fakultativ zur Harnwegsinfektion durch Mobilisieren von Mikroorganismen aus dem Habitat des Meatus, des Präputiums und der distalen Urethra. Eine weitere Ursache ist die retrograde Migration der Keime beim Verweilkatheter, extrakanalikulär über mukopurulente Membranen und inkrustierte Beläge oder intrakanalikulär aus einem kontaminierten Harnsammelgefäß.

Das typische Erregerspektrum stammt aus der keimbesiedelten Genital-, Perianal- und Unterbauchregion (Schamhaar). Angezüchtet werden E. coli, Enterobacter, Klebsiella und Pseudomonas sp., Enterokokken und Staphylokokken. Der Nachweis auf Acinetobacter und Serratia sp. kann auf einen exogen bedingten nosokomialen Infekt hindeuten. Katheterassoziierte Harnwegsinfekte sind oft therapieresistent, da die Erreger im Biofilm weitgehend geschützt werden; sie heilen dann erst nach Entfernen des Katheters aus.

Beschichtung der Katheter mit einer Silberlegierung oder anderen antimikrobiellen Wirkstoffen zur Absenkung des Infektionsrisikos wird bislang kritisch bewertet. Reine Silikonkatheter sind biokompatibel und urothelschonend, hochelastisch, glatt, hydrophob, chemisch stabil und altersbeständig. Sie können bei reizloser Lage bis zu drei Wochen verwendet werden. Im Vergleich zum Latexkatheter sind sie dünnwandiger, inkrustieren später und begünstigen weniger die Keimadhärenz.

Der unter sterilen Kautelen applizierte Blasenverweilkatheter ist mit einem sterilen geschlossenen Ableitungssystem verbunden. Keim- und flüssigkeitsdichte Belüftung am Konnektor, an der Tropfkammer und am Urinbeutel vermeiden Rückstau im Schlauchsystem und retrograde Keimaszension. Die Entleerung erfolgt über ein Ablassventil am Beutel. Urinproben werden an einer markierten Stelle mit der Spritze steril entnommen.

Auch ein „Beinbeutel" muss über sterilisierte Ein- und Ausflusspassage mit unbeschädigter Konusschutzkappe verfügen und innen steril sein. Zur kontinuierlichen Drainage über Nacht lässt sich ein höhervolumiger Beutel ohne Diskonnektion des Systems an das geöffnete Ablassventil anschließen.

Verschmutzte und inkrustierte Harnableitungssysteme werden mitsamt Katheter ausgewechselt. Ein routinemäßiger Katheterwechsel ist als Prophylaxe katheterassoziierter Harnwegsinfekte nicht geeignet. Zur täglichen Reinigung von Meatus und Genital beim Katheterträger reichen Wasser und Seife. Antiseptische Meatuspflege kann kathetervermittelte Harnwegsinfekte weder verhindern noch beeinflussen. Inkrustierungen am meatusnahen Katheter werden nicht öfter als einmal täglich schonend mit feuchter Kompresse entfernt. Eine ausreichende Diurese von über 1500 ml/24 h fördert als innere Spülung die Keimreduktion und beugt intrakanalikulärer Krustenbildung vor. Retrograde Spülungen sind infektionsträchtig und nur in wenigen Fällen indiziert, z.B. zum Auswaschen von Koageln bei Blasentamponade oder zur Reinigung bei fibrinös-eitriger Zystitis, mit steriler isotoner Spüllösung, im geschlossenen System über doppelläufige Katheter.

Das Instillieren von Antibiotika zur Behandlung oder Prophylaxe einer katheterbedingten Zystitis fördert die Resistenzbildung und wird regulär nicht empfohlen. Intermittierendes Abklemmen des Harnflusses zum Abgewöhnen des Dauerkatheters als Blasentraining wird nicht nur aus mechanischen Gründen, sondern auch unter hygienischen Aspekten abgelehnt, da es zu einer optimalen Erregerinkubation führt.

Suprapubische Blasenkatheter aus Silikon können bei reizloser Lage bis zu vier Wochen verbleiben. Die Insertion erfordert eine Umgebungsdesinfektion (gegebenenfalls nach Kürzung von Haaren mittels Clipper) und eine sterile Abdeckung, ferner die Anwendung eines sterilen Punktionssets und einen sterilen Kompressionsverband, der nach zwei Tagen gewechselt wird. Ist bei Inspektion nach dem nächsten Verbandwechsel die Wundfläche um den Katheter ausreichend verklebt, so kann auch offen weiterbehandelt werden. Die Hauteintrittsstelle wird regelmäßig mit 3 % Wasserstoffperoxid-getränkter Mullkompresse von Krusten gereinigt.

Intermittierender Katheterismus, wie er bei neurogener Blasendysfunktion zur Anwendung kommt, setzt ebenfalls eine sterile Handhabung der Utensilien voraus. Ein steriler Einmalkatheter wird nach antiseptischer Behandlung des Meatus direkt aus der Hülle in die Urethra eingeführt. Die Version des „cleanen" Katheterisierens ohne steril verpackten Einmalkatheter, Antiseptikum und steriles Gleitmittel ist hygienisch nicht akzeptabel, da sie bei wiederholter Anwendung unsteriler Katheter und unter Verzicht auf Antisepsis zwangsläufig zur Harnwegsinfektion führt.

Bei der **Cystomanometrie** wird der Blasenkatheter nach Meatusdesinfektion in üblicher Weise unter sterilen Kautelen gelegt, der Abdominalkatheter mit unsterilen Handschuhen in den Anus eingeführt und geblockt. Danach werden die Handschuhe verworfen und die Hände desinfiziert. Nach Konnexion der EMG-Ableitungen auf der Haut werden die Lumina der Katheter gefüllt und die distalen Dreiwegehähne zur Befüllung des Druckabnehmersystems geschlossen. Während der Messung trägt man frische unsterile Handschuhe, um gegebenenfalls die Fixierung der Katheter zu korrigieren oder dem Patienten Hilfestellung zu leisten. Nach Abschluss der Messung werden die Katheter verworfen, in einigen Einrichtungen analog zur Methode bei intravasalen Kathetern wiederaufbereitet, wenn sie nicht beschädigt sind oder bei Trägern blutübertragener Viruskrankheiten zum Einsatz kamen. Die dafür erforderliche Technik soll jedoch nicht in der Praxis, sondern von einem externen zertifizierten Betrieb durchgeführt werden. Dies gilt auch für explizit aufbereitbare Spezialkatheter mit Drucksensoren, die man ohnehin nur gassterilisieren kann. Die nicht aufbereitbaren Befüllungssysteme mit Druckabnehmer sollte man zum Ausschluss hygienischer Risiken nach jedem Patienten wechseln. Kontamination entsteht durch

Reflux (System unter Blasenniveau bei unverschlossenem Dreiwegehahn), Keimvermehrung bei längerer Standzeit im offenen System.

Alle Arbeitsflächen, Uroflowgerät und Ablaufwanne werden wischdesinfiziert, Elektroden als Einwegmaterial verworfen, Ableitungskabel als unkritische Medizinprodukte desinfizierend aufbereitet. Bei Harnwegsinfekten sollte die Durchführung einer Cystomanometrie verschoben werden.

Die Vorbereitung ambulanter Eingriffe erfolgt generell wie im Kap. 5 beschrieben. Kittel und Maske dienen nicht nur dem Kontaminationsschutz von Instrumentensieb und eröffnetem sterilem Gewebe, sondern auch dem Schutz des Personals selbst.

Vor einer **diagnostischen Blasenspiegelung** wird eine lokale Desinfektion mit PVP-Jod-haltiger Lösung ohne Alkoholzusatz als Wischdesinfektion durchgeführt; Sprühen allein reicht nicht. Der Patient wird steril abgedeckt und das sterile Gleitmittel appliziert. Der Arzt bereitet sich wie auf einen regulären Eingriff vor. Flüssigkeitsabweisende Überkittel schützen vor Durchnässung. Auf Haube und Mund-Nasenschutz kann man hierbei verzichten. Auch für die Diagnostik wird sterile Spülflüssigkeit aus Einwegchargen benutzt. Angebrochene Beutel dürfen nicht beim nächsten Patienten weiterverwendet werden, sondern sind unmittelbar zu verwerfen.

Mit Wasserzuflüssen zur Spülung hat man keine guten hygienischen Erfahrungen, sofern diese fix installiert sind und z.B. über eine Reversosmoseanlage versorgt werden. Dabei ist immer wieder mit Verkeimung durch Pseudomonas aeruginosa oder andere hospitalismusrelevante Feuchtkeime zu rechnen, die massive Harnwegsinfekte verursachen können.

Die **Aufbereitung flexibler Endoskope** geschieht in folgenden Schritten: Zunächst werden die Optiken unmittelbar nach Gebrauch mit Reinigungs- resp. Desinfektionslösung abgewischt, um das Antrocknen von Verunreinigungen zu verhindern. Adapter, Lichtquelle, Spülsystem und Schlauch werden abgetrennt und in eine Box mit pH-neutraler Reinigungslösung eingelegt. Auch die Optiken werden in geschlossener Plastikwanne zum Aufbereitungsraum verbracht. Oft werden vom Hersteller spezielle Mischungen zur Endoskopreinigung angeboten.

Einlegen in isotone Kochsalzlösung und Ultraschallbehandlung sind wegen Materialschädigung nicht zulässig. Zum Reinigen der Kanäle gibt es eigene, kaliberangepasste Bürsten im Geräteset. Diese werden nach Beendigung der Reinigung selbst gesäubert und desinfiziert bzw. bei Beschädigung ausgetauscht. Verunreinigungen am Hüllrohr und an optischen Endflächen dürfen nicht mit harten Gegenständen abgekratzt werden. Stattdessen versucht man es mit alkoholgetränkten, weichen Tüchern und einer geeigneten Reinigungspaste, die nach dem Verreiben gründlich abgespült wird. Zu langes Einlegen in Reinigungs- und Desinfektionslösung kann zu Schäden führen, ebenfalls die Anwendung nicht vom Hersteller benannter Wirkstoffe oder einer selbst hergestellten, mit dem Gerät nicht kompatiblen Wirkstoffmischung (führt gegebenenfalls zu Flecken, Ausflockung und Kanalverstopfung). Anschließend wird mit entsalztem Wasser nachgespült und mit Druckluft nachgeblasen, damit keine Wirkstoffreste übrig bleiben. Rückstände von Desinfektionsmitteln im Lichteinlass-Stutzen können bei angeschlossenem Lichtleiter festbrennen und die Lichttransmission erheblich behindern.

Cysto-Urethro-Fiberskope sind in der Regel mit schonenden Verfahren wie Gassterilisation oder – falls ausdrücklich vermerkt – mit der Niedertemperatur-Wasserstoffperoxid-Sterilisation (Plasmasterilisation) steril aufbereitbar. Solche Techniken stehen den meisten OP-Praxen aber nicht zur Verfügung. Die RKI-Kommission hat in Übereinstimmung mit dem BfArM für die Anwendung flexibler Cystoskope ein Reinigungs- und Desinfektionsverfahren ohne abschließende Sterilisation beschrieben, das sie bei der Nutzung dieser Geräte für ausschließlich diagnostische Zwecke für ausreichend hält, wenn Reinigung, Desinfektion und sterile Nachspülung nach einem schriftlich festgelegten Standard analog zur Empfehlung der Kommission erfolgen. Begründet wird dies u.a. mit einem nachgewiesenen geringen Infektionsrisiko bei der Leistungsfähigkeit der angegebenen Desinfektionsverfahren (Wirkbereich AB) und der schonenderen Technik beim Einsatz des Gerätes am Patienten. Durch die vorgeschlagene Verwendung von Sauerstoffabspaltern wie Peressigsäure oder von Aldehyden ist nach gründlicher Vorreinigung ein breites Wirkspektrum der Desinfektion vorgegeben. Das Nachspülen aller äußeren und inneren Oberflächen verhindert eine Schädigung des Cystoskopes und des Patienten durch Rückstände von der vorangegangenen Behandlung. Hierbei muss vollentsalztes, steriles Wasser verwendet werden, um eine erneute Verunreinigung und mikrobielle Rekontamination zu verhindern. Zusatzinstrumente werden separat aufbereitet und sterilisiert.

Eine so genannte high-level disinfection geschieht in folgender Weise: Nach Vorreinigen wird mittels 2%iger Glutardialdehydlösung desinfiziert. Dann wird das Gerät mit sterilen Handschuhen entnommen, in steriles Aqua dest. eingelegt und mit steriler Spritze durchgespült, steril abgewischt und getrocknet, die Kanäle mit steriler Luft durchgeblasen und das Gerät in sterilem Tuch in einem geschlossenen, desinfizierten Behältnis gelagert.

Auch vor einer vollautomatischen Reinigung und Desinfektion darf man auf die Vorabreinigung und insbesondere das Durchbürsten der Kanäle vor Einlegen in die Maschine nicht verzichten. Die maschinelle Aufbereitung beinhaltet einen integrierten Dichtigkeitstest, rekontaminationssichere Wasseraufbereitung für die letzte Spülung mittels Erhitzen, zum Teil kombiniert mit UV-Einwirkung oder nur über Sterilfiltration, sowie die Dokumentation des Verfahrensablaufes, gegebenenfalls mit detaillierten Fehlermeldungen (entsprechend DIN EN ISO 15 883-1). Diese Technik ist natürlich am besten standardisiert, geräteseitig dokumentiert und somit validierbar, wird daher auch vorrangig empfohlen. Auch die Desinfektionsspülmaschinen sind Medizinprodukte und somit den Anforderungen des MPG und der MPBetreibV unterworfen. Sterilfilter sind nach Herstellerangaben periodisch zu wechseln, UV-Anlagen regelmäßig technisch zu warten.

Spülflaschen und Anschluss-Schläuche werden desinfiziert, trocken und kontaminationssicher gelagert. Gleiches gilt für Absaugsysteme, Adapter und Schlauchverbindungen.

Endoskope, die von der Reparatur zurückkommen, werden ebenso wie neu angeschaffte Geräte vor dem ersten Einsatz aufbereitet. Ein ständiger Wechsel der Aufbereitungsmethoden belastet die Materialien über Gebühr und führt zu beschleunigtem Verschleiß.

Höhere hygienische Anforderungen werden an gewebeinvasive Eingriffe sowie an die Ureteroskopie gestellt. Zur Vorbereitung des Operators gehören neben der chirurgischen Händedesinfektion das Tragen von sterilem Überkittel, sterilen Handschuhen und Kopfhaube. Auch ein Mund-Nasenschutz wird empfohlen, der ja nicht nur den Patienten, sondern auch den Operateur vor Kontamination mit Sekret und Spülflüssigkeit schützt. Die präoperative Desinfektion umfasst das äußere Genital und die angrenzenden Bereiche bis zur Mitte der Oberschenkel und zum Nabel. Dann erfolgt die Abdeckung mit sterilen, feuchtigkeitsdichten Abdecktüchern: Trotz der laufenden Spülung sollen Patient und OP-Tisch am Ende des Eingriffs trocken sein!

Bei endoskopischen Operationen kann die Spülflüssigkeit in Gewebe und Gefäßsystem eingeschwemmt werden. Die hierbei verwendeten Spüllösungen werden patientenbezogen benützt. Sie müssen den Anforderungen der Arzneibücher für Infusionslösungen entsprechen: Sie sind elektrolytfrei und isoosmolar, steril und pyrogenfrei, ohne konservierenden Zusatz.

Starre Cystoskope/Resektoskope sind kritische Medizinprodukte, die Haut oder Schleimhaut durchdringen und dabei in Kontakt mit Blut, inneren Geweben oder Organen kommen können. Dies erfordert nach (bevorzugt maschineller) Reinigung und Desinfektion eine abschließende Sterilisation der rekontaminationssicher verpackten Geräte mit Verfahren, die für die Aufbereitung von komplexen Hohlkörperinstrumenten geeignet sind. So genannte Kaltsterilisation mit mikrobiziden Flüssigkeiten zählt nicht dazu, sondern – in Arztpraxen – nur die Dampfsterilisation mit fraktionierten Vakuumverfahren (s. Kap. 7). Geräte und Zubehörteile müssen also vom Hersteller ausdrücklich als autoklavierbar gekennzeichnet sein.

Von „Blitzsterilisation" ist allerdings generell abzuraten, da diese Methode die Optiken unnötig belastet und für Instrumente mit Kanälen und Spalten ohnehin nicht geeignet ist.

Zunächst werden mögliche grobe Verschmutzungen mit feuchtem Tuch abgewischt; das Gerät wird abgespült.

Alle Adapter werden vom Lichtleiteranschluss abgenommen. Nach Behandlung in einer milden Reinigungslösung spült man mit entsalztem Wasser nach. Restliche Flecken lassen sich meist mit alkoholgetränkter Watte oder Zellstoff entfernen (nicht abkratzen!).

Wenn die Praxis noch nicht über eine maschinelle Aufbereitung verfügt, erfolgt die Desinfektion in einer Lösung auf Aldehydbasis. Nach Ende der vorgegebenen Einwirkzeit werden die Wirkstoffreste abgespült, die trockenen Geräte in geeignete Folie verpackt und mit einem Programm nach Herstellerangaben dampfsterilisiert.

Fremdbestandteile im Dampf können mit den Glasoberflächen reagieren und dabei nach mehreren Behandlungen festhaftende Beläge ausbilden. Diese lassen sich mit speziellen Reinigungspasten entfernen, die der Gerätehersteller liefern kann und die man mit Wattestäbchen aufträgt, verreibt, mit Wasser abspült und mit Alkohol nachwischt. Solche Maßnahmen gehören nicht zur Routinepflege, sondern werden nur bei konkretem Bedarf durchgeführt!

Fasszangen und Zangen zur Probeexzision, Adapter und Schlingen werden separat behandelt. Bei maschineller Reinigung und Desinfektion werden die Schlingen aufgerollt mit einem Durchmesser von mindestens 15 cm in den Korb der Desinfektionsspülmaschine gelegt, Biopsiezangen mit geöffneten Branchen, durch Clips fixiert (bei nicht-maschineller Aufbereitung entsprechend im Ultraschallbad). Alle schleimhautdurchtrennenden Instrumente wie z.B. Biopsiezangen sind obligatorisch steril aufzubereiten, werden anschließend sterilisierverpackt und autoklaviert.

Flexible Ureteroskope können nur durch Gas- oder Plasmasterilisation steril aufbereitet werden. Koagulations- und Schneiderollen-Elektroden, Schneideschlingen und Urethrotom-Messer werden zum Teil als Einwegmaterialien geliefert. Nicht immer sind die am Markt erhältlichen Zubehörteile opti-

mal aufbereitbar. So gibt es so genannte Traktoren mit Röhrenlumen, die man bei perinealer Prostatektomie zur Fixierung der Prostata transurethral in die Blase einführt. Durch Spreizung der löffelzangenartigen Traktorbacken in der Blase wird das Herausrutschen des Instrumentes während des Eingriffs verhindert. Auch solche Teile müssen nach jedem Gebrauch gründlich gereinigt, desinfiziert und vor Anwendung sterilisiert werden. Der enge Hohlraum zwischen äußerem Schaft und Stabeinsatz lässt sich aber nur schwer durchspülen. Wenn solche Instrumente nicht vollständig zerlegbar sind, ist die rückstandsfreie Reinigung des Hohlraums nicht gewährleistet. Nachlaufen von Flüssigkeit aus gebrauchsfertig aufbereiteten Teilen sowie Schwergängigkeit des Gewindes lassen auf Ablagerungen schließen, welche die Behandlung nicht beseitigt hat und die ein unsteriles Arbeiten beim Einsatz bedingen (Schmutz schützt Keime).

Bei der Anwendung von Techniken oder Geräten, die in der Praxis neu eingeführt werden, ist stets zu hinterfragen, ob die vom Vertreiber empfohlene Aufbereitungstechnik praktikabel ist und die vom Medizinprodukterecht bezüglich Infektionsschutz geforderte Produktsicherheit garantiert. Ferner ist zu klären, wie nach mehreren Einsätzen übrig gebliebene Rückstände sicher zu beseitigen sind, ob hygienerelevante Verschleißerscheinungen am Instrument nach mehrfacher Aufbereitung auftreten und welche Routineprüfungen zur Kontrolle der Qualität der Instrumentenaufbereitung geeignet sind. Zur Diagnostik verwendete externe Ureterenkatheter und Führungsdrähte sind nach Rücksprache mit dem Hersteller wiederaufbereitbar. Solche Techniken werden bei Bedarf jedoch nicht von der Arztpraxis selbst, sondern von einem zertifizierten Auftragnehmer durchgeführt.

LITERATUR

Bauer T, Schoenemann B (2005): „Infektionshygienische Überwachung. Erste Erfahrungen bei Praxis-Begehungen". Uro-News 2: 27–30

Brühl P (2001): „Infektionsschutz und Hygiene in speziellen medizinischen Bereichen. Urologie". In: Kramer A, Heeg P, Botzenhart K (Hrsg.): „Krankenhaus- und Praxishygiene". 1. Auflage: 496–518. Urban und Fischer Verlag. München, Jena

Gabriel MM (1995): „Effects of silver on adherence of bacteria to urinary". Current Microbiol 30: 17–22

Heicapell B (1998): „Hygienische Aspekte bei der transurethralen Dauerkatheterisierung der suprapubischen Blasenfistelung und dem Einsatz von Urindrainagesystemen". Krankenhaushygiene und Infektionsverhütung 2: 46–50

Kramer A, Rudolph P, Werner HP, Klebingat HJ (2001): „Intermittierender Katheterismus der Harnblase". Hygiene und Medizin 1: 14–19

Knopf HJ (2001): „Hygienemaßnahmen bei endo-urologischen Eingriffen". Journal Urologie und Urogynäkologie 1: 20–25

Knopf HJ (2004): „Infektionsprävention in der Urologie. Transurethrale Drainage der Harnblase durch präkonnektierte Drainagesysteme". Hygiene und Medizin 29 Suppl. 1: 10–11

Kommission für Krankenhaushygiene und Infektionsprävention am Robert Koch-Institut (2000): „Richtlinie für Krankenhaushygiene und Infektionsprävention. Anlage C 5.3. Anforderungen der Hygiene bei Operationen und anderen invasiven Eingriffen". Bundesgesundheitsblatt 43: 644–648

Kommission für Krankenhaushygiene und Infektionsprävention am Robert Koch-Institut (2004): „Richtlinie für Krankenhaushygiene und Infektionsprävention. Anlage C 2.2. Anforderungen der Hygiene an die Aufbereitung von Medizinprodukten". Bundesgesundheitsblatt 44: 1115–1126

Kommission für Krankenhaushygiene und Infektionsprävention am Robert Koch-Institut, Bundesinstitut für Arzneimittel und Medizinprodukte, Robert Koch-Institut (2005): „Gemeinsamer Kommentar zur Aufbereitung flexibler Zystoskope. Epidemiologisches Bulletin 6: 50

Rutala WA, Weber DJ (2004): „Reprocessing endoscopes: United States perspective". Journal of Hospital Infection 56: 27–39

16.6 Gynäkologie

Gynäkologen und Geburtshelfer haben historisch betrachtet eine besondere Beziehung zur Hygiene. Ignaz Philipp Semmelweis erkannte bereits Mitte des 19. Jahrhunderts, dass die damals erschreckend hohe Zahl der postpartalen Müttersterblichkeit auf unzureichende Händehygiene zurückgeführt werden konnte. Er hat entscheidend die Entwicklung der Krankenhaushygiene in der Medizin vorangetrieben. Seitdem konnte durch die Einführung von Hygienestandards, allen voran der Händedesinfektion, sowie antibiotischer Therapiemöglichkeiten die Mütter- wie auch die Neugeborenenmortalität in den entwickelten Ländern massiv gesenkt werden [Tabori 2006].

Im gynäkologischen Fachbereich sind wie in der Urologie typische Erreger des Urogenitaltraktes vorzufinden (siehe Kapitel 16.5). Neben den zur Standortflora der Haut gehörenden koagulase-negativen Staphylokokken (v.a. Staph. epidermidis), Propionibakterien und anderen mehr finden sich in dieser Körperregion auch transiente Keime wie Staph. aureus (v.a. Nasenvorhöfe) und auch Darmkeime wie E. coli, Enterokokken, Enterobacter, Klebsiella spp. und Streptokokken spp.

Die physiologische Vaginalflora der geschlechtsreifen Frau besteht aus einer hohen Zahl Milchsäure produzierender Laktobazillen, den so genannten Döderleinstäbchen. Die Milchsäure schafft ein saures Milieu, das den entscheidenden Schutzfaktor der Scheide darstellt. Zusätzlich produzieren viele der Laktobazillen (Lactobacillus vaginalis) auch Wasserstoffperoxid und hemmen damit vor allen Dingen das Wachstum von Anaerobiern.

Natürliche Schwankungen und Veränderungen des Hormonhaushaltes durch Pubertät, Schwangerschaft, Klimakterium etc. wirken sich stets auf das Scheidenmilieu (Östrogenabhängigkeit) aus, die sich in Form von Entzündungen oder einer größeren Anfälligkeit für Fehlbesiedlungen durch Anaerobier, Gardnerella vaginalis, Pilze (meist Candida albicans) etc. auswirken können. Stoffwechselerkrankungen wie Diabetes mellitus, lokale und systemische Antibiotikatherapien, Blutungen und Hormongaben sowie Erkrankungen, Verletzungen z.B. nach Manipulationen oder operativen Eingriffen, aber auch Scheidenspülungen können das empfindliche Gleichgewicht des Scheidenmilieus ebenfalls stören und damit zu einer veränderten Zusammensetzung der Vaginalflora führen.

Vor elektiven Operationen sollten Infektionen generell, insbesondere aber des Urogenitalbereiches nach Möglichkeit therapiert werden, sofern nicht die zu operierende Erkrankung selbst zur Störung der Vaginalflora und damit ursächlich zur Infektion beiträgt.

Die hygienischen Anforderungen beim ambulanten Operieren in der Gynäkologie entsprechen prinzipiell den Auflagen, wie sie bereits für ambulante Operationen anderer Fachrichtungen aufgeführt wurden.

Maßgaben für die Vorbereitung der Patientin, allgemeine Regeln für die Personalhygiene und für die abschließende Aufbereitung des Eingriffsraumes gelten grundsätzlich wie in Kapitel 5 beschrieben.

Durch eine adäquate Raumplanung soll eine sinnvolle Ablauforganisation sichergestellt werden [RKI 2000]. Dabei muss für alle Operationen, unabhängig von fachlicher Zuordnung und Kontaminationsgrad, ein hygienisch einwandfreies Arbeiten gewährleistet sein. Jeder Patient hat unabhängig vom Infektionszustand das gleiche Anrecht auf Asepsis. Forderungen nach einer Aufteilung des OP-Bereiches nach dem Kontaminationsgrad der Eingriffsregion haben keinen infektionspräventiven Nutzen, sind wissenschaftlich nicht belegt und zu dem enorm kostenintensiv. Angesichts der angespannten Finanzlage im Gesundheitssektor ist es wünschenswert, dass alle ineffektiven und/oder unsinnigen Forderungen (bald) der Vergangenheit angehören mögen.

Gynäkologisches Eingriffsspektrum

Ambulant durchzuführende gynäkologische Operationen werden im Anhang der Anlage zu Ziffern 5.1 und 4.3.3 des Robert Koch-Institutes aufgelistet.

Das Robert Koch-Institut sieht für den Funktionsbereich, in dem der operative Eingriff ausgeführt werden soll, eine Unterscheidung zwischen einem so genannten „Eingriffsraum" und „OP-Raum" mit erhöhten Anforderungen an die Keimarmut vor, wobei letzterer eine weiter modifizierte Auflage des Raumbedarfs mit funktioneller Trennung der Betriebsabläufe vorsehen (siehe Kap. 3.2 „OP-Planung"). Alle in dieser Liste aufgeführten gynäkologisch operativen Eingriffe können, sofern sie nicht am geöffneten Bauch (Laparotomie) erfolgen, in einem (derart definierten) Eingriffsraum durchgeführt werden [RKI 1997].

In der gynäkologischen Chirurgie ist die ambulante Durchführung von Eingriffen bereits seit langer Zeit üblich. Sie hat drei unterschiedliche Lokalisationsschwerpunkte: Vaginale, Abdominelle (Laparoskopie) und die Mammachirurgie.

Die vaginalen Eingriffe sind mehrheitlich diagnostisch-fraktionierte sowie Abortabrasiones, das Legen von Intrauterinen Diaphragmen (IUD), Hysteroskopien, Condylomabtragungen, Marsupialisationen sowie Konisationen.

Weiterhin werden diagnostische wie auch therapeutische Laparoskopien in großer Zahl ambulant durchgeführt, bspw. Adnexeingriffe, Tubenligaturen, Adhäsiolysen, Myomenukleationen, Endometrioseabtragungen, Eileiterschwangerschaften, intraabdominelle IUD-Extraktionen sowie auch Sterilitätsbehandlungen bis hin zu Tubenneostomien. Z.T. werden Vaginaleingriffe laparoskopisch unterstützt.

Jenseits des Genitale werden von Gynäkologen (aber auch Allgemeinchirurgen, gelegentlich auch Radiologen) Feinnadel-, Stanz- bis hin zu Exzisionsbiopsien, daneben aber auch Tumorexzisionen, Quadrantenresektionen an der Mamma bis hin zur Mastektomie und axilläre Lymphonodektomien ambulant ausgeführt. Abszesse infolge von Entzündungen z.B. nach Milchstau an der laktierenden Mamma werden gespalten und in vielen Fällen ambulant weiterbehandelt.

Ambulant operierende Gynäkologen führen auch medizinisch indizierte sowie elektiv-kosmetische Brustverkleinerungen und Brustaufbauplastiken, wie bspw. rekonstruktive Eingriffe mit autologem Gewebe sowie alloplastischen Materialien, aus, die nach Resektionseingriffen bei soliden Neoplasmen oder nach Unfällen erforderlich werden. Diese Eingriffe an der weiblichen Brust sind ebenfalls in der Plastischen- und Schönheitschirurgie neben der Gesichtschirurgie und Liposuktion weit verbreitet.

Hygieneempfehlungen für die Gynäkologische Praxis

Ausstattung Untersuchungsraum

Zur Ausstattung eines Untersuchungsraumes gehören:

▶ Untersuchungsstuhl mit Abdeckung als Unterlage (Papierrolle in Halterung); günstig ist auch eine Untersuchungsliege

▶ Mobiler leicht erreichbarer Beistelltisch mit allen benötigten Utensilien (z.B. Handschuhe, Abstrichröhrchen, Bürstchen, Objektträger etc.)

▶ Waschbecken mit Hygieneausstattung (siehe Kapitel 3)

▶ Instrumentenschränke (z.B. mit anwärmbarem Schubfach für Spekula)

▶ Ausreichend Arbeitsfläche auf Einbauunterschränken und/oder Ablagetischen für bspw. ein Mikroskop für Nativpräparate

▶ Mobiler (Untersuchungs-)Hocker, geeignete Untersuchungsleuchten, ein fahrbarer Abwurfeimer mit flüssigkeitsdichtem Müllbeutel

▶ Sichtgeschützte Auskleidekabine mit Kleiderhaken, Stuhl, Spiegel u.a.

Handschuhe, Brille und Mund-Nasen-Maske

Handschuhe werden immer dann getragen, wenn Kontakt mit Vaginalepithel, Schleimhaut, Sekreten und Blut, kurz infektiösem oder potenziell infektiösem Material besteht oder zu erwarten ist. Gelegentlich werden für Untersuchungen lediglich PE-Handschuhe verwendet. Sie haben v.a. im Bereich ihrer Schweißnähte eine Schwachstelle und bieten daher vor direktem Kontakt keinen zuverlässigen Schutz. Weiterhin sind sie sehr dünn, kaum anpassungsfähig und rutschen leicht von der Hand. Für den Personalschutz insbesondere beim Umgang mit infektiösem Material sind sie ungeeignet (siehe Kapitel 4).

Nach dem Ausziehen der Handschuhe sollten die Hände desinfiziert werden. Bei sichtbarer Kontamination der Hände mit Blut, Stuhl oder Sekreten werden die Hände zunächst gewaschen und anschließend desinfiziert.

Werden beim Spülen von bspw. Wunden Blut-, Eiter- oder Sekretspritzer erwartet, ist das Tragen eines Mund-Nasen-Schutzes sowie gegebenenfalls einer Brille anzuraten. Alle (potenziell) mit Spritzern kontaminierten Flächen werden im Anschluss mit einem desinfektionsmittelgetränkten Tuch abgewischt.

Die Abdeckungen auf Untersuchungsstuhl und Liege werden nach jeder Patientin gewechselt. Bei sichtbarer Kontamination oder Durchfeuchtung wird die Oberfläche gesäubert wischdesinfiziert.

Vaginalsonden

Transvaginale Ultraschallsonden sind von der Kommission für Krankenhaushygiene und Infektionsprävention (KRINKO) sowie dem Bundesinstitut für Arzneimittel und Medizinprodukte (BfArM) als semikritische Medizinprodukte der Kategorie A eingestuft [Epi Bull 21 2005]. Vor jeder Ultraschalluntersuchung müssen die Sonden mit einer Latexhülle (z.B. Untersuchungskondome oder Einmalhandschuhe) überzogen und nach jedem Vaginalschall trotz Schutzhülle zumindest mit 70%igem Alkohol abgewischt oder in eine hierfür geeigneten bakterizid, fungizid und viruzid wirksamen Desinfektionslösung eingelegt werden [BfARM und RKI 2001]. Eine Umfrage des Gesundheitsamtes München hat gezeigt, dass in diesem Punkt z.T. noch Nachholbedarf besteht. Es ist unbedingt erforderlich, mit den Herstellern zu klären, ob die Sonden alkoholbeständig sind bzw. wie eine korrekte Desinfektion auszuführen ist. Gemäß den grundlegenden Anforderungen an Medizinprodukte [Richtlinie 93/42/EWG, Anhang I, Abschnitt 13.6] sind Hersteller von wieder zu verwendenden Medizinprodukten verpflichtet, eine Gebrauchsanweisung mit geeigneten Aufbereitungsverfahren zu erstellen. Konkret heißt das, dass vom Hersteller transvaginaler Ultraschallsonden Empfehlungen zu mindestens einem wirksamen und materialverträglichen Desinfektionsverfahren und -mittel mit o.g. Wirkungsspektrum abzugeben sind. Der Nachweis der Wirksamkeit mit anerkannten Methoden muss durch Gutachten belegt sein [RKI 2004].

TIPP

Bevor ein Ultraschallgerät zur Transvaginalsonographie angeschafft wird, sollten die Herstellerempfehlungen zur sachgerechten Reinigung und Desinfektion der Vaginalschallsonde (geeignete Verfahren und Präparate) eingeholt und die empfohlenen Maßnahmen mit den eigenen Bedürfnissen abgestimmt, d.h. ihre „Praxistauglichkeit" überprüft werden [Tabori 2006]. Dabei muss bedacht werden, dass die empfohlenen Maßnahmen zur Desinfektion der Ultraschallsonde nach jeder Untersuchung durchgeführt werden müssen.

Nosokomiale Infektionen in der Gynäkologie

In der Gynäkologie sind Harnwegsinfektionen und postoperative Infektionen im OP-Gebiet wie auch die Infektionen bei Patientinnen mit Tumorleiden die häufigsten nosokomialen Infektionen.

Harnwegsinfektionen in der Gynäkologie

Entzündungen der Blase und der ableitenden Harnwege sind bei Frauen aufgrund ihrer Anatomie häufiger anzutreffen als bei Männern. Zu beachten ist, dass es bei Schwangeren und im Wochenbett physiologischerweise zum Nachlassen der Spannung und damit zu einer Erweiterung der Ureteren kommt [Millar 1997]. Hinzu kommt mit dem Wachsen des Kindes gelegentlich eine mechanische Abflussbehinderung mit konsekutivem Harnaufstau. Um einer Harnwegsinfektion vorzubeugen, wird bei Graviden daher bereits eine Bakteriurie wie eine Infektion (mit schwangerschaftsverträglichen Antibiotika) behandelt.

Das größte exogene Risiko für einen Keimeintrag in den Harntrakt einer Patientin birgt die Katheterisierung. Dabei hat der transurethrale Dauerkatheter die größte Bedeutung; eine Maßnahme, die in der ambulanten Chirurgie sicher seltener notwendig ist als bei der stationären Pflege. Doch vor und während einiger diagnostischer Maßnahmen, bspw. der Cystotonometrie im Rahmen einer Inkontinenzdiagnostik und einiger gynäkologischer Operationen (z.B. Tensionfree Vaginal Tape [TVT] zur Behandlung der Stressinkontinenz) ist die Blasenkatheterisierung unumgänglich.

Eine Blasenspülung z.B. nach uro-gynäkologischen Operationen ist nur bei obstruktiven Ereignissen angezeigt, um bspw. ein Blutkoagel zu beseitigen. Spülungen mit Antiseptika oder Antibiotika sind obsolet.

Das so genannte Blasentraining, bei dem der liegende Blasenkatheter über zunehmend längere Zeitintervalle abgeklemmt wird, um der Blase durch den künstlichen Harnaufstau ihre Funktion langsam wieder „beizubringen" ist (nicht nur) aus hygienischer Sicht unnötig und kontraindiziert.

Die Empfehlungen zur Prävention iatrogen verursachter Harnwegsinfektionen, wie sie für die Urologie formuliert wurden (siehe Kapitel 16.5), gelten hier in gleicher Weise.

MEMO Das größte vermeidbare Risiko für eine Harnwegsinfektion geht von der Blasenkatheterisierung aus.

Allgemeine Maßnahmen
zur Vermeidung postoperativer Infektionen
in der Gynäkologie

Wie bereits einführend erwähnt, gelten mit Ausnahme der Mammachirurgie und axillären Lymphonodektomien gynäkologische Eingriffe als bedingt aseptisch („clean-contaminated"). Es besteht eine anatomisch bedingte Verbindung vom Bauchraum zum weiblichen Genitale, d.h. einem regelmäßig teilweise auch mit potenziell pathogenen Keimen besiedelten Gebiet. Durch diese Gegebenheit können postoperativ häufiger als bei so genannten sauberen („clean") Eingriffen Infektionen im OP-Gebiet auftreten. Infektionen der Scheide oder auch nur eine Störung der physiologischen Vaginalflora erhöhen das Risiko für eine postoperative Infektion, nach z.B. einer Gebärmutterentfernung. Vor elektiven Eingriffen ist es daher empfehlenswert, eine entsprechende Diagnostik und gegebenenfalls auch Therapie durchzuführen [Faro 1993, Mead PB 1993]. Bei vaginalen wie abdominalen Hysterektomien wird im Allgemeinen die Durchführung einer routinemäßigen perioperativen Antibiotikaprophylaxe für indiziert angesehen [Daschner 2000].

Eingriffsraum und OP-Saal

Die prinzipiellen Anforderungen hinsichtlich der Ausstattung eines Eingriffsraumes und eines OP-Saales innerhalb einer OP-Abteilung sind in Kapitel 3 beschrieben. Selbstverständlich werden die speziellen Erfordernisse innerhalb des Fachgebietes der Gynäkologie wie bspw. ein OP-Tisch für Steinschnittlagerung als gegeben vorausgesetzt.

RLT-Anlage in der Gynäkologie

Häufig bestehen Unsicherheiten hinsichtlich der hygienischen Notwendigkeit einer mechanischen Belüftung mit hygienisch aufbereiteter Luftzufuhr, obgleich die Kommission für „Krankenhaushygiene und Infektionsprävention" am Robert Koch-Institut bereits 1997 eine Empfehlung, die in Zusammenarbeit mit dem Berufsverband der Deutschen Chirurgen e.V. (BDC), der Kassenärztlichen Bundesvereinigung und den Spitzenverbänden der Krankenkassen sowie dem Robert Koch-Institut beraten wurde, eine klare Aussage getroffen hat [RKI 1997]. Hierin wird der Einsatz einer raumlufttechnischen (RLT-)Anlage aus Gründen der Infektionsprophylaxe bei der Implantation größerer alloplastischer Materialien für notwendig angesehen. Explizit aufgeführt werden lediglich die Arthroplastik eines Ellenbogen-, Schulter- oder Kniegelenks in der Orthopädie. Gynäkologische Eingriffe gehören verständlicherweise nicht dazu, da keine größeren alloplastischen Materialien wie bei der Gelenksendoprothetik implantiert werden [RKI 1997]. D.h. Eingriffe aus der operativen Frauenheilkunde können auch in Eingriffsräumen und OP-Sälen ohne RLT-Anlage durchgeführt werden, sofern sie anderweitig z.B. über Fenster belüftbar sind (siehe Kapitel 9).

Bei Aufbauplastiken der Mamma nach onkologischen Eingriffen und v.a. bei schönheitschirurgischen Brustvergrößerungen werden u.a. Silikonkissen, d.h. alloplastische Materialien, unter der Haut oder dem M. pectoralis dauerhaft eingesetzt.

In der Vergangenheit bestand eine gewisse Unsicherheit, wie diese Fremdkörper der Mammachirurgie hinsichtlich ihrer hygienischen Bedeutung resp. Infektionsrisikos richtig einzuordnen sind, da sie mitunter eine große Oberfläche aufweisen können, insbesondere wenn sie zur besseren Fixierung in der Implantationsregion zusätzlich eine texturierte Außenseite haben.

Wie bereits in Kapitel 5 ausführlich dargelegt, gehören neben der Implantation eines Fremdkörpers die Größe des Wundfeldes, die Dauer des Eingriffes sowie die Durchblutung des Gewebes zu den Einflussfaktoren auf das postoperative Wund-infektionsrisiko. Es ist von Vorteil, dass aufgrund des leicht verformbaren Implantatmaterials nur eine kleine Inzision (meist in der Submammärfalte) erforderlich ist und die Eingriffszeit i.a.R. kurz gehalten werden kann. Zu beachten ist ferner, dass im Gegensatz zum bradytrophen Gewebe im Gelenk das Gebiet, in dem die Mammaimplantate eingesetzt werden, besonders gut durchblutet ist. Probleme aufgrund von unvorhersehbaren und schwierigen anatomischen Besonderheiten sind nicht zu erwarten. Das Implantat ist bei einem routinierten Operateur nach der Entnahme aus der Sterilverpackung innerhalb sehr kurzer Zeit im Zielgebiet eingebracht und somit kaum der Raumluft ausgesetzt. Alle genannten Faktoren haben einen günstigen Einfluss darauf, die Wundinfektionsrate gering zu halten.

Die Kenntnis der notwendigen hygienischen Maßnahmen und ihrer Umsetzung bleiben die bedeutsamsten exogenen Einzelfaktoren. Sie sind insbesondere bei der Mammareduktionsplastik zu beachten, da diese im Allgemeinen handwerklich anspruchsvoller ist, eine längere Eingriffszeit erfordert und ein deutlich größeres Wundgebiet umfasst.

Folglich ist die Forderung nach einer RLT-Anlage mit dreistufiger Filterung der zugeführten Luft oder gar nach einer turbulenzarmen Verdrängungsströmung (TAV) hygienisch nicht zu begründen. Da der Einfluss der Luft bei den erwähnten gynäkologischen Eingriffen einschließlich der genannten Operationen an der Mamma, speziell den Brustimplantaten nach onkologischen Eingriffen oder in der plastischen Chirurgie vernachlässigt werden kann, ist – konsequent weiter gedacht – nicht einmal eine rigide Forderung nach einer RLT-Anlage mit zwei Filterstufen berechtigt. Auch eine konventionelle Belüftung über Fenster mit feinma-

schigen Insektenschutzgittern ist denkbar, wenn nicht die in Kapitel 9 genannten Einschränkungen dies ausschließen. In jedem Fall ist eine zweistufig filternde RLT-Anlage mit der Filterklasse F9 in der zweiten Stufe als ausreichend anzusehen.

Selbstverständlich sind die Arbeitsschutzbestimmungen wie z.B. das Abführen von Narkosegasen zu berücksichtigen, wenngleich dieser Aspekt bei zunehmendem Einsatz der totalen intravenösen Anästhesie immer seltener im Vordergrund steht. Fensterlose Räume müssen unabhängig hiervon zwangsbelüftet werden. Bei innen liegenden Eingriffsräumen sind zusätzlich hygienische Auflagen zu berücksichtigen, z.B. muss die zugeführte Luft dem Bedarf entsprechend gefiltert sein (siehe oben)!

> **MEMO** Für die üblichen ambulant durchführbaren gynäkologischen Operationen einschließlich der Mammaaufbauplastik nach onkologischen Resektionseingriffen und zur Brustvergrößerung innerhalb der kosmetischen Chirurgie sind Raumlufttechnische (RLT-)Anlagen aus Gründen der Infektionsprävention in der Regel nicht zwingend erforderlich. Sofern eine RLT-Anlage beispielsweise aus klimaphysiologischen Gründen oder in fensterlosen Räumen eingebaut werden muss, genügt für die Zuluftfilterung die Filterklasse F9 als Endstufe.

Kleinere OP-Einheiten können in dieser Situation oder wenn eine Lüftung über Fenster aufgrund der oben erwähnten ungünstigen Faktoren nicht möglich ist, auf so genannte Hygiene-Klimaschrankgeräte zurückgreifen. Diese Geräte sind kleine, nahezu vollwertige Klimaanlagen in der Größe eines Wandschranks, die im OP-Saal selbst oder in einem direkt angrenzenden Nebenraum untergebracht werden können und alle notwendigen Funktionen wie Luftansaugung, mehrstufige Filterung und Temperierung der Zuluft in einem Gerät vereinen. Obgleich diese Geräte nicht für größere Luftmengen entwickelt wurden und ihre Ventilatorenkapazität aufgrund der Baugröße beschränkt ist, sind sie für kleinere OP-Räume geeignet [Weidenfeller et al. 2004].

Vorbereitung des Patienten

Wie allgemein üblich sind das Operationsgebiet sowie das angrenzende Hautareal vor der Operation zu reinigen. Präoperative Körperreinigung wie Duschen oder Baden wird empfohlen. Antimikrobielle Zusätze haben keinen Einfluss auf die Rate der postoperativen Wundinfektionen [Lynch W. et al. 1992, Rotter M.L. et al. 1988]. Viele Untersuchungen haben gezeigt, dass eine OP-Feldrasur mit der Klinge (Nassrasur) mit einem signifikant höheren Wundinfektionsrisiko verbunden ist [Hamilton H.W. et al. 1977]. Ursächlich sind rasurbedingte Hautverletzungen mit Einblutungen und Exsudationen dafür verantwortlich, da Keimwachstum und hauteigene Abwehrmechanismen ungünstig beeinflusst werden.

Daher sollte aus hygienischer Sicht keine routinemäßige Rasur des OP-Feldes durchgeführt werden. Nur im Falle, dass aus operationstechnischer Sicht eine Rasur des OP-Feldes erforderlich wird (erschwerte Sichtbedingungen bei dichter Scham- oder Körperbehaarung), sollten elektrische Haarschneidemaschinen (so genannte Clipper) verwendet werden. Diese kürzen unter Schonung der Haut die Haare bis auf wenige Millimeter [Mangram et al. 1999]. Enthaarungscremes können grundsätzlich zwar ebenfalls verwendet werden, jedoch haben sie ein erhöhtes Allergisierungspotential, und das Ergebnis ist nicht immer zufrieden stellend (siehe Kapitel 5).

Die mancherorts übliche Praktik, desinfektionsmitteltgetränkte Kompressen „über Nacht" auf das vorgesehene OP-Feld einwirken zu lassen, ist infektionsprophylaktischer Unsinn, strapaziert die Haut unnötig und macht sie damit für eine Keimbesiedlung anfälliger.

Die präoperative Hautdesinfektion des OP-Gebietes sollte großflächig z.B. mit in PVP-Jod-Alkohollösung getränkten sterilen Tupfern über 3 Minuten durchgeführt werden. Es ist unbedingt darauf zu achten, dass die Patientin im Anschluss an die Desinfektion nicht in einer Desinfektionsmittelpfütze zu liegen kommt, da hierdurch bei der Elektrokoagulation Verbrennungen 2. Grades verursacht werden können.

MEMO Beim Umgang mit Patienten, unabhängig von ihrer mutmaßlichen Infektiosität, müssen insbesondere bei Untersuchungen und Behandlungen konsequent standardisierte Hygieneregeln Anwendung finden. Dadurch wird das Übertragungsrisiko für alle, insbesondere aber auch für alle blutübertragbaren nosokomialen Erreger deutlich verringert (Hauer et al. 2000). Das Personal sollte auf jeden Fall gegen Hepatistis B geimpft sein (s. Kapitel 13). Zum Umgang mit Verletzungen und Kontakt zu erregerhaltigem Material sollte die Einrichtung über eine klare Verfahrensanleitung hinsichtlich Notwendigkeit und Durchführung einer Postexpositionsprophylaxe verfügen.

Das Vaginalepithel ist mit Schleim aus den Drüsenzellen der Cervix überzogen, der ihm Eigenschaften einer Schleimhaut („Vaginalschleimhaut") verleiht. Dadurch ist eine (echte) Desinfektion der Scheide nicht zu erreichen, sondern lediglich eine Reduktion der Keimzahl. Neben PVP-Jod-Lösungen (gefärbt oder ungefärbt) ist hierfür bspw. auch Octenidin geeignet.

Patientenabdeckung und Operationskittel sollten aus einem flüssigkeitsdichten Material bestehen. Der Einsatz von Inzisionsfolien bringt keinen hygienischen Vorteil. Aus hygienischer Sicht besteht außerdem kein Grund, nach erfolgter Hautinzision das Skalpell zu wechseln (siehe Kapitel 5).

Infektionsrisiko des Personals bei der Lasertherapie

Zunehmend werden Läsionen im genitalen Bereich auch in der Gynäkologie mit dem Laser therapiert. Hierbei kommt es nicht nur wie bei der Elektrokoagulation zu einer starken Entwicklung von stechend unangenehm riechendem Rauch, sondern es konnten bei der Lasertherapie von Infektionen mit humanen Papillomaviren (HPV) DNA-Partikel dieser Viren im Rauch nachgewiesen werden. Eine Anzüchtung von HPV aus diesen Partikeln ist in Zellkulturen bislang nicht möglich. Da jedoch der freigesetzte Rauch von den Beteiligten inhaliert und die Entwicklung eines Kehlkopfpapilloms durch HP-Viren getriggert wird, sollte das Risiko durch eine wirksame Rauchabsaugung im OP-Feld minimiert werden. Zusätzlich wird der Einsatz von Feinstaubmasken empfohlen [Sood et al. 1994].

Reinigungs- und Desinfektionsmaßnahmen

Generell sollten sämtliche Flächen, die desinfiziert werden müssen, mit einer ausreichenden Menge eines geeigneten Flächendesinfektionsmittels unter leichtem Druck wischdesinfiziert werden. Eine Sprühdesinfektion erreicht nur eine unzuverlässige Wirkung und führt zudem zu einer Belastung des Personals, welches die Desinfektionsmitteldämpfe einatmet. Daher sollte die Sprühdesinfektion allen-

falls für die wenigen Bereiche vorbehalten bleiben, die durch eine Wischdesinfektion nicht erreichbar sind, aber dennoch desinfiziert werden müssen.

Eine routinemäßige Wischdesinfektion aller Flächen und Fußböden innerhalb des OP-Bereiches ist allerdings nicht erforderlich. In den Außen- und Nebenräumen genügt in der Regel eine gründliche regelmäßige Reinigung. Gleiches gilt für die nicht kontaminierten Decken und Wände innerhalb des OP-Saales.

Nach einer Kontamination mit Blut oder potentiell infektiösen Körperflüssigkeiten ist eine gezielte Wischdesinfektion durchzuführen. Es ist ausreichend, zwischen den Operationen eine desinfizierende Reinigung des Fußbodens um den OP-Tisch herum vorzunehmen. Sobald der Fußboden trocken ist, kann er wieder begangen werden.

LITERATUR

BfARM und RKI, Bundesgesundheitsblatt 44 (2001): 1115–1126

Centers for Disease Control and Prevention (1999) Guideline for prevention of surgical site infection. Inf Contr Hosp Epidemiol 4: 247–278

Daschner F (2000): „Antibiotika am Krankenbett". 10. Aufl., Springer

Epidemiologisches Bulletin 21 (2005)

Faro S (1993). „Review of vaginitis". Infectious Diseases in Obstetrics and Gynecology 1:153–161

Hamilton HW, Hamilton KR, Lone FJ (1977): „Preoperative hair removal". Can J Surg 20: 269–271, 274–275

Hauer T, Tabori E, Petersen EE, Rüden H, Daschner F (2000): „Sinnvolle und nicht sinnvolle Hygienemaßnahmen in der Frauenheilkunde und Geburtshilfe". Geburtsh Frauenheilk 60: 290–296

Kappstein I (2001): „Hygienische Maßnahmen in der Operationsabteilung – was ist nachgewiesenermaßen übertrieben?" Arzneim.-, Therapie-Kritik 33: 213–219

Lynch W, Davey PG, Malek M, Byrne DJ, Napier A (1992): „Cost effectiveness – analysis of the use of chlorhexidine detergent in preoperative whole body disinfection in wound infection prophylaxis". J Hosp Infect 21: 179–191

Mangram AJ, Horan TC, Pearson ML, Silver LC, Jarvis WR and the Hospital Infection Control Practices Advisory Committee (1999): „Guideline for prevention of surgical site infection". Infection Control and Hospital Epidemiology 20: 247–280

Mead PB (1993): „Prevention and control of nosocomial infections in obstetrics and gynecology". In: Wenzel RP (ed) „Prevention and control of nosocomial infections", 2nd edn. Williams & Wilkins, Baltimore: 776–795

Millar LK et al (1997): „Urinary tract infections complicating pregnancy". Infect Dis Clin North Am 11: 13–26

RKI-Kommission (1997): „Kommission für Krankenhaushygiene und Infektionsprävention beim Robert Koch-Institut, Berufsverband der Deutschen Chirurgen: Anhang zur Anlage zu Ziffern 5.1 und 4.3.3 Anforderungen der Hygiene beim ambulanten Operieren in Krankenhaus und Praxis der Richtlinie für Krankenhaushygiene und Infektionsprävention". Bundesgesundheitsblatt 40: 361–365

RKI-Kommission (2000): „Kommission für Krankenhaushygiene und Infektionsprävention beim Robert Koch-Institut, Anforderungen der Hygiene bei Operationen und anderen invasiven Eingriffen". Bundesgesundheitsblatt 43: 644–648

RKI (2004): „Prüfung und Deklaration der Wirksamkeit von Desinfektionsmitteln gegen Viren". Bundesgesundheitsbl 47: 62–66

Rotter ML, Larson SO, Cooke EM, Dankert J, Daschner FD, Greco D et al (1988): „A comparison of the effects of preoperative whole body bathing with detergent alone and with detergent containing chlorhexidine-gluconate on the frequency of wound infections after clean surgery". The European Working Party on Control of Hospital Infections. J Hosp Inf 11: 310–320

Sood AK, Bahrani-Mostafavi Z, Stoerker J, Stone K (1994): „Human papillomavirus DNA in LEEP plume". Infectious Diseases in Obstetrics and Gynecology 2: 167–170

Tabori E (2006): „Gynäkologie" – In: Daschner F, Dettenkofer M, Frank U, Scherrer M (Hrsg.): „Praktische Krankenhaushygiene und Umweltschutz", 3. Auflage, Berlin Springer

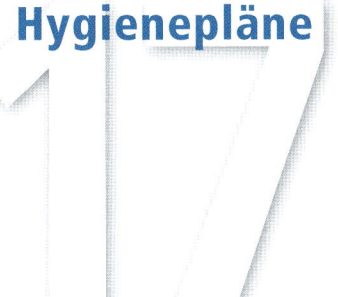

Hygienepläne

Der § 36 des Infektionsschutzgesetzes sieht die innerbetriebliche Festlegung von Hygieneplänen mit konkreten hygienischen Inhalten sowie Verfahrensanweisungen zur Infektionshygiene auch in Einrichtungen für ambulantes Operieren vor. Diese Unterlagen sind den Kontrollbehörden auf Verlagen vorzulegen.

Neben den Vorgaben des Infektionsschutzgesetzes werden in der Vereinbarung von Qualitätssicherungsmaßnahmen beim ambulanten Operieren gemäß § 14 des Vertrages nach §115b Abs. 1 SGB V in § 6 im ambulanten Bereich Hygienepläne vereinbart [Felsing et al. 2004]. Neben der gesetzlichen Forderung einen Hygieneplan zu führen, ist dieser aber auch ein Dokument, welches bei juristischen Fragestellungen eine Aussage über hygienisch Abläufe in der Praxis gibt. Aus diesem Grund ist die genaue Niederschrift der relevanten Praxisabläufe von Bedeutung. Neben der rechtlichen Relevanz sollte ein ablaufgetreuer Hygieneplan auch als eine Art Praxishandbuch fungieren, in dem alle hygienerelevanten bzw. komplexen Arbeitsabläufe niedergeschrieben sind. Insbesondere bei der Einarbeitung neuer Mitarbeiter oder beim Zusammenspiel verschiedener Fachdisziplinen ist dies von Vorteil (z.B. im OP). Darüber hinaus sollte der Hygieneplan in das Qualitätsmanagementhandbuch der Einrichtung integriert sein.

Inhalte des Hygieneplans

Bei der Zusammenstellung eines Hygieneplanes wird Wert darauf gelegt, dass innerbetriebliche Verfahrensanleitungen zur Infektionsprävention aufgeführt werden. Dies bedeutet, dass die relevanten Arbeitsanweisungen sowie Vorgaben zur Desinfektion und Reinigung in den Hygieneplan integriert werden. Auch kann das in der RKI-Empfehlung zu „Anforderungen an die Hygiene bei der Aufbereitung von Medizinprodukten" geforderte QM-Handbuch über die Art und Weise der Instrumentenaufbereitung in den Hygieneplan integriert werden.

Themen des Hygieneplans sind somit wie folgt festgelegt:
- ▶ Personalhygiene
- ▶ Bauhygiene
- ▶ Instrumentenhygiene
- ▶ Flächendesinfektion/Reinigung
- ▶ Wäschehygiene
- ▶ Abfallhygiene
- ▶ Patientenschutz
- ▶ Qualitätssicherung/Infektionserfassung
- ▶ Umgebungsuntersuchungen

Bei einem Hygieneplan gibt es von Seiten der Kontrollbehörden nur wenige konkrete Vorgaben. Wichtig ist jedoch, dass alle hygienerelevanten Abläufe im Hygieneplan beschrieben werden. Dabei wird Wert auf die Abbildung der tatsächlich in der Praxis stattfindenden Prozesse gelegt [Heudorf et al. 2003]. Der Hygieneplan sollte Bestandteil eines Praxis-Qualitätsmanagementsystems sein. Die Tätigkeitsbeschreibungen sollten als so genannte gelenkte Dokumente integriert sein. Das bedeutet, dass sie in regelmäßigen, vorab festgelegten Abständen einer kontinuierlichen Überarbeitung und Verbesserung unterliegen.

> **MEMO** Der Hygieneplan stellt in einer medizinischen Einrichtung eine dem individuellen Bedarf angepasste, konkrete Arbeitsanweisung dar. Sein Inhalt sollte im Rahmen von periodischen internen Schulungen aktiv vermittelt werden und darüber hinaus für alle Mitarbeiter zur Verfügung stehen. Die Anweisungen sind verbindlich von allen Beschäftigten einzuhalten.

Alle hygienerelevanten Abläufe, Prozesse und Tätigkeiten sollten beschrieben werden. Dabei ist darauf zu achten, die wirklich wesentlichen Schritte herauszuarbeiten und sie klar gegliedert, prägnant zu präzisieren. In diesem Rahmen müssen auch die jeweiligen Verantwortlichen benannt werden.

Sofern es sich um qualitätssichernde Maßnahmen handelt wie z.B. Umgebungsuntersuchungen, so sind die Intervalle der Untersuchungen vorher festzulegen. Der Hygieneplan muss allen betroffenen Mitarbeitern zugänglich sein, da er ebenfalls als eine Art „Praxishygienehandbuch" fungiert. Vorgaben zur Form, ob schriftliche oder elektronische Fassung, gibt es nicht. Neben der Zugänglichkeit, ist Wert darauf zu legen, die Mitarbeiter in regelmäßigen (am besten periodischen) Abständen bezüglich der Inhalte des Hygieneplans zu schulen.

Auf der beiliegenden CD-ROM ist der Muster-Rahmenhygieneplan des Länder-Arbeitskreises zur Erstellung von Hygieneplänen nach § 36 IfSG bei-

spielhaft aufgeführt. Dabei ist aber zu erwähnen, dass die von den Landesoberbehörden einzelner Bundesländer entworfenen und über Internet abrufbaren Rahmenhygienepläne für klinische Betriebe keine verbindlichen Vorschriften darstellen, sondern als Textvorlagen für Krankenhäuser, ambulant operierende Arztpraxen und Rehaeinrichtungen konzipiert sind, die nach § 36 IfSG einen Hygieneplan für den eigenen Betrieb erstellen müssen. Gleichzeitig sollen sie den Gesundheitsämtern als Muster bei der Aufsicht über die Betriebe und für die Beratung bei einzelnen Anfragen dienen.

> **MEMO** Alle Reinigungs-Desinfektionsmittel müssen mit dem jeweiligen Produktnamen und den Einwirkzeiten im Hygieneplan aufgeführt werden. Bei der Verwendung neuer Produkte sind diese sofort im Hygieneplan aufzuführen.

Durch die Einarbeitung von Aussagen der einschlägigen Richtlinien und Fachpublikationen zu hygienischen Themen wird dem Nutzer eine Zusammenfassung von Empfehlungen zur Verfügung gestellt, die ihm eine ausführliche Recherche zu einzelnen Details erspart.

Die Notwendigkeit einer Anpassung der Vorlage für die eigene Einrichtung bleibt davon unbenommen notwendig. Die Anpassung ist allerdings leicht möglich, da die Dateien auch im gängigen Word-Dokumentenformat vorliegen. So hat der Nutzer jederzeit die Möglichkeit, notwendig gewordene Änderungen, beliebige Ergänzungen und Streichungen vorzunehmen, wenn betriebsinterne Bedingungen sich verändern oder eine neue Regelung ein z.B. durch den Praxisinhaber oder hygienebeauftragten Arzt verändertes Procedere vorsieht.

Desinfektionspläne

Von den Rahmenhygieneplänen sind die sog. Desinfektionspläne zu unterscheiden. In ihnen sind die im jeweiligen Bereich notwendigen Reinigungs- und Desinfektionsmaßnahmen aufzuführen. Die Desinfektionspläne sind nicht nur den jeweiligen Mitarbeitern zu benennen, sondern auch jeweils gut sichtbar in den einzelnen hygienerelevanten Bereichen anzubringen. Die einzelnen Reinigungs- und Desinfektionspläne sind in den Hygieneplan zu integrieren. Auch hier ist darauf zu achten, dass die in den Plänen aufgeführten Reinigungs- und Desinfektionsmittel jeweils den tatsächlich verwendeten entsprechen. Im angefügten Muster-Rahmenhygieneplan der Länderarbeitsgemeinschaft sind auch Beispiele für Reinigungs- und Desinfektionspläne aufgeführt.

LITERATUR

Gesetz zur Verhütung und Bekämpfung von Infektionskrankheiten beim Menschen (IfSG) (2000): Bundesgesundheitsblatt-Gesundheitsforschung-Gesundheitsschutz: 1045–1077

Felsing H-H, Rüden H, Zinn Ch, Schweins M (2005): „Hygienepläne für ambulant-operative Praxen". ambulant operieren 2: 64–66

Heudorf U, Hofmann H, Kutze G, Otto U (2003): „Hygiene beim ambulanten Operieren". Bundesgesundheitsblatt-Gesundheitsforschung-Gesundheitsschutz 46: 756–764

Stichwortverzeichnis